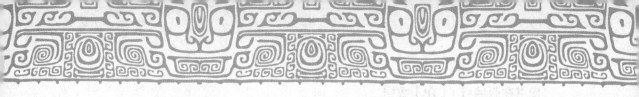

刘时乔　张一昕　刘宇　主编

常用补气类中药概论

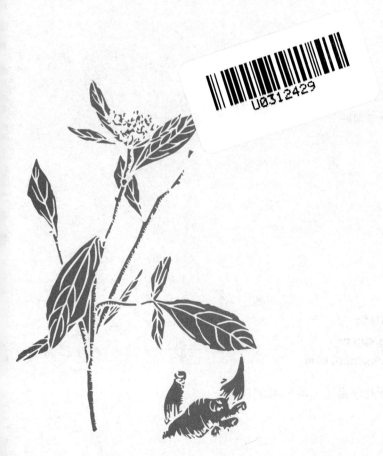

全国百佳图书出版单位
中国中医药出版社
·北京·

图书在版编目（CIP）数据

　　常用补气类中药概论 / 刘时乔 , 张一昕 , 刘宇主编 .
北京 : 中国中医药出版社 , 2025. 4
ISBN 978-7-5132-9393-8

　　Ⅰ . R243

　　中国国家版本馆 CIP 数据核字第 2025UP7602 号

中国中医药出版社出版

北京经济技术开发区科创十三街 31 号院二区 8 号楼
邮政编码　100176
传真　010-64405721
廊坊市佳艺印务有限公司印刷
各地新华书店经销

开本 787×1092　1/16　印张 19.25　字数 421 千字
2025 年 4 月第 1 版　2025 年 4 月第 1 次印刷
书号　ISBN 978-7-5132-9393-8

定价　98.00 元
网址　www.cptcm.com

服 务 热 线　010-64405510
购 书 热 线　010-89535836
维 权 打 假　010-64405753

微信服务号　zgzyycbs
微商城网址　https://kdt.im/LIdUGr
官 方 微 博　http://e.weibo.com/cptcm
天猫旗舰店网址　https://zgzyycbs.tmall.com

如有印装质量问题请与本社出版部联系（010-64405510）
版权专有　侵权必究

《常用补气类中药概论》编委会

主　编

刘时乔（河北中医药大学）

张一昕（河北中医药大学）

刘　宇（河北中医药大学）

副主编

郝　蕾（河北中医药大学）

旷湘楠（河北中医药大学）

王　萱（河北中医药大学）

刘　路（河北省中医院）

张穆清（河北省中医院）

赵志恒（天津中医药大学）

编　委（以姓氏笔画为序）

王　启（内蒙古科技大学包头医学院）

田彩云（内蒙古科技大学包头医学院）

刘广达（内蒙古科技大学包头医学院）

刘晨旭（河北中医药大学）

杨建波（中国食品药品检定研究院）

吴　莎（首都医科大学）

林兆洲（北京同仁堂研究院）

顾亚茹（河北中医药大学）

高博闻（内蒙古科技大学包头医学院）

蔡　伟（湖南医药学院）

编写说明

古往今来，中医药是我国传统文化的瑰宝，不仅在国内日益普及，在国外也逐渐被接受及重视，被广泛应用于治疗各种慢性病、提高免疫力、保健及养生等方面，疗效确切。随着科学技术的不断发展，对中药的研究取得了令人瞩目的成果，同时也面临着巨大的挑战，需要我们不断探索和创新。

补气是中医治疗气虚证的方法，又称益气，以补益脏气、纠正脏气虚衰的病理偏向为主要功效，以治疗气虚证为主要目的。根据不同脏腑的气虚证临床表现的特点，可采用不同的补气法。《常用补气类中药概论》以临床常用补气药为主要研究对象，进行了全面的归纳与系统的总结。全书共分为14个章节，除了开篇的概述部分外，收录了13味具有代表性的补气中药。每个章节都围绕一味具体药物展开，详细论述了其植物资源、炮制加工、化学成分、药理作用、临床应用及展望，以及相关文献摘录等内容。这样的编排方式不仅为读者提供了丰富的知识积累，也为中医临床实践提供了有力的参考依据。

《常用补气类中药概论》编委会

2025 年 3 月

目 录

常用补气类中药的概述

一、补气药的概念

补气药是具有补气功效的药物，能补益脏气以纠正人体脏气虚衰的病理状态。《素问·宝命全形论》说："人以天地之气生。""天地合气，命之曰人。"气是构成和维持人体生命活动的基本物质。补气是中医治疗气虚证的方法，又称益气，属补法。常用的补气药包括白扁豆、白术、刺五加、党参、甘草、红景天、黄芪、绞股蓝、人参、沙棘、山药、太子参、西洋参等。

二、补气药的性味归经

本类药的性味多以甘温或甘平为主。其中，少数兼能清火或燥湿，带有苦味。能清火者，药性偏寒。大多数药能补益脾肺之气，主要归脾、肺二经。少数药还兼有补心气的功效，因此又归心经。

三、补气药的功效和主治

补气药的主要功效是补气，即能补益脏气以纠正脏气的虚衰。补气涵盖补脾气、补肺气、补心气、补元气等。因此，补气药的主治范围包括：

脾气虚，症状有食欲不振、脘腹虚胀、大便溏薄、体倦神疲、面色萎黄、形体消瘦或虚浮，甚至脏器下垂、舌淡、脉缓或弱等。

肺气虚，症状有咳嗽无力、气短而喘、动则症状加重、声低懒言、咳痰清稀，或伴有自汗、畏风、易于感冒、舌淡、脉弱等。

心气虚，症状有心悸怔忡、胸闷气短、活动后症状加剧、脉虚等。

肾气虚，症状有腰膝酸软、尿频或尿后余沥不尽、遗尿、夜尿频多，或小便失禁，或男子遗精早泄，女子月经淋漓不尽、带下清稀量多，甚至短气虚喘、呼多吸少、动则喘甚汗出等。

元气藏于肾，依赖三焦通达全身。脏腑器官组织在元气的激发和推动下才能发挥各自的功能。脏腑之气的产生依赖元气的资助，故元气虚者，常表现为某些脏气虚，若元气虚极欲脱者，可见气息微弱、汗出不止、目开口合、全身瘫软、神识不清、二便失禁、脉微欲绝等症状。

此外，某些补气药还分别兼有养阴、生津、养血等不同功效，因此还可用于治阴虚津亏证或血虚证，尤其适用于气阴（津）两伤或气血俱虚的症状。

四、补气药的化学成分及其药理作用

常用补气类中药的主要化学成分包括蛋白质、氨基酸、鞣质、生物碱、多糖、皂苷类、黄酮类、萜类、甾体类和挥发油等。部分补气药还含有香豆素类、木脂素类、醌类等化学成分。多糖和皂苷是这类中药中常见的有效成分。多糖类成分在免疫调节、抗病毒、延缓衰老、抗肿瘤、抗辐射等方面发挥作用。皂苷可根据水解后苷元的结构划分为甾体皂苷和三萜皂苷两类，它们具有免疫调节、抗菌、抗病毒、抗肿瘤、心脑血管保护及溶血等效用。

第
二
章

白扁豆

白扁豆是常用中药，来源于豆科植物扁豆 *Dolichos lablab* L. 的干燥成熟种子。它在《名医别录》中首次被记载，被列为中品，并因其形状而得名。白扁豆味甘，性微温，具有健脾化湿、和中消暑的功效，常被用于治疗脾胃虚弱、食欲不振、大便溏泄、白带过多，以及暑湿引起的吐泻、胸闷和腹胀；经过炒制后，它还可用于治疗脾虚泄泻和白带过多。白扁豆是医生们习惯使用的健脾化湿药物。

一、植物资源

白扁豆为常用中药，又名扁豆、沿篱豆、蛾眉豆，原产于印度、印度尼西亚等地，汉、晋时期引入我国，现广泛栽培于安徽、陕西、湖南、河南、浙江等地。9～10月间种子成熟时摘取荚果，剥出种子晒干。其形态为一年生缠绕草质藤本植物，长达 6m，淡紫色或淡绿色的茎无毛或疏被柔毛。具三出复叶，叶柄长 4～14cm，托叶披针形或三角状卵形，被白色柔毛。顶生小叶宽三角状卵形，长 5～10cm，先端尖，基部广楔形或截形，全缘，两面均被短柔毛，基出 3 主脉。总状花序直立，长 15～25cm，2～4 花或多花丛生于花序轴的节上。花萼宽钟状，先端 5 齿，花冠蝶形，白色或淡紫色。雄蕊 10 枚，其中 9 枚花丝部分连合成管状，将雌蕊包被。子房线形，有绢毛，花柱近先端有白色髯毛。荚果扁平，长 5～8cm，边缘粗糙。种子 2～5 颗，扁椭圆形，白色、红褐色或近黑色。花期 6～8 月，果期 9 月。

白扁豆呈扁椭圆形或扁卵形，长 0.8～1.3cm，宽 0.6～0.9cm。表面淡黄白色，平滑有光泽，质坚硬，种皮薄而脆，子叶肥厚，黄白色，气微，味淡，嚼之有豆腥气。

二、炮制加工

白扁豆：取原药材，去杂质，放入沸水锅内不断翻动，煮至种皮微鼓时捞出，入凉水，搓去外皮，干燥后筛除外皮。

炒白扁豆：取已去外皮的白扁豆置锅内，用文火（80～120℃）加热，炒20分钟至微黄色、有焦斑、香气逸出后取出放凉。其性状为扁椭圆形或扁卵形，表面黄色，点状焦斑，气微香。

三、化学成分

（一）蛋白质类（生物活性物质）

白扁豆种子含蛋白质27‰。目前，国内对白扁豆蛋白质成分的研究尚少，主要集中在胰蛋白酶抑制剂、淀粉酶抑制物、酪氨酸酶、豆甾醇，以及血球凝集素A、B等生物活性物质。

（二）糖类

白扁豆主要成分为淀粉，含量介于47.86%～57.29%。生物总多糖是中药中广泛含有的一类天然产物，普遍具有药理活性。此外，白扁豆还含有磷脂（以磷脂酰乙醇胺为主）、蔗糖、棉子糖、水苏糖、半乳糖和果糖等成分。

（三）甾体及苷类

白扁豆中含淀粉氰苷等苷类成分，以及豆甾醇等甾体类成分，包括槲皮素-3-芸香糖苷、山柰酚-3-纤维双糖苷和山柰酚-3-芸香糖苷。

（四）维生素和矿物质类

白扁豆富含维生素A、B、C，同时含有钙460mg/kg、磷0.052%、铁1mg%、锌2.44mg‰、植酸（Phytin）0.247g/kg、泛酸1.23mg/100g等矿物质。丛登立等在研究扁豆不同生育时期各部位锌含量时发现，成熟白扁豆种子的锌含量为36.89mg/kg。

四、药理作用

（一）抗菌、抗病毒作用

通过平板纸片法进行的药理研究发现，100%白扁豆煎剂能抑制痢疾杆菌。同时，白扁豆水提物对小鼠Columbia S.K.病毒具有抑制作用。此外，白扁豆还能解毒，对食物中毒引发的呕吐和急性胃肠炎等症状有治疗效果。科学家从白扁豆种子中纯化出的抗菌蛋白dolichin，对镰刀霉和丝核菌表现出抗菌活性，且能抑制HIV反转录及甘油水解酶、α-葡萄糖苷酶和β-葡萄糖苷酶的活性。

（二）对免疫功能的影响

白扁豆有助于恢复降低的机体防御功能。白扁豆多糖能显著提高正常小鼠腹腔巨噬细胞的吞噬活性，并促进溶血素的形成。此外，0.3mL 的 20% 白扁豆冷盐浸液可促进活性 E– 玫瑰花结的形成，进而增强 T 淋巴细胞的活性，提升细胞免疫功能。蔡帆等通过白扁豆多糖对免疫抑制小鼠的免疫调节作用研究，发现（polysaccharide from Dolichos lablab L.）能改善环磷酰胺所致免疫抑制小鼠的免疫功能。

（三）抗肿瘤作用

从白扁豆中可分离出两种植物凝集素：凝集素甲和乙。凝集素甲不溶于水，具有抗胰蛋白酶活性，能抑制实验动物的生长，属于有毒成分；而凝集素乙可溶于水，能非竞争性抑制胰蛋白酶活性，但其活性可通过加热降低。体外试验证明，白扁豆中的植物血细胞凝集素能使恶性肿瘤细胞凝集并改变其表面结构。同时，这种凝集素还能促进淋巴细胞的转化，从而增强对肿瘤的免疫力。

（四）抗氧化活性的研究

白扁豆多糖能不同程度地清除超氧阴离子自由基和羟基自由基。通过正常小鼠体内抗氧化和免疫试验，发现白扁豆多糖能提升 SOD（超氧化物歧化酶）和 GSH-Px（谷胱甘肽过氧化物酶）的活力，进而增强小鼠的抗氧化能力。

（五）对胃癌细胞凋亡坏死的保护研究

张艳姿等研究白扁豆多糖对人胃癌细胞凋亡的作用及其作用机制，发现白扁豆多糖可通过调节 Bax–Bcl–2–caspase3 通路，诱导胃癌细胞 HGC-27 和 SGC-7901 凋亡。

（六）其他类

白扁豆还展现出提高造血功能、增加白细胞数、降低血糖和胆固醇等多重功效。这些药理作用的研究结果和白扁豆主治脾胃虚弱、大便溏泄、暑湿吐泻、胸闷腹胀等有部分相同之处。

五、临床应用

《本草纲目》中指出白扁豆"止泻痢，消暑，暖脾胃，除湿热，止消渴"。《名医别录》记载扁豆"和中下气"，可升清降浊，因而有调肝和胃的功效。主治脾虚呕逆、食少久泄、赤白带下、酒醉呕吐等病证。

（一）治疗癌症、肿瘤

百来幸口服液，其主要有效成分为白扁豆中的凝集素和糖肽类生物活性因子，能激活效应细胞，选择性抑制肿瘤病毒，缓解癌症疼痛等症状，并能提高机体对肿瘤的防御能力，可作为抗肿瘤的辅助药物。文治先等利用肠癌方（包含炙黄芪、炒白术、白扁豆等中药）治疗晚期大肠癌，发现与单纯化疗相比，肠癌方毒副反应更轻微，且能显著提高临床症状、提高生活质量、减轻化疗毒副反应，具有临床意义，值得推广。薛兴存等则采用健脾益气化瘀方（含白扁豆、茯苓等），配合西医治疗，结果显示能明显提高胃癌患者术后存活率。

（二）治疗腹泻、呕吐等脾胃、肠道疾病

1. 治疗细菌性痢疾

《中药大辞典》载，干扁豆花制成100%煎液，口服，能消暑化湿，适用于夏感暑湿、发热泄泻或下痢，并治妇女赤白带下。白扁豆50g加白砂糖及水煮服治疗白痢，红扁豆50g加红糖及水煮服治疗赤痢，效果显著。

2. 治疗呕吐腹泻

宋英杰等用豆车散治疗小儿慢性腹泻10例，效果显著。临床实践表明，用白扁豆30～60g煮沸熟透后，饮汁吃豆，可有效治疗脾虚所致慢性泄泻及急性胃肠炎引发的呕吐腹泻。徐传宏用白扁豆、白糖、葡萄干、山楂糕、糖桂花制成膏状服用，对脾胃虚弱导致的腹泻、呕吐、食欲不振等症状有良好疗效。吴博等以参苓四神汤（党参、茯苓、白扁豆等）治疗慢性腹泻60例，总有效率高达96.67%。彭福丽等以参苓白术散（人参、茯苓、白扁豆、白术等）治疗慢性肠炎82例，取得良好疗效。

3. 治疗肠胃炎

陈锐等运用加味香薷散（含香薷、白扁豆、厚朴等）治疗急性胃肠炎，效果显著。

（三）用于解暑、清热、治感冒

有报道称，香薷散加味（含香薷、炒白扁豆、金银花等）治疗夏季流行性感冒效果显著。因夏季贪凉受寒、暑湿被寒所遏引起头晕头昏头痛、上呼吸道感染、关节酸痛、食欲下降等为主要症状的疾病，余琼琼等在新加香薷饮原方基础上加入石菖蒲、薄荷制成袋泡剂，以祛暑解表、清热化湿；黄宏坚以新加香薷饮为主，再加神曲、荆芥，以解表散寒、化湿和中；陈吉平等在新加香薷饮中复加桔梗、丝瓜络，命名为自加香薷饮，用以散寒、化湿、清暑、通络。以上三方均根据空调病的不同症状表现，对新加香薷饮进行灵活加减，取得较好疗效。

（四）治疗黑斑、褐斑

石红乔采用含柴胡、黄芩、白扁豆等中药的黄褐斑膏方，并辅以其他对症药，治疗黄褐斑效果较好。

（五）其他用途

白扁豆还适用于慢性肾炎、妇女带下，有固胎、止咳、解酒及解河豚毒等一切草木毒之用。此外，它还具有避孕作用。

六、展望

白扁豆是常用药用植物，我国多数地区均有栽培，但鲜有大面积种植。目前，对白扁豆的研究主要集中在中药炮制、栽培方法、药材标准体系建立及药材鉴别等方面。关于其成分提取及药理作用的研究，主要局限于淀粉、多糖、磷脂等，对其他成分的探索尚显不足。因此，未来可对白扁豆的化学成分展开更深入研究，以推动其在医药领域的更广泛应用。

主要参考文献

［1］国家药典委员会.中华人民共和国药典：2010年版一部［S］.北京：中国医药科技出版社，2010.

［2］石红乔.黄褐斑膏方调治体会［J］.中医杂志，2011，52（11）：972-973.

［3］戚鹏飞，王月玲，李运，等.中药白扁豆基原考证及研究进展［J］.中国民族民间医药，2024，33（9）：67-72.

［4］国家药典委员会.中华人民共和国药典：2020年版一部［S］.北京：中国医药科技出版社，2020.

［5］张伟娜，赵颖，李铮.北京特色炮制饮片炒白扁豆仁质量标准研究［J］.河南中医，2021，41（2）：289-293.

［6］尹术华.白扁豆非淀粉多糖的提取、理化性质及免疫活性的研究［D］.南昌：南昌大学，2020.

［7］李素梅，毕晓黎，胥爱丽，等.白扁豆配方颗粒质量标准研究［J］.广东药科大学学报，2021，37（5）：95-99.

［8］丛登立，张静敏，徐景达.扁豆不同生育期锌含量对比分析［J］.人参研究，2000，12（4）：29-30.

［9］蔡帆，张彦，臧林泉.白扁豆多糖对免疫抑制小鼠的免疫调节作用［J］.免疫学杂

志，2018，34（5）：407-411.

[10] 张艳姿，柯瑞君，蒋盼若，等.白扁豆多糖对人胃癌细胞凋亡的作用及其机制[J].
中国应用生理学杂志，2018，34（3）：268，272.

[11] 张蝶婉.百来幸口服液的制备及临床应用73例分析[J].临床药学，1995，4（1）：
14-16.

[12] 文洽先，吕国强，张振勇，等.肠癌方联合化疗治疗晚期大肠癌的临床观察[J].
实用医院临床杂志，2011，8（6）：149-151.

[13] 薛兴存，郭锐.健脾益气化瘀方配合西药治疗早期胃癌术后疗效观察[J].陕西
中医，2012，33（7）：843-844.

[14] 宋英杰，崔希凤，迟香芸.豆车散治疗小儿慢性腹泻10例[J].中国民间疗法，
2001，9（12）：45-46.

[15] 吴博，吴印昌，李正.参苓四神汤治疗慢性腹泻60例[J].中国中医药现代远程
教育，2010，8（19）：8.

[16] 彭福丽.参苓白术散加味治疗慢性肠炎82例[J].云南中医中药杂志，2009，30（5）：
42-43.

[17] 伍树潜，李妤菲.复方香薷水治疗急性肠胃炎的临床研究[J].现代医院，2018，
18（12）：1851-1853.

[18] 余琼琼，苏齐.加味香薷饮袋泡剂治疗"空调病"疗效观察[J].长春中医学院
学报，2001，17（2）：33.

[19] 黄宏坚.新加香薷饮加减治疗空调外感病50例[J].福建中医药，2001，32（3）：
28.

[20] 陈吉平，杨东.自加香薷饮治疗"空调病"120例[J].云南中医中药杂志，
2008，29（7）：42.

白 术

白术（*Atractylodes macrocephala* Koidz.）作为中医临床的常用药，药用价值极高，因而有"十方九用""南术北参"之美誉。白术主要包含挥发油、内酯类与多糖等化学成分，有健脾益气和燥湿利水的效用。以下是对其化学成分与药理作用的综述。

一、植物资源

白术，即菊科苍术属植物白术的干燥根茎，以浙江、安徽为主要产地。其味甘、苦，性温，归脾、胃经。白术能益气健脾、燥湿利水，还能止血、安胎。在中医临床中，它广泛用于治疗脾气虚弱、气虚自汗、泄泻便溏、痰饮眩悸，以及脾虚胎动不安等症状。白术的种植历史悠久，早在《神农本草经》中已有记载，被列为上品。白术常与其他中药配伍，以增强疗效，拓宽应用范围。

二、炮制加工

（一）炮制方法

白术的炮制历史悠久，方法多样。唐代已有熬黄、土炒等手法；宋代增添了炮黄色、炒黄、米泔浸、米泔水浸后麸炒、醋浸炒等技艺；明代又创新了蜜炒、水煮、绿豆炒、酒制、乳汁制、盐水炒、面炒、炒焦、姜汁炒等多种方法；到了清代，更有枳实煎水浸炒、香附煎水浸炒、酒浸九蒸九晒、蜜水拌蒸等独特炮制技巧。白术炮制方法的丰富多样，反映了历代医药家对其炮制的重视。随着时间推移、技术优化及临床用药的实证，现今常用的白术炮制品包括生白术、土炒白术、麸炒白术和焦白术。

1. 生白术

取原药材，去除杂质，按大小分类，用清水洗净后浸泡 12～24 小时至六七成透，再闷润 24～32 小时至内外湿度一致。之后切为厚片，晒干或烘干。其质量要求：厚片形状不规则，外表皮灰黄色或灰棕色；切面黄白色至淡棕色，有棕黄色点状油室散布，木部显示放射状纹理；烘干后的白术切面角质样，颜色较深，可能有裂隙，气味清香，味甘微辛，嚼时略带黏性。

2. 土炒白术

取灶心土粉放入炒制容器内，中火加热至土粉灵活状态，然后加入净白术片拌炒，至白术片表面均匀覆盖土粉后取出，筛掉土粉，晾凉。其质量要求：表面土黄色，附着细土末，带有土香气。每100kg白术片需用灶心土粉25kg。

3. 麸炒白术

将蜜制麸皮或普通麸皮撒入已预热的炒制容器中，待冒烟后加入净白术片，炒至黄棕色并散发出焦香气时取出，筛去麸皮，晾凉。其质量要求：表面黄棕色，偶尔有焦斑，略带焦香气。每100kg白术片需用蜜制麸皮或普通麸皮10kg。

4. 焦白术

取净白术放入已预热的炒制容器内，用武火炒至焦黄色后取出，晾凉。其质量要求：表面焦黄色，略带香气。

（二）炮制对白术化学成分的影响

1. 挥发油类

石晓等对白术不同炮制品中的挥发油含量进行检测发现，生白术挥发油含量最高，清炒白术、麸炒白术、土炒白术次之，焦白术含量最低。王琦等采用GC-MC研究发现，土炒白术挥发油含量较生品低，清炒白术挥发油含量较生品高，挥发油含量差异与炮制辅料土的吸附作用有关。

2. 内酯类

容穗华等采用高效液相色谱法（HPLC）测定白术炮制前后活性成分的含量变化，研究发现与生白术比较，炮制品中苍术酮、总挥发油均有不同程度的降低，白术内酯Ⅰ和白术内酯Ⅲ含量显著升高，白术内酯Ⅱ含量略有增加。

3. 多糖类

邹艳等通过体外抗氧活性研究等实验，发现白术经过炮制后白术多糖含量均有增加，抗氧化活性均有提高，其中土炒白术中白术多糖含量最高，清炒白术的抗氧化活性最强。陈鸿平通过紫外分光光度法测定白术多糖的含量，研究发现灶心土炒白术含量最高，黄土炒白术次之，生白术含量最低。

4. 其他成分

胡晓倩等对云南白术和野生祁白术的总氨基酸含量及品种进行了研究，结果发现了赖氨酸、组氨酸等成分，云南白术中的必需氨基酸含量远远高于野生祁白术。

（三）炮制对白术药理作用的影响

生白术主要功效为健脾燥湿、利水消肿。土炒白术则能增强补脾止泻作用，麸炒白术可缓和燥性，增强健脾消食及和胃作用。焦白术在某些地区被使用，能避免产生滞气的副作用。不同的炮制方法会改变有效成分的含量，进而扩展了白术的应用范围。

三、化学成分

（一）挥发油

白术的药用成分之一是挥发油类。张龙开等以气象色谱－质谱联用仪（GC-MS）分析不同产地的白术挥发油组分，发现各产地白术饮片挥发油含量为 0.58%～1.22%，由高到低分别为湖南、浙江、安徽、湖北、河南、河北，共鉴定出 46 个组分，共有成分 14 个，主要含有苍术酮、（E，E）-1，5-dimethyl-8-（1-methylethylidene）-1、5-cyclodecadiene、3，7（11）-蛇床二烯、β-芹子烯、β-石竹烯等。

（二）内酯类

内酯类白术的化学成分主要是由白术内酯Ⅰ、白术内酯Ⅱ、白术内酯Ⅲ，以及双白术内酯等物质构成。白术内酯是倍半萜类成分，许睿珠等以高效液相色谱法、正相硅胶等方式对白术内酯化学成分分离提纯，通过理化性质及波谱数据进行进一步的结构鉴定。结果自白术 95% 乙醇提取物中得到两个新化合物和一个首次从菊科分离出的化合物，分别为（7Z）-8β，13-diacetoxy-eudesma-4（15），7（11）-diene、7-oxo-7，8-secoeudesma-4，11-dien-8-oic acid、guai-10（14）-en-11-ol。

（三）多糖类成分

白术中的多糖是其重要的生物高分子化合物和活性成分，也是当前白术研究的关键方向。这些多糖主要由半乳糖、鼠李糖等组成 PSAM-1 多糖，以及由木糖、阿拉伯糖等组成 PSAM-2 多糖。陈程等使用以多糖及蛋白质含量、固形物去除率为标准的评测方法对白术多糖提取液进行实验。实验结果显示通过利用Ⅱ型 ZTC1+1 天然澄清剂进行的正交试验技术得到的多糖保存率接近 99%，这也说明了Ⅱ型 ZTC1+1 天然澄清剂对于白术多糖提取液的保存度较好。

（四）其他成分

白术中尚含有多种氨基酸与微量元素。迄今为止，从白术中测定出了天冬氨酸、丝氨酸、谷氨酸、甘氨酸、丙氨酸、缬氨酸、异亮氨酸、亮氨酸、络氨酸、苯丙氨酸、赖氨酸、组氨酸、精氨酸、脯氨酸等十七种氨基酸，其中七种为人体必需氨基酸，杨洪波等用原子吸收分光光度法测出了白术中丰富的微量元素 Ca、Mg、Mn、Fe 等。除此之外，白术中还含有树脂、白术三醇及维生素 A 多种成分。白术化学成分的部分结构见表 3-1。

表 3-1　白术化学成分的部分结构

序号	名称	结构
1	苍术酮	
2	白术内酰胺	
3	白术内酯 I	
4	白术内酯 II	
5	白术内酯 III	
6	白术内酯 IV	
7	双白术内酯	

续表

序号	名称	结构
8	8-β-乙氧基白术内酯Ⅲ	
9	8-β-甲氧基白术内酯Ⅰ	
10	β-谷甾醇	

四、药理作用

（一）利尿作用

白术具有明显而持久的利尿效用，能有效抑制（Na^+、K^+）-ATP 酶的磷酸化反应。因此，白术不仅增加水的排泄，也促进电解质特别是钠的排泄，且钠的排泄还胜于水的排泄。它不影响垂体后叶素的抗利尿作用，这一作用既类似于汞撒利促进氯、钠排泄的效果，又具有提高尿中二氧化碳容量、pH 值，以及增加钠排泄、减少氨排泄的特性。

（二）对腹膜孔的影响

给体重 20～25g 的小鼠腹腔注射白术水煎液（生药 0.2g/mL）2.0mL，采用腹腔调控研究，并通过扫描电镜和计算机图像处理进行观察和定量分析。结果发现白术能显著扩大腹腔孔（$P < 0.05$）并增加腹腔孔的开放数目，使其分布密度明显增高（$P < 0.05$）。根据腹膜对腹水的转归机制，白术可能对治疗腹水有良好效果。

（三）脾胃疾病的药理作用

调节胃肠运动

贾梦鑫等利用洛哌丁胺诱导大鼠便秘模型，评价生白术多糖对便秘的治疗作用，采用 ELISA 法检测胃肠兴奋性神经递质和抑制性神经递质 mLT、VIP 的表达水平。结果显示生白术多糖可使得 mLT 水平显著增高，VIP 水平显著降低，有效改善大鼠的便秘症状。表明生白术多糖可以调节胃肠道神经递质 mLT、VIP 的表达水平，促进胃肠道蠕动，提高胃肠动力，对便秘起到有效的治疗作用。

李晓宇通过研究白术内酯 I 对于复方地芬诺酯诱导的慢传输型便秘大鼠肠道菌群及其代谢产物的影响，结果发现与模型组相比，白术内酯 I 组大鼠的粪便含水率、摄食摄水量及普雷沃氏菌科 UCG-003 丰度、拟杆菌属丰度、副拟杆菌属丰度均增加，shannon 指数提升，乙酸及丙酸含量增加，普芦卡必利组厚壁菌门丰度降低；除此之外，病理学结果发现白术内酯 I 组的结肠组织结构较其他组更为完整，肠壁黏膜厚度增加。这也进一步说明白术内酯 I 可以通过调节肠道菌群，增加菌群多样性，促进肠道蠕动，进而稳定肠道内环境，改善便秘。

（四）抗肿瘤作用

随着对中药白术活性成分研究的深入及相关检测手段的不断进步，白术中的活性成分如白术内酯、白术多糖等逐渐被专家学者挖掘，并证明其对恶性肿瘤的防治具有重要作用。袁梦云等通过探讨白术内酯 II 对巨噬细胞的调节作用及其抗肿瘤机制，结果显示白术内酯 II 可以抑制巨噬细胞内 p-PI3K 的表达，促进 M1 型巨噬细胞的极化，调节肿瘤微环境，抑制胃癌细胞的进一步增殖变化。刘志强等运用 qRT-PCR、免疫组化法和 Transwell 侵袭实验、MTT 实验，以及 Western blot 化来探讨白术内酯 I 抑制肺癌的相关作用机制，最终结果显示白术内酯 I 可使得肺癌 A549 细胞侵袭力和增殖活力下降，且降低 TLR4 及 MyD88 蛋白表达水平，也进一步表明白术内酯 I 可以作为肺癌的一个治疗靶点，有效发挥抗肿瘤的特性。

（五）对免疫功能的影响

1. 对外周白细胞总数及胸腺、脾脏重量的影响

黄利等的试验中，设置了大剂量（20g/kg）、中剂量（10g/kg）、小剂量（5g/kg）的白术水煎剂组，以及阳性对照组和空白对照组。给药达到血药浓度后，除空白对照组外的各组均注射环磷酰胺 30mg/kg。结果显示，与模型组相比，大、中剂量组的白细胞总数和胸腺指数显著升高。这表明白术水煎剂能对抗环磷酰胺导致的白细胞减少和胸腺萎缩，但对脾脏指数的影响不明显。

2. 对巨噬细胞和树突状细胞免疫活性的影响

中药多糖能增强免疫功能，主要通过调节免疫细胞内的信号传导通路，影响细胞因子的产生，从而产生多种生物学效应。汲广全的实验发现，白术多糖能增强巨噬细胞的吞噬功能，并呈剂量依赖性。此外，白术多糖还能影响树突状细胞（DC）的形态，使其突起增多，细胞变长且形态更不规则。同时，白术多糖可以上调树突状细胞表面分子

CD_{83}、CD_{86} 和 HLA–DR 的表达，并促进其形态学成熟，但会降低其吞噬功能。

3. 对血清溶血素水平的影响

实验研究发现，白术水煎剂能促进小鼠血清溶血素的生成，但随着剂量的增加，这种促进作用并未明显增强，甚至高剂量组的增强作用还略低于中剂量组。这可能与"气有余便是火"的中医学理论相符。

（六）抗衰老作用

白术对神经、精神系统疾病方面可起到一定的改善和治疗作用。高群等通过对 D–半乳糖致脑衰老小鼠进行被动回避测试和莫里斯水迷宫测试，以及通过 Western blot 检测小鼠海马中突触蛋白（Syn）、蛋白激酶 C（PKC）和环磷酸腺苷反应元件结合蛋白（CREB）的表达，发现白术明显提高了脑老化小鼠的学习记忆，白术能明显增加脑老化小鼠海马中 Syn、PKC、CREB 的表达，进而影响突触可塑性，增强了学习记忆的功能。嵇志红等通过实验研究白术醇提取物（AME）对老年小鼠记忆功能障碍的缓解作用，以及 AME 对海马乙酰胆碱酯酶（AChE）活力的影响，通过避暗实验检测小鼠的记忆能力，生化测定小鼠海马 AChE 活力的变化，实验结果显示 AME 可能通过降低海马 AChE 活力来改善老年记忆障碍，具有一定效果。白术还可通过提高机体的抗氧化能力来增强 D–半乳糖诱导的衰老模型小鼠的学习记忆能力。

（七）对子宫平滑肌的作用

白术对早产时的子宫有收缩作用。章小莉等的实验研究发现：白术对晚孕正常子宫平滑肌及 IL-6 作用过的子宫平滑肌的收缩活动均有抑制作用，且对 IL-6 作用过的子宫平滑肌的抑制效果强于正常平滑肌。这一研究为中药白术治疗早产提供了一定的理论基础。

（八）抑菌作用

张雪青采用比浊法检测了白术挥发油的抑菌活性。实验数据显示，一定浓度的白术挥发油对各供试菌的生长具有显著抑制作用，特别是对鲍曼不动杆菌、金黄色葡萄球菌和草绿色链球菌的抑制效果更为明显，而对大肠杆菌、表皮葡萄球菌、摩氏摩根菌和溶血性链球菌的抑制作用相对稍弱。另有研究表明，白术多糖可以调节肠道菌群代谢紊乱，这为未来研究多糖对肠道菌群及其治疗方法的代谢作用提供了新的视角和验证手段。

（九）保肝利胆的作用

姜淋洁等通过研究发现白术总提取物和 100% 乙醇部位均有一定保肝作用，100% 乙醇部位有较强的降血脂作用。李梅等通过建立 DA 大鼠模型探讨白术多糖对其抗炎作用，研究表明白术多糖可以减轻大鼠炎症反应，通过抑制 TLR4/NF-κB 信号通路的活化，改善类风湿关节炎。

（十）降血糖作用

白术提取物具有改善 db/db 小鼠糖脂代谢紊乱，增强胰岛素敏感性，改善炎症水平，缓解肝脏损伤和脂质沉积的作用。其降糖机制可能是通过上调肝组织 GLP-1R 的蛋白表达，促进 PI3K 磷酸化，增加机体对葡萄糖的摄取和利用，改善糖耐量，增强胰岛 B 细胞功能，改善胰岛素敏感性和胰岛素抵抗。由于白术提取物有多种有效成分，其有效成分可能作用于不同的靶点，因此白术降血糖的作用机制比较复杂，故本研究证据效力存在不足，仅从动物整体层面阐述了白术的降血糖作用可能的机制，尚不能证明白术的直接作用靶点是 GLP-1R，还需要结合细胞水平对照验证白术对 GLP-1R 及其下游 PI3K/AKT 通路的调控作用，同时仍需要进一步深入研究白术对糖尿病相关的其他信号通路中的基因、蛋白的作用。

（十一）降血脂、降血压

血清总胆固醇、甘油三酯、低密度脂蛋白胆固醇和高密度脂蛋白胆固醇是反映机体脂质代谢的主要指标。实验研究表明，白术对高脂血症模型小鼠具有降血脂作用，其提取物通过降低磷酸化 Akt 水平抑制脂肪形成，降低小鼠体质量和血清中三酰甘油（triacylglycerol，TG）水平，升高血清高密度脂蛋白胆固醇（high-density lipoprotein cholesterol，HDL-C）/TG 水平。白术中的双白术内酯能明显降低豚鼠右心房肌的收缩力并减慢其心率，此作用可被阿托品完全消除，同时它可降低豚鼠离体左心房肌的正性阶梯作用，但对左心房肌的静息后增强作用无影响。这表明双白术内酯对豚鼠离体心房肌具有负性肌力和负性频率作用。

（十二）抗凝血

给大鼠每日灌胃白术煎剂 0.5g/kg，持续 1～4 周，可显著延长凝血酶原时间。健康人口服煎剂（1：20），每次一汤匙，每日 3 次，4 天后凝血酶原时间及凝血时间均明显延长，停药后十余天才恢复正常。

（十三）毒性

实验研究发现，白术提取液对小鼠腹腔注射和肌内注射的 1 日最大给药量分别相当于临床犬日用量的 400 倍和 80 倍。除对肺生长有影响外，对其他脏器的生长和体质量增加无明显影响，对实质性脏器也无明显病理性损伤。这说明该制剂较为安全，为其在临床上的应用提供了依据。

五、临床应用

（一）脾虚食少、腹胀泄泻、痰饮眩悸、水肿、带下

本品甘温补虚，苦温燥湿，主归脾、胃经，既能补气以健脾，又能燥湿、利尿，可广泛用于脾气虚弱、运化失职、水湿内生的食少、便溏或泄泻、痰饮、水肿、带下诸证。对于脾虚湿滞证，本品有标本兼顾之效，被前人誉为"脾脏补气健脾第一要药"。治脾虚有湿，食少便溏或泄泻者，常配伍人参、茯苓等药，如四君子汤。治脾虚中阳不振，痰饮内停者，常与桂枝、茯苓等药配伍，如苓桂术甘汤。若脾虚水肿，可与黄芪、茯苓、猪苓等药同用。脾虚湿浊下注，带下清稀者，可配伍山药、苍术、车前子等药，如完带汤。此外，通过配伍还常用于脾虚中气下陷、脾不统血及气血两虚等证。

（二）气虚自汗

白术能益气健脾，固表止汗，其作用与黄芪相似而力稍弱。《备急千金要方》单用白术治汗出不止。若脾肺气虚，卫气不固，表虚自汗，易感风邪者，常与黄芪、防风等补益脾肺、祛风散邪药配伍，如玉屏风散。

（三）脾虚胎动不安

白术能益气健脾，脾健气旺，胎儿得养而自安，故有安胎之功。适用于妇女妊娠、脾虚气弱、生化无源、胎动不安之证。如气虚兼内热者，可配伍黄芩以清热安胎；兼有气滞胸腹胀满者，可配伍紫苏梗、砂仁等以理气安胎；若气血亏虚、胎动不安或滑胎者，宜配伍人参、黄芪、当归等以益气养血安胎，如泰山磐石散；若肾虚胎元不固，可与杜仲、续断、阿胶等同用以补肾安胎。

六、展望

综上所述，近些年来的文献综述了白术在化学成分、炮制工艺、药理作用及临床作用四个方面的研究进展。这四个方面紧密相连：炮制工艺影响化学成分含量，化学成分含量决定药理作用，而药理作用则直接影响临床应用。国内外学者均已对此进行了深入研究，不断细化其药理作用机制。尽管部分药理作用机制尚未完善，但仍需持续探索，以为白术的开发和临床应用提供坚实依据。

主要参考文献

[1] 国家药典委员会.中华人民共和国药典：2010 年版一部［S］.北京：中国医药科

技出版社，2010.

[2] 石晓，黄艳萍.GC-MS分析白术炮制前后化学成分的变化[J].食品与药品，2011，13（1）：36-38.

[3] 王琦，陈鸿平，刘友平，等.土炒对白术挥发油含量及组成的影响[J].中国药业，2014，23（14）：17-19.

[4] 容穗华，林海，高妮.白术炮制工艺及炮制原理的研究[J].中国中药杂志，2011，36（8）：1001-1003.

[5] 邹艳，杨丹，彭静，等.白术不同炮制品中多糖含量及体外抗氧化活性研究[J].广东化工，2020，47（24）：16-17，5.

[6] 陈鸿平.白术炮制原理及最佳炮制火候研究[D].成都：成都中医药大学，2018.

[7] 胡晓倩，胡长玉，张慧冲.野生祁白术与云南白术的氨基酸含量分析[J].中药材，2006，29（7）：679-680.

[8] 周爱珍，程斌，王和平.炮制对白术的化学成分及药理作用的影响[J].中医药导报，2010，16（2）：79-80.

[9] 张龙开，覃婕媛，赵维波，等.不同产地白术鉴别研究[J].安徽农业科学，2019，47（23）：203-206，254.

[10] 许睿珠，赵璇，杜月月，等.白术中新桉叶烷倍半萜类成分及其SREBPs抑制活性[J].中国中药杂志，2022，47（2）：428-432.

[11] 陈程，罗国平，张存劳，等.Ⅱ型ZTC1+1天然澄清剂对白术多糖提取液纯化效果的影响[J].化工科技，2017，25（5）：34-38.

[12] 贾梦鑫，于猛，秦玲玲，等.生白术多糖对洛哌丁胺诱导大鼠便秘的改善作用研究[J].中草药，2022，53（24）：7808-7815.

[13] 李晓宇.白术内酯Ⅰ调节肠道菌群改善大鼠慢传输型便秘的实验研究[D].青岛：青岛大学，2022.

[14] 袁梦云，张星星，谢晓东，等.基于巨噬细胞极化观察白术内酯Ⅱ对胃癌细胞的作用[J].中国实验方剂学杂志，2020，26（21）：100-108.

[15] 刘志强，褚艳杰，刘静，等.白术内酯Ⅰ通过TLR4/MyD88通路调控肺癌A549细胞增殖侵袭的研究[J].实用肿瘤学杂志，2019，33（3）：228-232.

[16] 黄利，李利民，唐丽燕.白术水煎剂对小鼠免疫功能的影响[J].中药药理与临床，2012，28（1）：114-115.

[17] 汲广全.白术有效成分对巨噬细胞和树突状细胞免疫活性的研究[D].广州：华南理工大学，2014.

[18] 高群，于新宇.白术对脑老化小鼠认知能力及相关信号蛋白表达的影响[J].菏泽医学专科学校学报，2016，28（1）：1-3.

[19] 嵇志红，于新宇.白术醇提取物对老年小鼠记忆障碍的改善作用[J].大连大学

学报，2015，36（6）：75-77.

［20］瞿春梅，薛迎凤，郭鹏飞，等.白术对D-半乳糖致衰老小鼠学习记忆和抗氧化
能力的影响［J］.中医药学报，2021，49（7）：26-31.

［21］章小莉，汪琳，徐龙，等.白术对人妊娠子宫平滑肌细胞膜钙依赖钾通道电流的
影响［J］.中国妇幼保健，2009，24（3）：366-368.

［22］张雪青.白术挥发油抑菌及抗肿瘤作用研究［J］.浙江师范大学学报（自然科学
版），2016，39（4）：436-442.

［23］姜淋洁，付涛，卢锟刚，等.白术提取物对大鼠预防性调血脂及保肝作用的实验
研究［J］.数理医药学杂志，2011，24（4）：398-401.

［24］李梅，蒋锦梅，欧大明，等.白术多糖对类风湿关节炎大鼠的抗炎作用及TLR4/
NF-κB信号通路的影响［J］.安徽医科大学学报，2022，57（4）：552-557.

［25］张文友，李紫梅，吴礼宜.白术提取物对db/db小鼠降血糖作用及机制研究［J］.
中药药理与临床，2022，38（6）：120-125.

［26］彭敏，顾施健，姜淋洁，等.白术提取物降血脂作用的有效部位研究［J］.时珍
国医国药，2011，22（10）：2363-2365.

刺五加

刺五加（拉丁学名：*Eleutherococcus senticosus*），别名刺拐棒、坎拐棒子、一百针、老虎潦、五加参、俄国参、西伯利亚人参，属落叶灌木，主要分布于亚洲东北部及西伯利亚一带。其根部和根状茎可入药。多生于山坡林中及路旁灌丛中；药圃也常有栽培。在我国，其分布于华中、华东、华南和西南。根皮能祛风湿、强筋骨，可泡酒制五加皮酒（或制成五加皮散）。根皮含有挥发油、鞣质、棕榈酸、亚麻仁油酸、维生素 A、B_1 等成分。现代药理研究显示，刺五加能增强机体非特异性防御能力，不仅具有免疫调节、抗肿瘤、抗衰老、抗辐射、抗损伤及抗疲劳等多重功效，还可用于治疗心脑血管疾病、糖尿病、神经衰弱等病症。

一、植物资源

刺五加在黑龙江（如小兴安岭、伊春市带岭）、吉林（如吉林市、通化、安图、长白山）、辽宁（如沈阳）、河北（如雾灵山、承德、百花山、小五台山、内丘），以及山西（如霍州、中阳、兴县）等地均有分布。它属于多年生落叶灌木，常散生或丛生于针阔混交林或阔叶林中，也常见于采伐迹地和林缘。刺五加喜温暖湿润的气候，且耐寒，地下茎发达，对土壤要求不严，生长在海拔数百米至 2000 米的地区。此外，朝鲜、日本和俄罗斯也有其分布。其大部分种群集中于长白山北部和小兴安岭一带，部分大种群甚至形成了群落的优势种。研究显示，刺五加具有丰富的遗传多样性，但关于种质对刺五加质量的影响尚无报道，而环境对药材质量的影响研究也仅限于野生药材。遗憾的是，由于长期的过度采挖，其天然资源已遭严重破坏，因此在 1987 年被国家列为三级重点保护物种。近年来，随着市场对刺五加山野菜需求的增长，刺五加栽培已成为林农增收的重要途径之一。

二、炮制加工

刺五加的炮制工艺源远流长，历代医药家不断探索创新，形成了多种炮制方法。从古代的简单水洗、晒干，到后来的润透切片、炒制等技术，刺五加的炮制方法日益丰富和完善。随着现代科技的发展和临床需求的变化，现今常用的刺五加炮制品主要包括生刺五加、炒刺五加、酒刺五加、刺五加饼等。

（一）生刺五加

取原药材，去除杂质，按大小分类，用清水洗净后浸泡至透心，再闷润至内外湿度一致。随后切成薄片，晒干或烘干。其质量要求：厚片形状不规则，外表皮灰黄色或灰棕色；切面黄白色至淡棕色，有棕黄色点状油室散布，木部显示放射状纹理；烘干后的刺五加切面呈现角质样，颜色较深，气味清香，味微辛，嚼时略带黏性。

（二）炒刺五加

将净刺五加片放入预热的炒制容器内，用文火炒至微黄色，过程中需不断翻动以防炒焦。炒制过程中，刺五加片会逐渐散发出特有的香气。炒好后取出，晾凉。其质量要求：表面微黄色，带有炒制后的特有香气，无焦斑。

（三）炙刺五加

取适量的炼蜜或饴糖与刺五加片拌匀，使每片刺五加均匀裹上蜜或糖，然后放入预热的炒制容器内，用文火炒至深黄色，取出晾凉。其质量要求：表面深黄色，均匀附着蜜或糖，带有蜜或糖的香气，无焦糊味。

（四）酒刺五加

将五加皮片与黄酒拌匀，闷润至酒尽时，取出，晾干，每五加皮500克，用黄酒60克，亦可用酒洗。《本草述钩元》云："五加皮，剥去骨，阴干酒洗，或用姜汁制。"

（五）刺五加饼

取刺五加（研细末）50克，糯米粉250克，白糖50克，将上述材料混合均匀后，加入适量水，蒸熟后切成饼状，当作食品可以用于小儿厌食症。

三、化学成分

（一）苷类

1. 皂苷

刺五加根茎含多种苷类及糖类，例如三萜类皂苷、木脂素苷、鹅掌楸苷、异秦皮啶、芝麻脂素和多糖等。其叶与花中含黄酮，果实含水溶性多糖，且全株均含挥发油。刺五加根和根茎的主要成分是酚苷类化合物，这些是具有生物活性的重要成分。目前已成功分离出八种刺五加苷，包括 A、B、B₁、C、D、E、F、G。具体来说，它们分别是 β-谷甾醇葡萄糖苷、紫丁香酚苷、7- 羟基 -6，8- 二甲基香豆精葡萄糖苷、乙基半乳糖苷、紫丁香树脂酚二葡萄糖苷 D 和 E（二者为异构体）、芝麻脂素 F 和 G（二者是异构体）。刺五加苷 A、B、C、D、E、F、G 在总苷中的含量比大约为 8：30：10：12：4：2：1。糖苷在根和茎中的含量则分别为 0.6%、0.9% 和 0.6%、1.5%。有研究表明，茎中的刺五加苷 B、E 含量高于根部。

近年来，对刺五加茎叶的研究持续深入。研究人员从叶中成功分离出以齐墩果酸为配基的五加叶苷 K、L 和 M 等。值得一提的是，齐墩果酸被认为是我国首次从植物中发掘出的治疗急性黄疸型肝炎和慢性病毒型肝炎的理想药物，该成分也存在于刺五加茎皮中。邵春杰等学者在刺五加叶中发现了 13 种新化合物，被命名为 Ciwujianoside（刺五加苷）A₁、A₂、A₃、A₄、C₁、C₂、C₃、C₄、D₁、D₂、D₃ 和 E，它们均为三萜皂苷。其中，A₃、A₄、D₃ 的苷元是首次从自然界中分离出来的。另外，Sang-Yong Park 等从无刺刺五加叶的甲醇提取物中获得了新的三萜类化合物，这些化合物都是 3，4- 开环 - 羽扇豆烷型 - 三萜苷。

刺五加分离鉴定的三萜皂苷元类型见图 4-1，刺五加分离鉴定的三萜皂苷见表 4-1。

（1）　　　　　　　　　　　　（2）

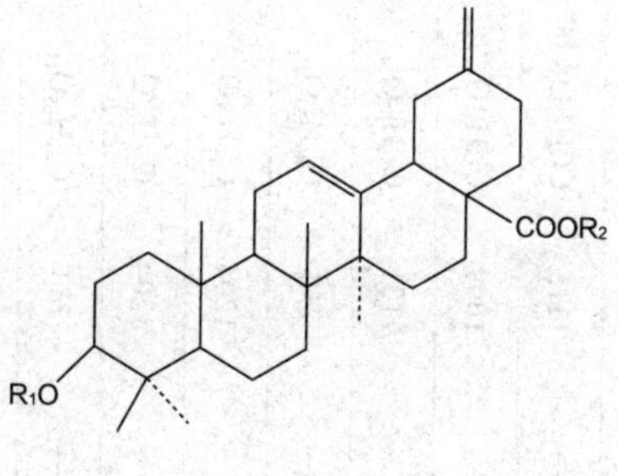

（3）

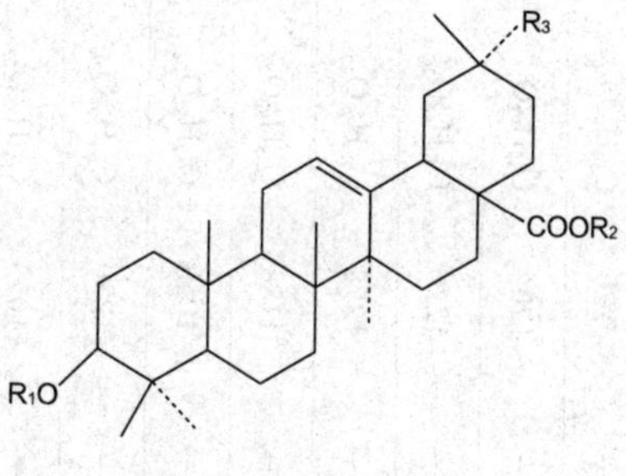

（4）

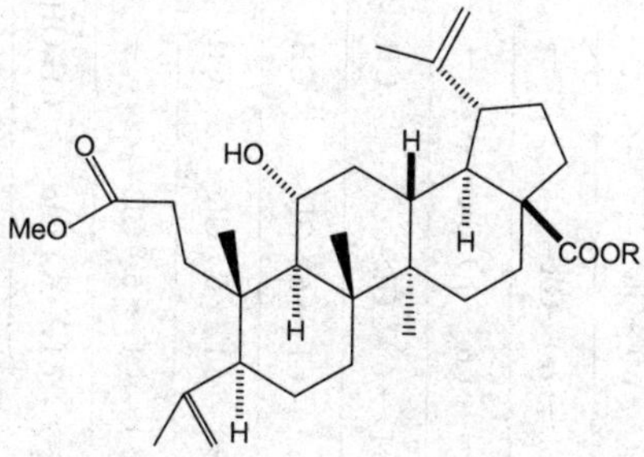

（5）

图 4-1　刺五加分离鉴定的三萜皂苷元类型

表 4-1 刺五加分离鉴定的三萜皂苷

序号	名称	苷元类型	R_1	R_2	R_3	R_4	Mr	分子式
1	Ciwujianosides A_1	(1)	Glc-(1→2)-Ara-	Rha-(1→4)-Glc-(1→6)-Glc-	CH_3	—	1220	$C_{59}H_{96}O_{26}$
2	Ciwujianosides A_2	(3)	Glc-(1→2)-Ara-	Rha-(1→4) Glc-(1→6)-Glc-	—	—	1204	$C_{58}H_{92}O_{26}$
3	Ciwujianosides A_3	(1)	Rha (1→2)-Ara-	Rha-(1→4)-Glc-(1→6)-Glc-	CH_2OH	—	1220	$C_{59}H_{96}O_{26}$
4	Ciwujianosides A_4	(1)	Glc-(1→2)-Ara-	Rha-(1→4)-Glc (6-Ac)-(1→6) Glc-	CH_2OH	—	1278	$C_{61}H_{98}O_{28}$
5	Ciwujianosides B	(3)	Rha (1→2)-Ara-	Rha-(1→4)-Glc-(1→6)-Glc-	—	—	1188	$C_{58}H_{92}O_{25}$
6	Ciwujianosides C_1	(3)	-Ara	Rha-(1→4)-Glc-(1→6)-Glc-	—	—	1058	$C_{52}H_{82}O_{22}$
7	Ciwujianosides C_2	(3)	Rha (1→2)-Ara-	Rha-(1→4)-Glc (6-Ac)-(6→1) Glc-	—	—	1230	$C_{60}H_{94}O_{26}$
8	Ciwujianosides C_3	(1)	-Ara	Rha-(1→4)-Glc-(1→6)-Glc-	CH_3	—	1073	$C_{53}H_{85}O_{22}$
9	Ciwujianosides C_4	(1)	Rha (1→2)-Ara-	Rha-(1→4)-Glc (6-Ac)-(1→6) Glc-	CH_3	—	1246	$C_{61}H_{98}O_{26}$
10	Ciwujianosides D_1	(1)	-Ara	Rha-(1→4)-Glc (6-Ac)-(1→6) Glc-	CH_3	—	1115	$C_{55}H_{87}O_{23}$
11	Ciwujianosides D_2	(3)	-Ara	Rha-(1→4)-Glc (6-Ac)-(1→6) Glc-	—	—	1099	$C_{54}H_{83}O_{23}$
12	Ciwujianosides D_3	(1)	-Ara	Rha-(1→4)-Glc (6-Ac)-(1→6) Glc-	CH_2OH	—	1131	$C_{55}H_{87}O_{24}$
13	Ciwujianosides E	(3)	Rha (1→2)-Ara-	H	—	—	718	$C_{40}H_{62}O_{11}$
14	刺五加苷 L	(1)	Rha (1→4)-Ara-	Rra (1→4)-Glc-(1→6)-Glc-	CH_3	—	1204	$C_{59}H_{96}O_{25}$
15	刺五加苷 M	(1)	Rha (1→2)-Ara-	Rra (1→4)-Glc-(1→6)-Glc-	CH_3	—	1204	$C_{59}H_{96}O_{25}$
16	刺五加苷 I	(1)	Rha (1→4)-Ara-	H	CH_3	—	733	$C_{41}H_{65}O_{11}$
17	刺五加苷 K	(1)	Rha (1→2)-Ara-	H	CH_3	—	733	$C_{41}H_{65}O_{11}$
18	柴胡皂苷	(1)	Rha (1→2)-Ara-	Rha-(1→4)-Glc (6-Ac)-(1→6) Glc-	CH_3	—	1246	$C_{61}H_{98}O_{26}$

续表

序号	名称	苷元类型	R₁	R₂	R₃	R₄	Mr	分子式
19	常春藤皂苷元–3–O–β–D–葡萄糖醛酸吡喃糖苷6′–O–甲酯	(2)	–6–O–methyl–GlcA	CH_2OH	H	H	843	$C_{43}H_{71}O_{16}$
20	常春藤皂苷元–28–O–β–D–葡萄糖酯苷	(2)	H	CH_2OH	H	–Glc	634	$C_{36}H_{58}O_9$
21	Hederagenin–3–O–β–D–glucuronopyranosyl–methylester–28–O–β–D–glucopyranoside	(2)	–6–O–methyl–ClcA	CH_2OH	H	–Glc	1005	$C_{49}H_{81}O_{21}$
22	皂苷 Pₑ	(1)	–Ara（1→2）–Glc	H	CH_3	—	749	$C_{41}H_{65}O_{12}$
23	—	(4)	–Glc（1→3）–Gal	–Rha	—	—	1059	$C_{53}H_{87}O_{21}$
24	—	(4)	–Rha（1→4）–Rha [O–Rha–(1→2)]–Glc	H	—	—	—	—
25	Acanthopanaxoside A	(3)	–Ara–Glc	–Glc–Glc（6–Ac）–Rha	—	—	1248	$C_{60}H_{94}O_{27}$
26	Acanthopanaxoside B	(1)	–Ara–Glc	–Glc–Glc（6–Ac）–Rha	CH_3	—	1263	$C_{61}H_{98}O_{27}$
27	Acanthopanaxoside C	(1)	–Ara–Ara	H	COOH	—	750	$C_{40}H_{62}O_{13}$
28	Acanthopanaxoside E	(2)	–GlcA	CH_3	OH	–Glc	829	$C_{42}H_{69}O_{16}$
29	Copteroside B	(2)	–GlcA	CH_2OH	H	H	667	$C_{36}H_{59}O_{11}$
30	Silphioside G	(1)	–GlcA	–Glc	CH_3	—	812	$C_{42}H_{68}O_{15}$
31	丝石竹皂苷元–3–O–β–D–葡萄糖醛酸苷	(2)	–GlcA	CHO	H	H	660	$C_{37}H_{56}O_{10}$
32	棉根皂苷酸吡喃糖苷3–O–β–D–葡萄糖醛酸6′–O–甲酯	(2)	–GlcA	CH_2OH	H	H	662	$C_{37}H_{58}O_{10}$

续表

序号	名称	苷元类型	R_1	R_2	R_3	R_4	Mr	分子式
33	Silphioside F	(1)	–GlcA	CHO	CH_3	—	632	$C_{36}H_{56}O_9$
34	Ilexoside XL Ⅶ	(2)	–GlcA	CH_2OH	H	–Glc	942	$C_{47}H_{74}O_{19}$
35	Anhuienside C	(1)	–Rha (1–2) –Ara–	–Glc (1→6) –Glc	CH_3	—	1090	$C_{53}H_{87}O_{23}$
36	Hemsgiganoside	(1)	–Glc	–Glc (1→6) –Glc	CH_3	—	974	$C_{48}H_{78}O_{20}$
37	Taurosideh$_1$	(2)	–Ara–Glc	CH_3	OH	Glc–Glc (6–Ac) – Rha	122	$C_{59}H_{96}O_{26}$
38	3–O–α–吡喃鼠李糖基–(1→2)–α–吡喃阿拉伯糖基–松叶菊萜酸	(1)	–Ara–Rha–	H	CH_2OH	—	766	$C_{41}H_{66}O_{14}$
39	3β–hydroxy–28–norolean–12–ene–16–one–3–O–β–D–glucopyranosid	(5)	–Glc	H	—	—	588	$C_{35}H_{56}O_7$
40	3β,17β–dihydroxy–28–norolean–12–ene–16–one–3–O–β–D–glucopyranoside	(5)	–Glc	OH	—	—	604	$C_{35}H_{56}O_8$

2. 木脂素类

吴立军等先后从刺五加茎叶中分离出两个新的木脂素类化合物，即刺五加酮（Ciwujiatone）和新刺五加酚（Neociwujiaphenol），并首次分离出阿魏葡萄苷（feruloylsucrose）和四个已知化合物：异秦皮啶、五加苷 B_1、阿魏酸葡萄糖苷和丁香苷。

（二）黄酮类成分

陈貌连等利用点喷雾质谱发现刺五加叶中存在槲皮素苷（槲皮素 -3-O-L- 鼠李糖）、金丝桃苷（槲皮素 -3-O-β-D- 半乳糖）、槲皮素和芦丁（槲皮素 -3-O- 芦丁糖）。除金丝桃苷外，其他 3 种为刺五加叶中尚未报道的黄酮类成分。有研究发现，刺五加叶中金丝桃苷的含量很高。王知斌等从刺五加叶的乙醇提取物中分离得到异鼠李素 -3-O- 刺槐二糖苷、山奈酚 -3-O- 刺槐二糖苷、金丝桃苷等 9 个黄酮类化合物。郭文晶等探索了超高压提取刺五加叶中总黄酮的工艺条件，通过试验确定各影响因素的较优水平范围，并进一步优化出最优提取工艺参数：压力 485MPa，保压 5 分钟，乙醇体积分数 40%，固液质量体积比 1∶50g/mL，此条件下总黄酮的提取率可达 7.76%。该方法具有提取时间短、提取率高等优点。

吴桐等的研究表明，快速溶剂萃取法的最佳条件为：温度 100℃；压力 100Pa；萃取时间 5 分钟；循环 4 次；提取溶剂为甲醇。其芦丁提取率是超声波法的 2.85 倍，金丝桃苷提取率是超声波提取率的 3.29 倍。实验证明，与超声提取法相比，该方法提取刺五加叶中黄酮类成分具有提取率高、溶剂用量少、无噪声污染、重现性好等优点。

（三）多糖

刺五加多糖（Acathopanas senticosus Polysacharides，ASPS）为其免疫活性组分，包含葡萄糖、果糖、阿拉伯糖等。刺五加含有 2%～6% 的碱性多糖及 2.3%～5.7% 的水溶性多糖。刺五加多糖 PES 中的 PES-A 和 PES-B 两种多糖，相对分子质量分别为 7000和 7600。PES-A 的组成比为葡萄糖∶半乳糖∶阿拉伯糖 =3.3∶2∶1，主要为 1-3α-D- 葡萄吡喃糖及一些 12 与 14 连接的吡喃型己醛糖。刺五加果中也含有与根多糖组成极为相似且具有一定保肝作用的水溶性多糖。孟繁磊等对刺五加叶水溶性多糖结构进行了研究，结果显示其主要由葡萄糖、阿拉伯糖、半乳糖、果糖、鼠李糖、木糖 6 种单糖组成。张崇禧等研究表明，不同产地的刺五加叶，其可溶性多糖和粗多糖含量分别可达1.770% 和 1.290%，总多糖含量则可达 2.239%，且 9 月采收的药材总多糖含量往往最高。有研究表明首先通过抽提得到水溶性粗多糖，再经过酸性乙醇分级和冻融处理，最终分离得到了刺五加多糖 ASPS-2。

（四）甾体类

孔令义从无梗刺五加的根中分离鉴定出了 9 个甾体类化合物，其中包括无梗五加苷

K_2 和无梗五加苷 K_3。

（五）微量元素及氨基酸

刺五加含有 K、Na、Mg、Si 等大量元素，以及 Fe、B、Sr、Mn、Cu、Ni、Mo、Cr、BI、Ti 等多种微量元素。卫平等的分析显示，短柄五加茎中含 16 种氨基酸，其中 7 种为人体必需。李筱玲等在刺五加叶中检测出 16 种氨基酸，7 种为人体必需，包括谷氨酸、天门冬氨酸等。

（六）酚酸类

张崇禧等用 HPLC 测得刺五加叶中绿原酸含量为 0.899%，且在叶的整个生长周期内，仿生刺五加叶中绿原酸含量都显著高于野生刺五加叶。

（七）香豆素类

吴立军等从刺五加叶中鉴定出异嗪皮啶（isofraxidin）、刺五加酮（ciwujiatone）、五加苷 B_1（EleutherosideB$_1$）、新刺五加酚（neociwujiaphenol）等化合物，其中后 2 种为木脂素类化合物。王知斌等采用硅胶柱、ODS 开放柱和制备液相等色谱方法分离，从刺五加叶提取物中分离得到 8 个香豆素类化合物，分别为异嗪皮啶、6，7- 二甲氧基香豆素、东莨菪内酯、7- 羟基香豆素、7- 羟基 -8- 甲氧基香豆素、香豆素 -7-O-β -D- 葡萄糖苷、8- 甲氧基香豆素 -7-O-β -D- 葡萄糖苷、7- 羟基 - 香豆素 -8-O-β -D- 葡萄糖苷。

（八）其他成分

赵余庆等从根皮的甲醇提取物中分离出硬脂酸、白桦脂酸、苦杏仁苷、蔗糖，以及具有促性腺和细胞毒作用的活性成分，化学结构、分子式、分子量见表 4-2。

表 4-2　根皮的甲醇提取物其他成分

序号	名称	结构	分子式	分子量
1	刺五加苷 A		$C_{35}H_{60}O_6$	576
2	刺五加苷 C		$C_8H_{16}O_6$	208

续表

序号	名称	结构	分子式	分子量
3	异嗪皮啶		$C_{11}H_{10}O_5$	222
4	刺五加苷 B_1		$C_{16}H_{14}O_{10}$	366
5	Eleutheroside B_2		$C_{21}H_{17}O_{13}$	477
6	6，7-二甲氧基香豆素（6，7-dimethoxycoumarin）		$C_{11}H_{10}O_4$	206
7	7-羟基-6-甲氧基香豆素		$C_{10}H_8O_4$	192
8	金丝桃苷		$C_{21}H_{20}O_{12}$	464
9	阿魏酸苷		$C_{16}H_{22}O_9$	239
10	松柏苷		$C_{14}H_{18}O_8$	332
11	刺五加苷 D		$C_{34}H_{46}O_{18}$	743
12	刺五加苷 E		$C_{34}H_{46}O_{18}$	743

序号	名称	结构	分子式	分子量
13	芝麻脂素		$C_{20}H_{18}O_6$	354
14	新刺五加酚		$C_{22}H_{26}O_7$	402
15	刺五加酮		$C_{22}H_{26}O_9$	434
16	咖啡酸		$C_9H_8O_3$	164
17	刺五加苷 B		$C_{17}H_{24}O_9$	372
18	罗汉松脂苷		$C_{26}H_{32}O_{11}$	520

续表

序号	名称	结构	分子式	分子量
19	葵五加木脂素 L_1		$C_{26}H_{34}O_{11}$	522
20	落叶松脂醇		$C_{20}H_{24}O_6$	360
21	芦丁		$C_{27}H_{30}O_{16}$	610
22	槲皮素		$C_{15}H_{10}O_7$	302
23	异鼠李素		$C_{16}H_{12}O_7$	316
24	槲皮苷		$C_{21}H_{20}O_{11}$	448
25	山奈酚		$C_{15}H_{10}O_2$	286

序号	名称	结构	分子式	分子量
26	金合欢素		$C_{16}H_{12}O_5$	284
27	葛根素		$C_{21}H_{20}O_9$	416
28	芥子醛		$C_{11}H_{12}O_4$	208
29	(E)-2, 3, 5, 4'-tetrahydroxystilbene-2-O-β-D-xyloside		$C_{20}H_{22}O_8$	390
30	1-(4'-hydroxy-3'-methoxy-phenyl)-2-[4'-(3-hydroxypropyl)-2', 6'-dimethoxyphenoxy]propane-1, 3-diol		$C_{20}H_{26}O_8$	394
31	2, 6-二甲氧基苯甲酸苄酯		$C_{16}H_{16}O_4$	272
32	3, 3'-dimethoxy-4, 8'-oxyneoligna-9, 4', 7', 9'-tetraol		$C_{20}H_{26}O_7$	378
33	Balanophonin		$C_{20}H_{20}O_6$	356
34	threo-Guaiacylgly-β-O-4'-sinapylether		$C_{18}H_{20}O_8$	436

续表

序号	名称	结构	分子式	分子量
35	决明萘乙酮 $-8-O-\beta-D-$ 葡萄糖苷		$C_{22}H_{18}O_{13}$	480
36	tripterygiol		$C_{18}H_{20}O_8$	364
37	Balanophonin		$C_{20}H_{20}O_6$	356
38	丁香脂素		$C_{22}H_{26}O_8$	418
39	桧脂素		$C_{20}H_{16}O_6$	362
40	3-［3′-meoxy-4′-（4′-formyl-2″,6″-dimethoxy-phenoxy)-phenyl］-propenal		$C_{16}H_{16}O_4$	272
41	3-［3′,5′-dihydroxy-4′-（4″-hydroxymethyl-3″,5″-dimethoxy-phenoxy)-phenyl］-propenal		$C_{17}H_{16}O_7$	332
42	gramniphenol A		$C_{20}H_{22}O_6$	358

续表

序号	名称	结构	分子式	分子量
43	邻苯二甲酸（2-乙基）己酯		$C_{24}H_{38}O_4$	390
44	邻苯二甲酸二异丁酯		$C_{16}H_{22}O_4$	278
45	Β-谷甾醇		$C_{29}H_{50}O$	414
46	豆甾醇		$C_{29}H_{48}O$	413
47	3β-hydroxy-olean-12-ene-16,28-lactone-3-O-β-D-glucopyranoside		$C_{35}H_{54}O_9$	618
48	eclalbasaponin II		$C_{36}H_{58}O_9$	634
49	salvadoraside		$C_{34}H_{48}O_{18}$	744
50	原儿茶酸		$C_9H_7O_4$	179

续表

序号	名称	结构	分子式	分子量
51	绿原酸		$C_{16}H_{18}O_9$	354
52	绿原酸甲酯		$C_{17}H_{20}O_9$	386
53	原儿茶酸甲酯		$C_8H_8O_4$	168
54	苦杏仁苷		$C_{20}H_{27}NO_{11}$	457
55	1-亚硝基-2-羟基-3-（2，3，4，5-四羟基戊基）-5，6-二甲基吲哚		$C_{15}H_{18}O_6N$	308
56	儿茶酚		$C_6H_6O_2$	110
57	1，2-羟基硬脂酸		$C_{18}H_{36}O_3$	300
58	香草酸		$C_8H_8O_3$	168
59	丁香酸		$C_9H_{10}O_5$	198

序号	名称	结构	分子式	分子量
60	异香草醛		$C_8H_8O_3$	152
61	对羟基苯乙醇		$C_8H_{10}O_2$	138
62	乌苏酸		$C_{30}H_{48}O_3$	457
63	土当归酸		$C_{30}H_{48}O_3$	456
64	半乳糖		$C_6H_{12}O_6$	180
65	油酸甲酯		$C_{19}H_{36}O_2$	296
66	油酸乙酯		$C_{20}H_{38}O_2$	310
67	肉豆蔻酸		$C_{14}H_{28}O_2$	228
68	棕榈酸		$C_{16}H_{32}O_2$	256

续表

序号	名称	结构	分子式	分子量
69	原儿茶酸		$C_7H_6O_4$	154
70	异香荚兰醛		$C_8H_8O_5$	184

四、药理作用

（一）对心脑血管疾病的作用

1. 对心血管的影响

刺五加叶皂苷（ASLS）可显著改善高脂血症大鼠的血液状态。齐玉兰的实验显示，刺五加对小鼠血栓形成具有保护作用。刺五加水提取物（EC）在 200 和 400mg/mL 浓度下，对 NE、KCl 及 $CaCl_2$ 引起的细胞内钙及外钙收缩均有显著抑制作用，其抗血管作用可能与钙通道阻滞有关。刺五加叶皂苷还展现出抗心肌缺血效果。

2. 对心脏的影响

刺五加中的水溶性黄酮类物质能扩张冠状动脉，增加冠脉血流量，并轻度减慢心律，抑制心肌收缩力。此外，刺五加能显著扩张冠状动脉，暗示其具有钙拮抗作用。对大鼠离体工作心脏血流动力学的研究揭示，刺五加叶皂苷（ASS）能降低血压、左室内压峰值，以及左室内压的最大上升和下降速率，表现出明显的负性肌力作用，与维拉帕米效果类似。

3. 对心肌梗死的影响

刺五加叶皂苷能显著提高血清中肌酸磷酸激酶（CK）和乳酸脱氢酶（LDH）的活性。研究结果显示，它还能明显抑制血清游离脂肪酸水平的上升。梁启明等研究了刺五加叶皂苷 B 对大鼠急性心肌梗死的影响及其机制，发现它具有显著的保护作用，这可能与其增强抗氧化酶活性、减少自由基损伤、纠正游离脂肪酸代谢紊乱和乳酸堆积，以及抑制炎症反应等机制有关。

4. 对心律失常的影响

静脉注射刺五加叶皂苷 50.0～100.0mg/kg，可迅速恢复由 $BaCl_2$ 诱发的大鼠心律失常至窦性心律，对大量 $BaCl_2$ 引起的大鼠室颤致死具有保护作用，尽管它不能明显对抗乌头碱导致的大鼠心律失常。其抗心律失常的作用类似于维拉帕米。

5. 对心肌三磷酸腺苷（ATP）敏感性钾通道的作用

周逸等研究了刺五加叶皂苷（ASS）对心肌线粒体 ATP 敏感性钾通道（mito KATP）和细胞膜 ATP 敏感性钾通道（sarcol KATP）的作用。结果表明，ASS 能开放 mito KATP，但对 sarcol KATP 无作用。ASS 通过开放 mito KATP 来产生心肌保护作用。

（二）对脑血管的影响

1. 对脑缺血损伤修复作用

刺五加能促进脑缺血脑组织神经干细胞的增殖，对大鼠脑缺血损伤具有修复作用。

2. 对实验性急性脑缺血的保护作用

程嘉艺等采用结扎双侧颈总动脉法建立动物急性脑缺血模型，通过股静脉注射伊文思蓝并测量脑组织干重，观察刺五加提取物对急性脑缺血大鼠和沙鼠的脑毛细血管通透性、脑指数及脑含水量的影响。结果表明，刺五加提取物能明显降低这些指标。

3. 对神经元的影响

刺五加的成分可以保护由 amyloid β（A β）（25-35）诱导的神经突萎缩的大鼠皮质神经元。其甲醇提取物的乙酸乙酯、正丁醇和水馏分部分对诱发的神经萎缩具有保护作用，显示出对 amyloid A β 诱导的神经元萎缩具有保护作用。其中，eleutheroside B、eleutheroside E 和异黄酮素对 A β（25-35）诱导的轴突萎缩具有明显保护作用。

4. 对血流变的影响

刘宏雁等对实验性高脂血症大鼠进行研究，结果显示刺五加叶皂苷能显著改善高脂血症大鼠的血流状态，降低全血高切变黏度、血沉、血沉方程常数，并能抑制大鼠血小板聚集。这表明刺五加叶皂苷既具有防止动脉粥样硬化形成的作用，又能升高血浆纤维蛋白浓度。然而，刺五加叶皂苷对大鼠血流动力学的影响是通过何种机制，尚需进一步研究。高浓度的刺五加提取物溶液能改善红细胞膜流动性，从而降低全血黏度，改善血液流变学状况，但较低浓度的刺五加提取物并未明显增加红细胞膜脂流动性和降低微黏度。

（三）对免疫功能的影响

1. 增强机体对有害刺激的非特异性抵抗力

刺五加能增强机体对疲劳、疼痛、高低温、缺氧、辐射、感染、炎症、中毒等有害刺激的非特异性抵抗力，使机体无论亢进或低下的状态都能恢复正常，具有调节或正常化作用，显示出与人参皂苷相似的适应原样作用。

2. 对抗体的影响

对家兔和豚鼠分别注射肺炎双球菌和脑膜炎双球菌，并同时灌胃刺五加浸膏生药 10g/kg，停药后观察发现，刺五加能促进抗体生成。

3.增强机体免疫能力

刺五加能增强小鼠免疫功能，具体表现在增加小鼠脾脏和肠系膜淋巴结的重量、细胞数目，以及增大脾脏白髓总体积和淋巴结皮质总体积，并能显著对抗环磷酰胺所致的免疫抑制作用。

4.对干扰素的影响

刺五加多糖（ASPS）及其苷 B、D 和 E 是理想的干扰素促诱生剂，能提高体内干扰素水平，从而增强免疫力。临床研究表明，刺五加多糖能提高机体内干扰素水平，并能增强机体免疫功能。此外，刺五加多糖还能提高细胞干扰素产量。孟繁磊等的研究显示，刺五加叶多糖能促进脾淋巴细胞增殖，进而提升免疫能力。

（四）抗癌作用

研究发现，刺五加叶皂苷可诱导 Spc-A1 肺癌细胞和胃癌细胞凋亡，且随时间延长和剂量增加，细胞凋亡数量亦增加，同时能显著抑制 Eca-109 人食管癌细胞的增殖。刺五加叶皂苷显示出一定的体内抗肿瘤效果，它可能通过影响 Hep G_2 肝癌细胞 nm23-H1 蛋白的表达来抑制该癌细胞。张敬一等探究了刺五加多糖的抗癌活性，结果显示它具有抑制肿瘤生长，减少瘤内、肺组织和血浆中的 PAl-1 活性，以及血浆 μPA 含量的作用，这表明刺五加多糖对小鼠 Lewis 肺癌具有一定的治疗效果。叶红军等在研究中发现，刺五加皂苷能诱导人 SGC7901 胃癌细胞凋亡，并抑制肝癌细胞有丝分裂。黄添友等的研究则表明，刺五加皂苷对小鼠肉瘤 S180 细胞、人白血病 K562 细胞均具有强效的体外抑制作用。

（五）对糖尿病的作用

刺五加叶皂苷与根皂苷均展现出降血糖活性，能有效加速血流，改善血液黏滞度，并提高红细胞变形能力，对 2 型糖尿病大鼠及四氧嘧啶等所诱发的糖尿病大鼠具有降糖作用。Xiyun Ahn 等的研究显示，刺五加苷 B 能通过调节糖酵解和糖异生来改善肥胖 2 型糖尿病小鼠的肝脏葡萄糖代谢。此外，EE 则通过调节胰岛素信号传导和葡萄糖利用来介导刺五加的高血糖作用。

（六）抗疲劳作用

刺五加叶已被证实具有显著的抗疲劳效果，并已被开发成相关的保健产品。其中，紫丁香苷和绿原酸是其主要的抗疲劳活性成分。谢新等的研究指出，绿原酸可能是刺五加叶抗疲劳的主要活性物质。黄力平等通过实验发现，复方刺五加液能显著降低疲劳性游泳运动后小鼠肝、肾组织中的 MDA 含量，并提高肝组织中的 SOD 活性，从而对动物机体起到一定的保护作用。张倩等研究刺五加苷 B 对疲劳小鼠学习记忆能力的影响，发现刺五加苷 B 能通过调节 Keapl/Nrf2/ARE 信号通路改善疲劳小鼠的学习记忆能力。

（七）抗炎、抗菌作用

从刺五加叶中分离得到的裂环羽扇豆烷型三萜类化合物 Chiisanoside 和 Chiisanogenin 对角叉菜胶引起的大鼠炎症模型具有显著的抗炎效果，且三萜苷的作用效果较苷元明显。Chiisanogenin 展现出中等程度的广谱抗菌活性，同时刺五加叶皂苷还具有增强免疫功能的作用。张英华等采用分光光度法和平板培养法研究了刺五加黄酮粗品的抑菌性，结果显示刺五加提取物对大肠杆菌、金黄色葡萄球菌、沙门菌和荧光假单胞菌均有一定的抑菌效果，且随着刺五加黄酮浓度的增加，其抑菌作用也相应增强。王瑞强等进行小鼠抗炎和诱导迟发型超敏反应实验，发现刺五加水提取物能产生良好的抗急性炎症作用，并能增加小鼠网状内皮系统吞指数，促进二硝基氟苯诱导的小鼠迟发型超敏反应，并且显著增加了小鼠的脾脏和胸腺的脏器系数。

（八）防衰老作用

ASS 能调节中枢神经系统的双向平衡，增强组织对缺血缺氧的耐受性，并降低血液黏度。它通过降低脂质过氧化物含量，提高糖原高能磷酸化合物的利用效率，增强自由基清除能力，以及稳定细胞膜，从而提高皮质神经元的存活率，发挥其保护作用。此外，ASS 能显著提升衰老神经细胞的 2- 巯基苯并咪唑（MIT）活性，降低 LDH 活性，有效延缓神经元细胞的衰老。牟孝硕等的试验证明，刺五加茎叶乙醇提取物能增强小鼠对急性脑缺血的耐受能力和抗缺氧能力。连续口服给药后，大鼠和小鼠血浆中的 SOD 活性增加，肝、脑中的丙二醛（MDA）含量下降，表明其对缺血 – 再灌注损伤具有抗损伤作用。

（九）抗辐射及放射损伤骨髓微血管的保护作用

ASS 对辐射后的小鼠具有一定的抗辐射和抗氧化作用。

（十）抗氧化活性

王俊标等的实验结果表明，刺五加叶各部位在不同浓度下均具有一定的清除 1，1- 二苯基 -2- 三硝基苯肼（DPPH）和 2，2′- 联氮 – 双（3- 乙基苯并噻唑啉 -6- 磺酸）自由基的能力。张英华等研究了刺五加中黄酮类化合物的抗氧化性，发现刺五加黄酮提取物具有较强的清除羟自由基、超氧阴离子和 DPPH 自由基的能力，其抗氧化能力虽低于芦丁标准品但强于维生素 C。刘文闯等利用 DPPH 法和羟基自由基（–OH）法对刺五加叶总黄酮提取物进行了抗氧化评价，结果显示刺五加叶总黄酮对 DPPH 和 –OH 均具有良好的清除作用，且随着浓度的增加，其清除能力也相应增强。

（十一）其他作用

实验表明，刺五加多糖具有一定解毒功效，刺五加多糖对四氯化碳与硫化乙酰胺所致鼠肝脏中毒有明显改善，还能促进抗体形成增强抗感染的能力，刺五加叶水煎液对酒精性肝损伤具有很好的保护作用，金丝桃苷有止咳祛痰作用，药理实验证明，其具有明显提高动物耐低压、耐氧能力和镇静效果，对垂体后叶素引起的急性心肌缺血有保护作用，并能调节肌体新陈代谢功能，提高肌体对有害刺激因子（如寒冷、灼热、过度疲劳、X线照射等）的非特异性抵抗力等。

五、临床应用

刺五加的药用历史悠久，《神农本草经》将其列为上品，认为刺五加有"益气疗痹"的功效。《名医别录》曰刺五加可"坚筋骨，强意志，久服有轻身耐劳"。《本草纲目》认为："五加治风湿痿，壮筋骨，其功良深。""进饮食、健气力、不忘事。""久服轻身耐老。"相关研究对刺五加的药理作用有了一些新的发现，主要包括以下几个方面：

（一）治疗心血管疾病

刺五加尤其在心脑血管疾病的临床治疗中显示出良好的效果。对冠心病患者进行治疗，可改善其微循环，用药后患者的症状有所缓解。有临床观察显示，使用刺五加注射液治疗冠心病心绞痛，能显著改善患者的临床症状，并且相比于使用复方丹参注射液的对照组，症状缓解和降低血黏度的时间均有所缩短，显示出确切的疗效。以刺五加为主要成分之一的舒心宝临床上用于治疗冠心病，气虚血瘀引起的胸闷、心绞痛，以及高血压、高血脂和动脉粥样硬化等疾病。刺五加片能够调养心脾，对于心气虚乏所致的心律失常有良效。

（二）治疗神经系统疾病

刺五加对中枢神经系统具有改善睡眠、增强学习记忆、抗抑郁、抗阿尔茨海默病和抗帕金森病等。刺五加对神经衰弱综合征的头晕、头痛、失眠、心悸、多梦、易醒、记忆力差、心烦乏力、纳差等表现均有疗效，可以使神经官能症患者的生活质量得以提高，可减轻或消除全身衰弱、头痛、睡眠不良、食欲缺乏等症状。

（三）治疗白细胞缺少症

临床实践观察显示，刺五加能够促使白细胞数量恢复到正常水平，从而缓解和减轻患者的自觉症状和体征，在预防和治疗由苯中毒、X线照射、化疗等引起的白细胞减少症方面显示出积极作用。刺五加片（或胶囊）在治疗白细胞减少症时被普遍应用。

（四）治疗风湿及类风湿关节炎导致的骨痛

刺五加具有祛风除湿、补肝肾、强筋骨、调节机体紊乱的功能，可用于风湿痹痛、筋骨拘挛、腰膝酸痛等症，对肝肾不足有风湿者最为适用，可单用浸酒服，也可与羌活、秦艽、威灵仙等配伍应用，能改善患者症状，缓解疼痛。

六、展望

刺五加含有多种活性成分，包括苷类、三萜类化合物、多糖和黄酮等，这些成分具有抗肿瘤、抗疲劳、降血糖和保护心脑血管等多重药理作用。研究进展表明，深入发掘这些功效成分、药效基础物质和药理作用机制，对刺五加的药理作用及应用提供了理论基础，对产业发展至关重要。但由于刺五加药效组分复杂，尚有较多药效基础物质和药理作用机制不明确，需要进一步研究以提供科学的用药依据，也需要更多的科学研究来阐明其药效物质基础和作用机制，以促进其在医学中的应用。

主要参考文献

[1] 徐春玲 . 刺五加叶活性成分研究及其产品开发 [D]. 长春：吉林农业大学，2012.

[2] 张晶，刘芳芳，陈彦池，等 . 刺五加化学成分及药理学研究进展 [J]. 中国野生植物资源，2008，27（2）：6-10.

[3] 张北月，魏永恒，石晋丽 . 刺五加叶的化学成分和药理作用研究进展 [C]. 中国商品学会会议论文集，2015，224-229.

[4] Huang L., Zhaoh., Huang B., et al. Acanthopanax senticosus：review of botany, chemistry and pharmacology [J]. *Pharmazie*，2011，66：83-97.

[5] 涂正伟，周渭渭，单淇，等 . 刺五加的研究进 [J]. 药物评价研究，2011，34（3）：213-216.

[6] KangJ.S., LinhP.T., CaiX.F., et al.Quantitatived etermination of eleutheroside B and E from Acanthopanax species byhighper for mance liquid chromatography [J]. *Arch.Pharm.Res*，2001，24（5）：407-409.

[7] Shao C.J., Kasai R., Xu J.D., et al.Saponins from leaves of Acanthopanax SenticosushARMS, Ciwujia. Ⅱ . structures of CiwujianosidesA$_1$, A$_2$, A$_3$, A$_4$ and d$_3$ [J]. *Chemical & pharmaceutical bulletin*，1989，37（1）：42-45.

[8] Shao C.J., Kasai R., Xu J.D., et al.Saponins from leaves of Acanthopanax senticosushARMS, Ciwujia：structures of Ciwujianosides B, C$_1$, C$_2$, C$_3$, C$_4$, D$_1$, D$_2$ and E [J]. *Chemical & pharmaceutical bulletin*，1988，36（2）：601-608.

［9］Park S., Chang S., York C., et al. New3, 4-seco-lupane-type triterpene glycosides from Acanthopanax senticosus forma inermis ［J］. *Journal of Natural Products*, 2000 （63）: 1630-1633.

［10］张晶, 刘芳芳, 陈彦池, 等. 刺五加化学成分及药理学研究进展 ［J］. 中国野生资源, 2008, 27（2）: 6-10.

［11］王一涵. 刺五加中苷类成分的研究 ［D］. 延吉: 延边大学, 2014.

［12］吴琼, 王知斌, 郭江涛, 等. 刺五加叶中酚酸类化合物的结构鉴定 ［J］. 中药信息, 2015, 32（1）: 24-26.

［13］吴立军, 阮丽军, 郑健, 等. 刺五加茎叶化学成分研究 ［J］. 药学学报, 1999, 34（4）: 839-841.

［14］陈貌连, 宋凤瑞, 郭明全, 等. 刺五加叶中黄酮类化合物的结构鉴定 ［J］. 高等学校化学学报, 2002, 23（5）: 805-808.

［15］赵则海, 杨逢建, 等. 刺五加叶中金丝桃苷含量的测定 ［J］. 植物学通报, 2005, （2）: 203-206.

［16］王知斌, 高慧媛, 吴立军. 刺五加叶中黄酮类成分的分离与鉴定 ［J］. 沈阳药科大学学报, 2010, （7）: 533-538.

［17］郭文晶, 张守勤, 吴华, 等. 超高压提取刺五加叶中总黄酮的研究 ［J］. 化学工程, 2007, 11: 66-69, 73.

［18］吴桐, 徐慧春, 郑春英, 等. 快速溶剂萃取法提取刺五加叶中的黄酮类成分 ［J］. 中国食品学报, 2013, （7）: 59-65.

［19］侯团章. 中药提取物（第一卷）［M］. 北京: 中国医药科技出版社, 2004.

［20］黄泰康. 常用中药成分与药理手册 ［M］. 北京: 中国医药科技出版社, 1994.

［21］苗明三, 李振国. 现代实用中药质量控制技术 ［M］. 北京: 人民卫生出版社, 2000.

［22］张芳红, 钟静芬, 金家骅, 等. 齐墩果酸在甘肃产八种五加科植物中的分布规律 ［J］. 中药材, 1994, 17（9）: 29-31.

［23］孟繁磊, 陈瑞战, 魏春雁, 等. 刺五加叶多糖的分离纯化及免疫活性研究 ［J］. 特产研究, 2011, （1）: 12-15.

［24］Huang L., Zhaoh., Huang B, et al. Acanthopanax senticosus: review of botany, chemistry and pharmacology［J］. *Pharmazie*, 2011, 66（2）: 83-97.

［25］张崇禧, 黄建军, 施威, 等. 不同采收期刺五加叶中多糖含量测定 ［J］. 人参研究, 2008, （1）: 12-15.

［26］孔令义. 无梗五加根化学成分的研究 ［J］. 中草药, 1989, 19（11）: 2-6.

［27］卫平, 于高麦, 刘智广, 等. 短柄五加茎中氨基酸和金属元素分析 ［J］. 中药材, 1988, 11（6）: 37.

[28] 李筱玲, 邓寒霜. 刺五加茎叶化学成分分析 [J]. 商洛师范专科学校报, 2006, (1): 103-105.

[29] 张崇禧, 徐春玲, 鲍建才, 等. HPLC 分析刺五加叶中金丝桃苷与绿原酸含量 [J]. 资源开发与市场, 2010, 26 (11): 961-962, 965.

[30] 苑艳光, 王录全, 吴立军, 等. 刺五加茎的化学成分 [J]. 沈阳药科大学学报, 2002, (5): 325-327.

[31] 王知斌, 姜海, 夏永刚, 等. 刺五加叶中香豆素类化合物的结构鉴定 [J]. 中医药信息, 2012, 29 (3): 19-21.

[32] 赵余庆, 吴立军, 李铣. 刺五加活性成分结构研究 [J]. 中草药, 1990, 21 (3): 44-45.

[33] 齐玉兰. 刺五加茎叶乙醇提取物对血栓形成及缺氧保护作用 [J]. 沈阳药学院学报, 1992, 9 (4): 290.

[34] 田俊, 张道亮. 刺五加注射液对离体猪冠状动脉解痉作用的研究 [J]. 新疆中医药, 2002, 16 (3): 10-12.

[35] 曹霞, 高宇飞, 李红, 等. 人参、西洋参及刺五加皂苷对离体工作心脏作用对比研究 [J]. 白求恩医科大学学报, 2001, 27 (3): 246-248.

[36] 睢大员, 于晓风, 曲绍春, 等. 刺五加叶皂苷对实验性脑缺血大鼠的保护作用 [J]. 中草药, 2005, (4): 561-563.

[37] 睢大员, 于晓风, 曲绍春, 等. 刺五加叶皂苷对大鼠心肌缺血再灌注心律失常的影响 [J]. 吉林大学学报 (医学版), 2004, 4: 530-533.

[38] J.Ahn, M.Y.Um, H.Lee, et al. Eleutheroside E, An Active Component of Eleutherococcus senticosus, Ameliorates Insulin Resistance in Type 2 diabeticdb/db Mice [J]. *Evidence-Based Complementary and Alternative Medicine*, 2013: 934183.

[39] 林洪, 王有为, 邢玉芝, 等. 刺五加对大鼠脑缺血损伤修复作用的研究 [J]. 四川大学学报 (自然科学版), 2006, (1): 217-221.

[40] 程嘉艺, 李降薇, 柳倩. 刺五加提取物对实验性急性脑缺血的保护作用 [J]. 中草药, 2003, (4): 358-359.

[41] Y.J.Bai, C.Tohda, S.Zhu, et al. Active components from Siberian ginseng (Eleutherococcus senticosus) for protection of amyloid β (25-35) -induced neuritic atrophy in cultured rat cortical neurons [J]. *J.Nat.Med.*, 2011, 65: 417-423.

[42] 刘宏雁, 王秋静, 等. 刺五加叶皂苷对实验性高脂血症大鼠血液流变学的影响 [J]. 白求恩医科大学学报, 1995, 21 (4): 339-340.

[43] 董文婷, 霍金海, 张海燕, 等. 刺五加叶的药理作用研究进展 [J]. 中国实验方剂学杂志, 2015, 21 (23): 220-223.

[44] 黄晓巍, 刘玥欣, 张啸环. 刺五加叶化学成分及药理作用研究 [J]. 吉林中医药,

2017, 37（1）：75-77.

［45］张祎，刘宝珠，裴月湖.刺五加药理作用研究进展［J］.沈阳药科大学学报，2002，（2）：143-146.

［46］杨吉成，刘静山.多糖类及刺五加苷类的干扰素促诱生效应［J］.中草药，1990，21（1）：27-29，46-47.

［47］张涛，朴俊虹，袁蕾，等.刺五加化学成分及自由基清除活性研究［J］.中药材，2012，43（6）：1057-1060.

［48］张敬一，杨惠敏，付琳杰，等.刺五加多糖对小鼠Lewis肺癌的实验性干预作用研究［J］.癌变·畸变·突变，2001，13（4）：270.

［49］叶红军，邹兵，杜意平.刺五加叶皂苷诱发肝癌细胞凋亡的研究［J］.临床肝胆病杂志，2002，（3）：162-163.

［50］黄添友，佟丽，吴波，等.四种植物多糖对S180细胞膜磷脂酰肌醇转换的影响［J］.第一军医大学学报，1995，15（3）：211-212.

［51］黄力平，许豪文，曲镭，等.维生素E和复方刺五加液对小白鼠疲劳性游泳运动的作用［J］.中华物理医学杂志，1998，20（2）：84-86.

［52］张倩，冯晴霞，周正乙，等.刺五加苷B对疲劳小鼠学习记忆能力的改善作用及其激活Keap1/Nrf2/ARE信号通路的机制［J］.吉林大学学报（医学版），2020，46（4）：771-778.

［53］王知斌，郭洪涛，姜海，等.刺五加叶的化学成分和药理作用研究［J］.中医药信息，2013，30（3）：29-32.

［54］王瑞强，常晓强，温占勇.刺五加水提物的抗急性炎症及免疫增强作用［J］.天津中医药，2013，30（2）：109-111.

［55］张英华，关雪.刺五加叶中黄酮类提取物的抗氧化性及抑菌作用研究［J］.东北农业大学学报，2012，（3）：85-90.

［56］周蕾，王梦楠，朱霄，等.刺五加对中枢神经系统的活性成分、药理作用及临床应用［J］.湖南中医药大学学报，2018，38（8）：961-964.

［57］王俊标，何嘉言，孙宏高.刺五加注射液对肺肿瘤化疗患者免疫调节作用的研究［J］.浙江中西医结合杂志，2001，11（6）：3.

［58］刘芳芳，张晶，张传奇，等.金丝桃苷在刺五加各部位中的分布及其对胰脂肪酶活性的抑制作用［J］.吉林农业大学学报，2013，35（4）：442-445.

［59］J.M.Lee，M.H.Lee，S.B.Pae，et al.Analysis of Yield of Eleutherosides B and E in Acanthopanax divaricatus and A.koreanum Grown with Varying Cultivation Methods，2014.

［60］D.Zaluski，M.Olech，A.Galanty，et al.Phytochemical Content and Pharma-Nutrition Study on Eleutherococcus senticosus Fruits Intractum［J］.*Oxidative Medicine and Cellular Longevity*，2016.

［61］J.H.Lee，Y.N.Sun，Y.H.Kim，et al.Inhibition of Lung Inflammation by Acanthopanax divaricatus var. Albeofructus and Its Constituents［J］. *Biomol. Ther*，2016，24（1）：67-74.

［62］S.X.Guo，Y.Liu，Z.P.Lin. Effects of Eleutheroside B and EleutherosideE on activity of cytochrome P45 in rat livermicrosomes［J］. *BMC Complementary Medicine and Therapies*，2014，14：1-7.

［63］Y.C.Ma，X.Q.Wang，F.F.Hou，et al. Simultaneous quantification of polyherbal formulations containing Rhodiola rosea L.and Eleutherococcus senticosus Maxim. using rapid resolution liquid chromatography（RRLC）［J］. *J.Pharmaceutical and Biomedical Analysis*，2011，55：908-915.

［64］李辰. 刺五加抗疲劳活性部位的化学成分研究［D］.沈阳：沈阳药科大学，2008.

［65］陈宏昌，魏文峰，霍金海，等.UPLC-Q-TOF-MS/MS分析刺五加叶的化学成分［J］. 中药材，2016，39（7）：1536-1540.

［66］周明娟. 刺五加果肉化学成分及其生物活性的研究［D］.长春：吉林大学，2008.

［67］苑艳光. 刺五加茎抗血小板聚集活性部位化学成分的研究［D］.沈阳：沈阳药科大学，2002.

［68］李娜. 刺五加有效成分及其抑制PTP1B、NF-κB活性研究［D］.吉林：北华大学，2016.

［69］杜振霞. 刺五加中皂苷类化合物的UPLC-ESI-MS的研究［J］.分析测试学报，2008，S1：80-82.

［70］蔡晴晴，李煜，黄颖，等.基于网络药理学研究心舒宝片抗炎、血管舒张和心肌保护作用机制［J］.中国中药杂志，2024，49（2）：487-497.

［71］宋洋，冯雪松.无梗五加根化学成分的UPLC-MS/MS分析及与细柱五加刺五加的比较［J］.药物分析杂志，2014，34（6）：958-965.

［72］刘芳芳. 刺五加花蕾中黄酮和苷类成分分离及其不同部位含量测定［D］.长春：吉林农业大学，2007.

［73］张涛. 植物刺五加中木脂素及酯类成分研究［D］.延吉：延边大学，2012.

［74］郑婧，张贵君.刺五加的化学成分和药理作用的研究进展［C］.第四届中国中药商品学术会暨中药鉴定学科教学改革与教材建设研讨会论文集，北京：北京中医药大学，2015.

［75］张玥秀，吴兆华，高慧援，等.刺五加茎叶化学成分的分离与鉴定［J］.沈阳大学学报，2010，27（2）：110-112.

［76］张北月，魏永恒，石晋丽. 刺五加叶的化学成分和药理作用研究进展［C］.第四届中国中药商品学术会暨中药鉴定学科教学改革与教材建设研讨会论文集，北京：北京中医药大学，2015.

［77］黄晓巍，刘玥欣，张啸环.刺五加叶化学成分及药理作用研究［J］.吉林中医药，
　　　2017，37（1）：75-77.

［78］刘燕.刺五加注射液治疗冠心病心绞痛32例疗效观察［J］.时珍国医国药，
　　　2002，（3）：157.

党　参

党参为桔梗科植物党参 *Codonopsis pilosula* Franch. Nannf、素花党参 *Codonopsis pilosula* Nannf.*var.modesta* Nannf. L.T.Shen 或川党参 *Codonopsis tangshen* Oliv. 的干燥根。它具有健脾益肺、养血生津的功效，常用于治疗脾肺气虚、食少倦怠、咳嗽虚喘、气血不足、面色萎黄、心悸气短，以及因津伤引发的口渴和内热消渴等症状。近年来，众多学者已深入探究党参的化学成分及其生物活性。研究显示，党参主要含多糖类、苯丙素类、聚乙炔类和萜类化合物。在药理活性方面，党参表现出抗肿瘤、延缓衰老和抗溃疡等多重生理作用。为系统探讨党参的各方面特性，本章对其植物资源、炮制加工、化学成分及药理作用等进行了全面梳理。

一、植物资源

党参主要分布于华北、西北和东北，如山西古潞州、长治、晋城所产称潞党，五台、五寨、代县所产称台党，甘肃文县产者称纹党，陕西凤县产者称凤党，东北产者称东党，湖北恩施产者称板桥党，四川九寨沟县产者称刀党。据文献记载，党参为多年生草质藤本植物，喜冷凉，不耐水涝，适生于海拔 1600～2000m、年均气温 6.5～7℃、年日照 1800～1900 小时、年降水量 360～390mm、土壤湿度 13%～17% 的温凉半湿半干地区。但近年来，由于滥采及大量种植经济作物，党参种植面积缩减，资源遭严重破坏，仅剩少量野生资源，亟待保护。

二、炮制加工

党参，作为常用的补气中药，其炮制工艺历史悠久，历代医药家对其炮制方法不断进行创新和完善。党参的炮制方法主要包括以下几种：

（一）生党参

取原药材，除去杂质，洗净，润透，切厚片，干燥。生党参擅长益气生津，多用于肺气亏虚，气血两虚，津气两伤。

（二）熟党参（蒸党参）

取净党参，蒸 2 小时至有香甜味时，取出，干燥。熟党参通过蒸制，增强了其补气健脾的作用。

（三）米党参

将大米置炒药锅内，用中火加热至米出烟时，倒入党参生片，炒至大米呈老黄色时，取出，筛去米，放凉。每 100kg 党参片需用大米 20kg。米党参以补气健脾作用力强，多用于脾胃虚弱、食少、便溏。

（四）蜜党参

取炼蜜用适量开水稀释后，加入党参片拌匀，闷透，置炒药锅内，用文火加热，炒至黄棕色，不粘手时取出，放凉。每 100kg 党参片需用炼蜜 20kg。蜜党参增强了补中益气、润燥养阴的作用，多用于气血两虚之证。

（五）麸炒党参

将生党参用麸皮拌炒至黄色，筛去麸皮。麸炒法可以增强党参的健脾功效。

（六）土炒党参

近代炮制方法还包括土炒党参，具体操作为将灶心土粉加热至灵活状态后，加入党参片拌炒，至党参片表面均匀覆盖土粉后取出，筛掉土粉，晾凉。

（七）蜜麸炒党参

近代炮制方法还包括蜜麸炒党参，即在炒制过程中加入蜜和麸皮，以增强党参的补益效果。

（八）糯米酒炙党参

近代炮制方法还包括糯米酒炙党参，通过糯米酒的加入，增强了党参的补益作用。

（九）赤石脂炒党参

赤石脂炒党参是另一种近代炮制方法，通过赤石脂的加入，可以增强党参的健脾止泻作用。

（十）米汤浸后蒸熟党参

米汤浸后蒸熟党参也是一种炮制方法，通过米汤的浸泡和蒸制，可以增强党参的补益效果。

三、化学成分

（一）多糖

党参中含单糖、多糖及低聚糖等多种糖类，其中以多糖为主。经水提醇沉和 Sevage 法去蛋白后，可得党参水溶性多糖（CPP）。再经离子交换色谱（如 DEAE- 纤维素或 DE-52 阴离子交换层析柱）或凝胶色谱（如 Sephadex G-200 或 Sepharose CL-6B）提纯，最后用薄层色谱、液相色谱或气相色谱分析其单糖成分。张兆林通过凝胶色谱提纯多糖，结合矿酸水解、纸色谱、薄层色谱及标准品对照，发现纹党多糖含 D- 果糖和 D- 葡萄糖，而潞党多糖则包括 D- 果糖、D- 葡萄糖、蔗糖和另三种未知糖。朱瑞等采用不同提纯与鉴定方法对党参多糖进行了深入研究，其单糖组成及比例如表 5-1 所示。

表5-1　多糖组成

多糖	单糖组成（%）										
	甘露糖	鼠李糖	葡萄糖	阿拉伯糖	半乳糖	葡糖酸	半乳糖醛酸	木糖	果糖	核糖	其他
CPP-1	6.4	1.8	16.4	34.7	39.0	0	1.6				
CPP-2	1.0	6.0	1.3	18.0	19.6	0.5	53.6				
CPP-2-1		5.0		22.8	17.8		53.5				
CPP-2-2		2.7		7.0	6.1		81.3				
CPP-3	0.5	14.0	1.1	25.6	16.5	0.4	41.8				
CPP-3-1		7.5		36.0	31.2		25.3				
CPP-3-2		9.9		21.7	14.0		54.4				
CPP1a						10.45					
CPP1b						23.97					
CPP1c						39.06					
CPPS1	+		+	+	+				+	+	+
CPP-1-1				14.9	17.9			23.9			43.3
CPPS1		4.7	9.1		13.5			72.7			
CPPS2	17.3	22.1	12.6		16.2		31.8				
CPPS3		30.8		34.4	34.8						
COP-Ⅰ	38.3		59.8						1.9		
COP-Ⅱ	39.2		42.0		14.5				4.3		

续表

多糖	甘露糖	鼠李糖	葡萄糖	阿拉伯糖	半乳糖	葡糖酸	半乳糖醛酸	木糖	果糖	核糖	其他
					单糖组成（%）						
CPS'-3		17.0		30.7	52.3						
CPS'-4		27.1		18.7	54.2						
COP-1									100		
AP1		+	+	+	+				+	+	
AP2	+		+	+	+				+	+	
CPPW1		32.9	15.7	38.6					12.8		
CPPA	5.4	16.1		41.9	12.8		23.8				

注："空白"表示文献未报道，"+"表示有，但比例未知。

（二）苯丙素类

迄今为止，从党参中分离得到 45 个苯丙素类成分。其具体结构见表 5-2。

表 5-2　来源于党参的苯丙素类成分

序号	名称	结构	分子式	分子量
1	党参苷 I		$C_{29}H_{42}O_{18}$	678
2	党参苷 II		$C_{17}H_{24}O_9$	372
3	党参苷 III		$C_{34}H_{46}O_{17}$	726
4	党参苷 IV		$C_{46}H_{64}O_{26}$	1032
5	党参苷 V		$C_{21}H_{26}O_{12}$	470
6	党参苷 VI		$C_{38}H_{48}O_{20}$	824

续表

序号	名称	结构	分子式	分子量
7	紫丁香苷		$C_{17}H_{24}O_9$	372
8	Codonoside A		$C_{38}H_{48}O_{20}$	824
9	Codonoside B		$C_{38}H_{48}O_{20}$	824
10	（E）-异松柏苷		$C_{16}H_{22}O_8$	342
11	松柏苷		$C_{16}H_{22}O_8$	342
12	（-）-（7R，8S）-二氢脱氢双松柏基醇4-O-β-吡喃葡萄糖基-（1‴→2″）-β-吡喃葡萄糖苷		$C_{32}H_{44}O_{16}$	684
13	去氢双松柏醇		$C_{20}H_{22}O_6$	358
14	（-）-（7R，8S，7′E）-3′，4-dihydroxy-3-methoxy-8，4′-oxyneoligna-7′-ene-7，9，9′-triol		$C_{19}H_{22}O_7$	362
15	4，4′-dihydroxy-3，3′-dimethoxy-trans-stilbene		$C_{16}H_{16}O_4$	271

序号	名称	结构	分子式	分子量
16	（–）–（7R,7′R,8R,8′S）–4,4–二羟基–3,3′,5,5′,7–五甲氧基–2,7′–环木脂烷		$C_{23}H_{30}O_7$	418
17	（–）–（7R,8S）–二氢脱氢双松柏基醇		$C_{20}H_{24}O_6$	360
18	（+）–（7S,8R）–脱氢二松柏基醇		$C_{20}H_{22}O_6$	358
19	（+）–蛇菰脂醛素		$C_{20}H_{20}O_6$	356
20	（+）–去甲氧基松脂素		$C_{20}H_{20}O_5$	340
21	（+）–松脂素		$C_{20}H_{22}O_6$	358

序号	名称	结构	分子式	分子量
22	（+）- 表松脂酚		$C_{20}H_{22}O_6$	358
23	（-）- 丁香脂素		$C_{20}H_{22}O_8$	390
24	（-）- 皮树脂醇		$C_{21}H_{24}O_7$	388
25	（-）- 落叶松脂醇		$C_{20}H_{24}O_6$	360
26	（-）- 开环异落叶松脂醇		$C_{20}H_{26}O_6$	362
27	（+）-（7S,8S）-3- 甲氧基 -3',7- 环氧 -8,4'- 氧新木脂素 -4,9,9'- 三醇		$C_{19}H_{22}O_6$	346
28	7-ethyoxy tangshenoside Ⅱ		$C_{19}H_{27}O_9$	399

续表

序号	名称	结构	分子式	分子量
29	（+）–isolariciresinol		$C_{20}H_{24}O_6$	360
30	lariciresinol		$C_{21}H_{26}O_5$	358
31	7*R*,8*S*–dihydrodehydrodiconiferyl alcohol		$C_{20}H_{24}O_6$	360
32	sesquimarocanol B		$C_{30}H_{38}O_{10}$	558
33	vitrifol A		$C_{30}H_{34}O_9$	538
34	ethylsyringin		$C_{19}H_{28}O_9$	400
35	2–phenylethyl–β–D–glucopyranoside		$C_{14}H_{20}O_6$	284
36	juniperoside		$C_{19}H_{28}O_8$	384

续表

序号	名称	结构	分子式	分子量
37	对羟基肉桂酸		$C_9H_8O_3$	164
38	3，4-二羟基苯甲酸甲酯		$C_8H_8O_4$	168
39	阿魏酸		$C_{10}H_{10}O_4$	194
40	对羟基苯甲酸		$C_7H_6O_3$	138
41	补骨脂素		$C_{11}H_6O_3$	186
42	4-hydroxycinnamyl-O-β-D-glucopyranoside		$C_{15}H_{20}O_7$	312
43	Codonopiloneolignanin A		$C_{22}H_{24}O_6$	384
44	松脂素		$C_{20}H_{22}O_6$	358
45	白芷内酯		$C_{11}H_6O_3$	186

（三）聚乙炔类

聚乙炔类成分是党参中的重要组分，迄今已分离出 25 个此类成分，多为党参中新发现的化合物。详细结果参见表 5–3。

表 5–3 来源于党参的聚乙炔类成分

序号	名称	结构	分子式	分子量
1	Codonopilodiynosides A		$C_{20}H_{28}O_8$	396
2	Codonopilodiynosides B		$C_{26}H_{38}O_{13}$	558
3	Codonopilodiynosides C		$C_{26}H_{38}O_{13}$	558
4	Codonopilodiynosides D		$C_{20}H_{30}O_8$	398
5	Codonopilodiynosides E		$C_{26}H_{38}O_{12}$	542
6	Codonopilodiynosides F		$C_{26}H_{38}O_{12}$	542
7	Codonopilodiynosides G		$C_{26}H_{38}O_{12}$	542
8	Codonopilodiynosides H		$C_{20}H_{28}O_8$	396

续表

序号	名称	结构	分子式	分子量
9	Codonopilodiynosides I		$C_{26}H_{38}O_{13}$	558
10	Codonopilodiynosides J		$C_{38}H_{58}O_{23}$	882
11	Codonopilodiynosides K		$C_{26}H_{38}O_{12}$	542
12	Codonopilodiynosides L		$C_{20}H_{28}O_8$	396
13	Codonopilodiynosides M		$C_{20}H_{28}O_8$	396
14	Codonopiloenynenosides A		$C_{20}H_{30}O_8$	398
15	Codonopiloenynenosides B		$C_{20}H_{30}O_9$	414
16	Tangshenyne A		$C_{20}H_{28}O_9$	412
17	Tangshenyne B		$C_{26}H_{38}O_{13}$	558

续表

序号	名称	结构	分子式	分子量
18	Cordifolioidyne B		$C_{20}H_{28}O_8$	396
19	Lobetyol		$C_{14}H_{18}O_3$	234
20	Lobetyolinin		$C_{26}H_{38}O_{13}$	558
21	9-（tetrahydropyran-2-yl）-nona-trans-2,8-diene-4,6-diyn-1-ol		$C_{14}H_{16}O_2$	216
22	9-（tetrahydropyran-2-yl）-non-trans-8-ene-4,6-yn-1-ol		$C_{14}H_{18}O_2$	218
23	党参炔苷		$C_{20}H_{28}O_8$	396
24	党参炔苷 A		$C_{20}H_{30}O_8$	398
25	（6R，7R）-反，反-十四烷-4，12-二烯-8，10-二炔-1，6，7-三醇		$C_{14}H_{18}O_3$	234

（四）萜类和甾体类成分

从党参中分离得到了 22 个萜类和甾体类成分，其结构如表 5-4 所示。

表 5-4　来源于党参的萜类和甾体类成分

序号	名称	结构	分子式	分子量
1	α–菠甾醇		$C_{29}H_{48}O$	412
2	α–菠甾醇-3-O-β-D–葡萄糖苷		$C_{35}H_{58}O_6$	574
3	α–菠甾酮		$C_{29}H_{46}O$	410
4	9，10，13–三羟基–反–11–十八烯酸		$C_{18}H_{31}O_5$	330
5	β–谷甾醇		$C_{29}H_{50}O$	414

续表

序号	名称	结构	分子式	分子量
6	京尼平苷		$C_{17}H_{24}O_{10}$	388
7	蒲公英甾醇		$C_{30}H_{50}O$	426
8	蒲公英甾醇乙酸酯		$C_{32}H_{52}O_2$	468
9	Codonopilates A		$C_{49}H_{82}O_3$	718
10	Codonopilates B		$C_{49}H_{82}O_3$	718

续表

序号	名称	结构	分子式	分子量
11	Codonopilates C		$C_{49}H_{80}O_3$	716
12	Taraxerol		$C_{30}H_{50}O$	426
13	Taraxeryl acetate		$C_{32}H_{52}O_2$	468
14	14-α-taraxeran-3-one		$C_{30}H_{50}O$	426
15	5-麦谷蛋白-3-醇		$C_{30}H_{50}O$	426

序号	名称	结构	分子式	分子量
16	α–spinasterone		$C_{29}H_{46}O$	410
17	木栓酮		$C_{30}H_{50}O$	426
18	24-methylenecycloartan-3-ol		$C_{30}H_{58}O$	470
19	苍术内酯Ⅲ		$C_{15}H_{20}O_3$	248
20	Codonopsesquilosides A		$C_{26}H_{40}O_{11}$	528
21	Codonopsesquilosides B		$C_{26}H_{40}O_{11}$	528
22	Codonopsesquilosides C		$C_{21}H_{30}O_8$	410

（五）挥发油成分

郭琼琼等从党参中鉴定出 64 种挥发性化合物，涵盖醇类 10 种、醛类 20 种、萜类 14 种、酮类 3 种、酯类 4 种、呋喃类 4 种、羧酸类 3 种、烯烃类 1 种、烷烃 1 种、硫化物 2 种及其他类化合物 2 种。其中，正己醛、2- 己烯醛和正己醇的相对百分含量较高，是党参的主要挥发性成分。

（六）其他类成分

党参中还包含其他 25 个化学成分，具体结构参见表 5-5。

表 5-5　来源于党参的其他类化学成分

序号	名称	结构	分子式	分子量
1	蔗糖		$C_{12}H_{22}O_{11}$	342
2	5- 羟甲基糠醛		$C_6H_6O_3$	126
3	色氨酸		$C_{16}H_{20}N_2O_4$	304
4	尿嘧啶		$C_4H_4N_2O_2$	112
5	大黄素		$C_{15}H_{10}O_5$	270

续表

序号	名称	结构	分子式	分子量
6	芹菜素		$C_{15}H_{10}O_5$	270
7	琥珀酸		$C_4H_4O_6$	118
8	胸腺嘧啶		$C_5H_6N_2O_2$	126
9	尿嘧啶核苷		$C_9H_{12}N_2O_6$	244
10	尿嘧啶		$C_4H_4N_2O_2$	112
11	4-methoxybenzene-1, 2-diol		$C_7H_8O_3$	140
12	5-hydroxymethyl-5H-furan-2-one		$C_5H_6O_3$	114
13	Codonopsinol C		$C_{12}H_{17}NO_4$	239
14	Codonopiloside A		$C_{19}H_{29}NO_9$	415

续表

序号	名称	结构	分子式	分子量
15	Codonopyrrolidiums A		$C_{19}H_{28}O_5N$	350
16	Codonopyrrolidiums B		$C_{14}H_{22}O_4N$	268
17	Codonosides A		$C_{38}H_{48}O_{20}$	824
18	Codonosides B		$C_{38}H_{48}O_{20}$	824
19	木犀草素		$C_{15}H_{10}O_6$	286
20	对羟基苯甲醛		$C_7H_6O_2$	122
21	香草酸		$C_8H_8O_4$	168
22	正丁基-β-D-吡喃果糖苷		$C_{27}H_{30}O_{16}$	610
23	正己基-己基糖苷葡萄糖苷		$C_{12}H_{24}O_6$	264

续表

序号	名称	结构	分子式	分子量
24	苯基 – β –D– 葡萄糖苷		$C_{12}H_{16}O_6$	256
25	腺苷		$C_{10}H_{13}N_5O_4$	267

四、药理作用

（一）抗肿瘤作用

李瑞燕等对小鼠腹腔接种 S180 腹水瘤，每日三次灌胃给予党参粗多糖，以研究其对荷 S180 腹水瘤小鼠存活时间的影响。结果显示，小鼠灌胃给药 1g/kg 时，党参多糖的生命延长率可达 34.29%。宫存杞采用相同模型研究新疆党参多糖，结果表明其对荷瘤小鼠的抑瘤率为 54%，生命延长率为 17.7%，并明显增加荷瘤小鼠的脾脏指数，提高血清 TNF-α 水平。Xin 等从党参中分离出党参多糖 CPPA，研究显示其对 HO-8910 癌细胞有显著抑制作用。徐翀从党参中分离出党参多糖 CPPw 和 CPPw1 等，发现这些多糖能直接抑制肿瘤细胞活性，CPPw 的抗肿瘤作用与调节免疫功能相关，包括刺激脾细胞增殖、增强巨噬细胞吞噬功能，以及促进巨噬细胞活化，产生 NO。韩丽对 BALB/c 小鼠皮下接种结肠腺癌 26 细胞，建立小鼠恶病变质模型，每日一次灌胃给予新疆党参多糖。结果显示，新疆党参多糖具有明显抗癌性恶病变质作用，其机制可能与血清 TNF-α 和 IL-6 的异常升高有关。杨春霞采用噻唑蓝（MTT）法研究了党参多糖 CPP1b 在不同浓度下对人肺癌细胞 A549 的抑制作用，结果显示 CPP1b 具有强抗肿瘤活性，且随浓度增加而增强。

（二）延缓衰老作用

许爱霞等研究表明，党参多糖具有抗衰老效果，其机制可能与增强机体免疫功能、清除自由基及抗脂质过氧化相关。Sun 等研究显示，党参中的党参多糖具有显著的免疫活性，能有效提高淋巴细胞增殖，并呈现剂量依赖性。张帆等认为党参水提物能提升机体免疫功能，增加 Bcl-2 的表达，抑制神经细胞凋亡，并通过清除多余自由基、增强抗脂质过氧化作用来延缓衰老。耿广琴等考察了党参水提物对 D- 半乳糖诱导的衰老模型小鼠肝、肾 DNA 和组织结构的影响。实验结果显示，党参水提物可能通过减轻肝肾细胞 DNA 损伤和缓解组织结构退行性病变来实现抗衰老效果。此外，他们还进一步研究了党参水提物对衰老模型小鼠肝肾线粒体呼吸链复合体Ⅰ、Ⅳ酶活性和线粒体结构的影响，揭示了高剂量党参水提物能通过某种机制缓解或阻止线粒体结构的异常变化，维持其正常功能，从而延缓衰老。王晶等聚焦党参水提物对衰老小鼠肝组织microRNA（miRNA）表达谱、肝脏和脾脏组织结构、Bax蛋白及VEGF表达的影响，以及对胸腺和肾脏组织形态的影响。结果表明，党参水提物对肝、脾、肾均具有保护作用，其作用机制可能与miRNA的靶向调控有关。胡怡然等探讨党参多糖抗衰的机制，发现党参延缓细胞衰老的作用机制是降低衰老的细胞数量并抑制P16、P21蛋白的表达。

（三）调节消化系统作用

早在1987年，北京中医学院（现为北京中医药大学）的李红等就深入研究了党参水提液的抗溃疡效用。其发现党参对大鼠的三种胃溃疡模型（应激型、幽门结扎型、慢性乙酸型）均展现出预防、保护和加速愈合的功能。随后，侯家玉等进一步探究了党参对应激型胃溃疡大鼠的胃电、胃运动和胃排空的影响，揭示了党参不仅对应激型胃溃疡有保护作用，还能有效抑制胃电和胃运动的异常变化。韩朴生等的研究也表明，党参的正丁醇中性提取物对大鼠的多种实验性胃溃疡具有显著的预防和保护效果。宋丹等专注于研究党参炔苷对胃黏膜的保护作用。其研究结果显示，党参炔苷对于防止乙醇引发的胃黏膜损伤具有积极效果，其机制可能包括提高前列腺素的含量，从而对抗胃泌素的泌酸作用，并刺激胃黏膜合成和释放表皮生长因子。王涛等探究党参提取物对大鼠胃黏膜损伤的保护功能，发现党参提取物能够通过提高大鼠血清和组织中的SOD活性、调节胃组织中的GSH-Px活性，进而消除体内自由基，防止自由基与细胞膜发生脂质过氧化反应，由此降低MDA含量并保护胃组织。刘雪枫等发现党参总皂苷对大鼠实验性溃疡性结肠炎具有显著保护作用，其作用机制可能与抗脂质过氧化、抑制NF-κB信号通路从而调控炎性因子的释放有关。

（四）调节免疫作用

党参提取物及活性成分具有促进免疫相关细胞增殖、调节炎症因子分泌、促进免疫平衡的功能。窦霞等利用建立免疫力低下小鼠模型，对模型小鼠进行多组实验，结果发现党参能够提高模型小鼠的免疫功能，且红党参的效果更加明显。陈冬梅等运用网络药理学的方法寻找党参中活性成分作用于人体免疫系统靶点以及信号通路，发现党参可以通过这些靶点和信号通路提高机体的免疫功能。

（五）其他作用

Ng T.B.等学者报道了党参水提物的抗氧化活性，其研究显示该活性与西洋参相当。党参水煎剂对小鼠骨髓细胞展现出一定的辐射防护功能，能显著降低辐射导致的小鼠骨髓细胞染色体畸变及畸变细胞数。此外，党参醇提物还能显著提高受 $^{60}Co\gamma$ 射线致死剂量照射小鼠的存活率，并减轻辐射对小鼠外周血红细胞和血小板的损伤。另有报道指出，党参给药可导致小鼠血浆中促肾上腺皮质激素和皮质酮含量上升，且党参在促进皮质酮分泌方面的作用强于人参等中药。

五、临床应用

党参，味甘，性平，归脾、肺经，具有补中益气、健脾益肺、养血生津的功效，《本草从新》曰党参："补中，益气，和脾胃，除烦渴。"其现代的临床应用研究发现党参可用于治疗多种系统疾病。

（一）治疗免疫系统疾病

党参及其有效成分的重要功效之一是调节免疫，不仅在整体上具有调节免疫失衡的作用，其多种活性成分在维持免疫平衡中也发挥着不可估量的作用，包括多糖、黄酮、萜类、酚酸及有机酸类、木质素类、甾体类和其他化合物。临床上可用于治疗多种免疫系统疾病，临床常以米炒党参和蜜炙党参以健脾，增强后天获得性免疫。党参中药制剂潞党参口服液具有健脾益肺、滋补强壮的作用，可促进免疫器官的发育、免疫细胞的增殖及提高免疫因子水平。曹婷等以潞党参口服液联合乌苯美司治疗恶性肿瘤放化疗术后免疫功能低下者效果显著，可明显改善患者的免疫功能，并提高患者治疗的依从性，且药物无明显不良反应。党参低聚糖及水提物可通过清除自由基以延缓衰老，党参多糖也可抑制衰老，且其抗衰效果与其剂量呈正相关。此外，罗春丽等研究发现，米汤炙党参可提高党参多糖和党参炔苷的含量，具有显著的抗应激能力，该研究为米汤炙党参的临床应用提供了参考。党参在现有研究中几乎没有表现出明显的毒副作用。基于党参在机体免疫调控中所展现出的强大潜力，未来对党参及其有效成分的进一步研究和开发，将为免疫失调相关疾病患者的防治带来新希望。

（二）治疗消化系统疾病

党参具有保护胃肠道黏膜、调节消化功能、抗溃疡及抑制胃酸分泌等功能，临床可用于治疗胃炎、胃溃疡及胃癌等消化系统疾病。覃祥耀以含党参的自拟胃痛方治疗脾胃气虚型慢性胃炎，其以党参、茯苓、炒白术、炙甘草健脾益气，又配伍黄芪、木香、厚朴等药，进一步加强行气止痛的作用，显著降低中医证候积分，总有效率高达100%。奥美拉唑联合党参等中药治疗胃溃疡，可有效缓解患者嗳气、反酸和胃胀等临床症状，提高幽门螺杆菌清除率，降低复发率。补中益气汤配伍党参等中药发挥健脾和胃、补中益气的功效，在胃癌患者术后化疗过程中，可有效降低化疗的毒副反应，改善临床症状，提高患者的生存质量。此外，健脾丸、理中丸、固本益肠片和温胃舒胶囊等党参复方，治疗慢性胃炎、肠易激综合征及功能性消化不良等消化系统疾病临床效果显著。

（三）治疗呼吸系统疾病

党参可以抗菌消炎，止咳平喘，提高肺泡表面活性物质的含量，用于治疗呼吸道感染、哮喘、慢性阻塞性肺疾病等。党参、五味子等中药制成的保肺康颗粒可明显改善慢性阻塞性肺疾病合并肺间质纤维化患者胸闷、气短、喘息、咳嗽等主要症状，改善肺功能，提高患者生活质量。潞党参口服液治疗儿童反复上呼吸道感染肺脾气虚证，可有效降低上呼吸道感染次数，效果显著并无不良反应的发生，其对于慢性阻塞性肺疾病合并肺部感染患者可有效减少临床症状消失时间，降低不良反应发生率，具有良好的临床效果。傅骞等的研究发现，党参可用于治疗新型冠状病毒感染恢复期伴心悸者，其发挥益气养阴、镇心定悸的作用，可有效缓解症状。由党参和黄芪提取物制成的纯中药注射剂参芪扶正注射液可辅助治疗慢性阻塞性肺疾病合并Ⅱ型呼吸衰竭，其可有效改善肺功能，纠正呼吸衰竭，进而改善患者预后，其对于晚期肺癌患者可抑制化疗产生的不良反应，显著提高患者的生存时间。

（四）治疗循环系统疾病

党参具有改善心功能、增强造血功能、改善微循环、保护心血管等功能，常用于治疗慢性心力衰竭、冠心病等心血管疾病。党参中药制剂稳心颗粒具有益气养阴、活血化瘀的作用，临床常用于治疗各种心律失常，其与复方丹参滴丸联合应用可协同增效，显著改善冠心病合并心律失常患者失眠、胸闷、心悸、头晕等症状。张书金等研究发现，党参能促进红细胞、血红蛋白和血小板的生成，且其补气生血效果优于黄芪、西洋参等补气药，是血液病患者造血干细胞移植恢复期间最常使用的中药之一。郑丽等认为党参、黄芪、当归、白术和茯苓是治疗肾性贫血的核心组方，以该核心组方为基础加减用药及配合相应辅助治疗，为临床治疗肾性贫血提供了更为广泛的思路和选择。连晨曦等的研究发现，党参是中药复方治疗低血压的高频中药，党参黄芪汤临床可用于治疗低血压气阴两虚证。杨盛茹等的研究表明党参、黄芪和白术等中药汤剂联合穴位贴敷治疗慢性再生性行贫血效果显著，可显著改善患者血红蛋白、白细胞、血小板及血清炎症因子水平，促进骨髓造血功能恢复。

（五）治疗妇科疾病

党参在妇科疾病中的应用仅次于内科，其常配伍黄芪相须发挥益气补血、养血调经的作用，可用于治疗崩漏、月经不调等妇科疾病。王小红教授常取党参补气养血、益气生血之用治疗月经过少和带下病。此外，刘瑞芬教授灵活运用党参、益母草和黄芪等中药，为临床治疗子宫内膜增生症提供了参考。谈勇教授运用党参、白术、巴戟天等中药有效改善卵巢功能，延缓衰老，为临床治疗不孕症提供了经验。李航研究发现，党参是治疗血栓前状态复发性流产的高频中药，其气血双补，临床效果显著。刘璐认为稳心颗粒（党参、三七、黄精、甘松、琥珀）除治疗心律失常外，还可用于治疗女性围绝经期综合征，能有效改善患者潮热、心烦、失眠等临床症状，且疗效持久。

（六）治疗其他疾病

1. 失眠

潞党参口服液联合人参归脾丸可用于治疗失眠心脾两虚证，其健脾、养心、安神，能有效改善睡眠质量，缓解焦虑、抑郁等临床症状，可显著降低中医证候积分。

2. 肾脏相关疾病

党参治疗肾脏相关疾病应用频次较高，其常与黄芪、茯苓、白术等配伍兼顾补益与利水，发挥"补而不滞"之功，可用于治疗肾炎、肾病综合征等疾病。党参生脉饮联合黄芪、王不留行、灵芝等中药治疗Ⅲ期糖尿病肾病患者，其益气扶正、泄浊解毒，改善血糖效果显著。岑成灿等以自拟参术益智地黄汤（党参、白术、益智仁、茯苓、泽泻、牡丹皮、山药、熟地黄、山茱萸、丹参、山楂）联合西药治疗2型糖尿病，可显著降低血糖值，控制血糖水平，疗效确切。

3. 急性高原反应

李永福通过临床随机对照试验研究发现，复方党参片可以辅助持续低流量吸氧和地塞米松治疗急性高原反应，其显著改善胸闷、气短、头昏、恶心等临床症状，临床效果显著。

（七）药食两用

党参作为一种药食同源的中药，其营养价值和药用价值都非常显著。它含有糖类、微量元素、氨基酸等多种营养物质，具备增强抵抗力、降血压、补中益气、养血以及防治胃溃疡等功效。党参的食疗作用最早记载于《得配本草》，其中提到的"上党参膏"是党参最早的药膳方之一。这个方剂使用党参、沙参和龙眼肉共同水煎煮，具有清肺气、补元气、开声音和助筋力的滋补功效。党参的补益作用在多个药膳方中得到体现，如"参归炖母鸡"方，源自《乾坤生意》，使用党参、当归和母鸡等，具有补气血、健脾胃的功效，适用于慢性胃炎等久病体虚者。此外，党参还可以与其他食材如黄芪、红枣等搭配，制作成多种药膳，如党参黄芪炖鸡汤，具有健脾胃、补气益血、提高人体免疫力等功效。至今，已开发出代茶饮、固体饮料、半固体制剂等多种党参系列产品，雷文婷等研究证明，党参红茶改善患者气血两虚的效果显著，且可同时调节机体免疫功能，提高临床疗效。健脾开胃贴膏剂（含党参、黄芪、茯苓等）贴于腹部神阙穴按摩治疗，对于进食困难的肿瘤患者是一种有效的辅助治疗方法。

六、展望

党参作为一种传统中药，其药理作用和临床应用前景广阔。随着现代研究的不断深入，党参在抗肿瘤、延缓衰老、调节消化系统、免疫调节等方面展现出显著的潜力。未来研究将进一步阐明党参多糖等活性成分的作用机制，探索其在促进健康和治疗疾病中的应用。同时，党参的药食两用特性为开发新型健康产品提供了广阔空间。此外，党参的质量控制和标准化也将是未来研究的重点，以确保其在临床应用中的安全性和有效性。总之，党参的深入研究和合理应用，将为西医学和人类健康带来更多益处。

主要参考文献

［1］国家药典委员会.中国药典：2015年版一部［S］.北京：化学工业出版社，2015.

［2］张向东，高建平，曹铃亚，等.中药党参资源及生产现状［J］.中华中医药学刊，2013，（3）：496-498.

［3］赵国锋，武滨，等.山西党参规范化种植技术研究及SOP的制定［J］.现代中药研究与实践，2006，（6）：13-16.

［4］张兆林，兰中芬，王凤连，等.党参多糖成分及其免疫药理作用研究［J］.兰州医学院学报，1988，（3）：14-15.

［5］朱瑞.党参多糖的分析及抗肿瘤活性研究［D］.长春：东北师范大学，2013.

［6］杨春霞.一种酸性党参多糖CPP1b的结构分析及抗肿瘤活性研究［D］.兰州：兰州大学，2013.

［7］Yang C., Gou Y., Chen J., et al. Structural characterization and antitumor activity of a pectic polysaccharide from *Codonopsispilosula*［J］. *Carbohydrate Polymers*，2013，98（1）：886-895.

［8］任丽靖，张静，刘志存，等.党参多糖的分离纯化及其结构研究［J］.中草药，2008，（7）：986-989.

［9］武冰峰.党参多糖的分离纯化、理化性质与生物活性研究［D］.贵阳：贵州大学，2007.

［10］张雅君，梁忠岩，赵伟，等.党参水溶性多糖的分离、纯化及组成分析［J］.中国药学杂志，2005，（14）：1107-1109.

［11］Zhang Y., Zhang L., Yang J., et al. Structure analysis of water-soluble polysaccharide CPPS3 isolated from Codonopsispilosula［J］. *Fitoterapia*，2010，81（3）：157-161.

［12］韩凤梅，程伶俐，陈勇.板桥党参多糖的分离纯化及组成研究［J］.中国药学杂志，2005，（18）：1381-1383.

［13］杨丰榕，苏强，李瑞燕，等.党参多糖的气相色谱-质谱联用分析［J］.中国医药导报，2011，（17）：34-36，40.

［14］刘章泉，姚晓东，肖世基，等.一种水溶性党参多糖的分离纯化及结构分析［J］.基因组学与应用生物学，2016（6）：1294-1299.

［15］刘章泉.党参均一多糖及其硫酸酯制备和抗肿瘤活性初步研究［D］.遵义：遵义医学院，2016.

［16］任丽靖.党参多糖及其硫酸化党参多糖的结构及抗氧化活性的初步研究［D］.西安：陕西师范大学，2008.

［17］徐翀.桔梗、党参药效物质的提取分离及活性研究［D］.长春：吉林大学，2012.

［18］Xu C., Liu Y., Yuan G., et al. The contribution of side chains to antitumor activity of a polysaccharide from Codonopsispilosula［J］. *International Journal of Biological Macromolecules*，2012，50（4）：891-894.

［19］Xin T., Zhang F., Jiang Q., et al. The inhibitory effect of a polysaccharide from Codonopsispilosula on tumor growthand metastasis in vitro［J］. *International Journal of Biological Macromolecules*，2012，51（5）：788-793.

［20］Mizutani K., Yuda M., Tanaka O., et al. TANGHENOSIDES I AND Ⅱ FROM CHUAN-DANGSHEN, The root of Codonopsis Tangshen Oliv［J］. *Chemical and Pharmaceutical Bulletin*，1988，36（7）：2726-2729.

［21］Yuda M., Ohtani K., Mizutani K., et al. Neolignan glycosides from roots of Codonopsis tangshen［J］. *Phytochemistry*，1990，29（6）：1989-1993.

［22］Songd., Chou G.X., Zhong G.Y., et al. Two New Phenylpropanoid derivatives from Codonopsis tangshen Oliv.［J］. *Helvetica Chimica Acta*，2008，91（10）：1984-1988.

［23］Tsai T.H., Lin L.C.Phenolic glycosides and pyrrolidine alkaloids from Codonopsistangshen［J］. *Chemical and Pharmaceutical Bulletin*，2008，56（11）：1546-1550.

［24］王晓霞，庄鹏宇，陈金铭，等.党参化学成分的研究［J］.中草药，2017（9）：1719-1723.

［25］蒋跃平，刘玉凤，郭庆兰，等.党参水提取物中的木脂素类化学成分［J］.药学学报，2016（4）：616-625.

［26］曹莉，黄多临.川党参中的1个木脂素类成分［J］.江西中医药，2013，44（1）：54.

［27］冯亚静，王晓霞，庄鹏宇，等.党参的化学成分研究［J］.中国中药杂志，2017（1）：135-139.

［28］郑涛，晏永明，徐福荣，等.潞党参化学成分研究［J］.天然产物研究与开发，2017，29（10）：1642-1647.

［29］朱恩圆，贺庆，王峥涛，等.党参化学成分研究［J］.中国药科大学学报，2001（2）：14-15.

［30］Jiang Y.P., Guo Q.L., Liu Y.F., et al. Codonopiloneolignanin A, a polycyclic neolignan witha new carbon skeleton from the roots of Codonopsispilosula［J］. *Chinese Chemical Letters*，2016，27（1）：55-58.

［31］孙甲友 .I. 川芎和党参的化学成分研究Ⅱ. 野棉花地上部分抗炎镇痛药效作用评价［D］. 银川：宁夏医科大学，2016.

［32］Jiang Y.P., Liu Y.F., Guo Q.L., et al. C14–Polyacetylene glucosides from Codonopsispilosula［J］. *Journal of Asian Natural Products Research*, 2015, 17（6）：601–614.

［33］Jiang Y.P., Liu Y.F., Guo Q.L., et al. C14–polyacetylenol glycosides from the roots of Codonopsispilosula［J］. *Journal of Asian Natural Products Research*, 2015, 17（12）：1166–1179.

［34］Sun J., Wang L., Wang M., et al. Two new polyacetylene glycosides from the roots of Codonopsistangshen Oliv［J］. *Natural Product Research*, 2016, 30（20）：2338–2343.

［35］贺庆，朱恩圆，王峥涛，等 . 党参化学成分的研究［J］. 中国药学杂志，2006（1）：10–12.

［36］王建忠，王锋鹏 . 川党参的化学成分研究［J］. 天然产物研究与开发，1996（2）：8–12.

［37］戚欢阳，王瑞，刘勇，等 . 白条党参化学成分研究［J］. 中药材，2011（4）：546–548.

［38］Wakanad., Kawahara N., Goda Y.Three new triterpenyl esters, codonopilates A–C, isolated from Codonopsispilosula［J］. *Journal of Natural Medicines*, 2011, 65（1）：18–23.

［39］Thuy T.T., Sung T.V., Frank K., et al. Triterpenes from the roots of Codonopsispilosula［J］. *J.Chem*, 2008, 46（4）：515–520.

［40］Jiang Y., Liu Y., Guo Q., et al. Sesquiterpene glycosides from the roots of Codonopsispilosula［J］. *Acta Pharmaceutica Sinica B*, 2016, 6（1）：46–54.

［41］郭琼琼，李晶，孙海峰，等 . 党参挥发性成分分析及其特殊香气研究［J］. 中药材，2016（9）：2005–2012.

［42］郭琼琼 . 党参挥发性成分分析及特殊香气研究［D］. 太原：山西医科大学，2016.

［43］Wakanad., Kawahara N., Goda Y.Two new pyrrolidine alkaloids, codonopsinol C and codonopiloside A, isolated from Codonopsispilosula［J］. *Chemical and Pharmaceutical Bulletin*, 2013, 61（12）：1315–1317.

［44］李瑞燕，高建平 . 党参粗多糖抗 S180 腹水瘤小鼠肿瘤的初步研究［J］. 长治医学院学报，2011（2）：94–96.

［45］宫存杞 . 新疆党参多糖的抗肿瘤作用研究［D］. 乌鲁木齐：石河子大学，2007.

［46］韩丽 . 新疆党参多糖对小鼠癌性恶病质的实验研究［J］. 北方药学，2010, 7（3）：17–18，8.

［47］许爱霞，张振明，葛斌，等 . 党参多糖抗衰老作用机制的实验研究［J］. 中国现代应用药学，2006（S2）：729–731.

［48］Yongxu S., Jicheng L.Structural characterization of a water-soluble polysaccharide from the roots of Codonopsispilosula and its immunity activity［J］. *International Journal of Biological Macromolecules*，2008，43（3）：279-282.

［49］张帆，王岚，车敏，等.甘肃党参水提物对衰老模型小鼠脑细胞凋亡及相关基因表达的影响［J］.中国老年学杂志，2010（19）：2807-2809.

［50］王岚，张帆，王艳，等.甘肃党参水提物对D-半乳糖所致衰老小鼠脑组织SOD、MDA影响的实验研究［J］.中国中医药科技，2010（2）：148-149.

［51］耿广琴，杨雅丽，王晶，等.党参水提物对D-半乳糖致衰老模型小鼠肝肾SOD活性、MDA含量及超微结构的影响［J］.中医研究，2014（7）：70-74.

［52］耿广琴，杨雅丽，李扬，等.党参水提物对D-半乳糖致衰老模型小鼠肝、肾线粒体呼吸链复合体Ⅰ、Ⅳ酶活性及线粒体结构的影响［J］.中医研究，2015（1）：67-70.

［53］王晶，李海龙，耿广琴，等.党参水提物对D-半乳糖致衰老小鼠肝组织microRNA表达谱的影响［J］.中药新药与临床药理，2016（1）：11-15.

［54］王晶，王勇，李海龙，等.党参水提物对D-半乳糖致衰老小鼠肝脾形态结构和Bax蛋白及VEGF表达的影响［J］.西北师范大学学报（自然科学版），2016，52（4）：72-77，98.

［55］王晶，王勇，张金花，等.党参水提物对D-半乳糖致衰老小鼠胸腺、肾脏组织形态和Bax及VEGF表达的影响［J］.湖南中医杂志，2017（1）：141-145.

［56］胡怡然，邢三丽，陈川，等.党参多糖对Aβ1-40诱导PC12细胞衰老的影响与机制研究［J］.中华中医药杂志，2021，36（11）：6695-6699.

［57］侯家玉，姜泽伟，何正正，等.党参对应激型胃溃疡大鼠胃电、胃运动和胃排空的影响［J］.中西医结合杂志，1989（1）：31-32.

［58］韩朴生，姜名瑛，徐秋萍.党参提取物对大鼠实验性胃溃疡和胃黏膜防御因子的影响［J］.中药药理与临床，1990（1）：19-23.

［59］刘良，王建华，侯宁，等.党参及其有效成分抗胃黏膜损伤作用与机制研究——Ⅵ、党参部位提取物Ⅶ-Ⅱ对胃分泌、胃血流与胃肠运动的影响［J］.中药药理与临床，1990（4）：20-23.

［60］黄玲，王建华，劳绍贤.党参、川芎、蒲公英及其配伍抗溃疡与抗胃黏膜损伤作用与机制研究——Ⅱ党参、川芎、蒲公英及其配伍复方对胃分泌功能的影响［J］.中药药理与临床，1991（6）：21-23.

［61］宋丹，王峥涛，李隆云，等.党参炔苷对胃溃疡模型大鼠胃黏膜损伤保护作用的研究［J］.中国中医急症，2008（7）：963-964，986.

［62］王涛，葛睿，杨飞，等.党参提取物对大鼠胃黏膜损伤的保护作用［J］.中药药理与临床，2015（4）：138-141.

［63］刘雪枫，乔婧，高建德，等.党参总皂苷对TNBS诱导的大鼠溃疡性结肠炎的保

护作用及其机制 [J] .中国应用生理学杂志, 2021, 37（4）: 397-401, 406.

[64] 窦霞, 杨仓, 史巧霞, 等.红党参多糖对免疫力低下模型小鼠免疫功能的影响 [J] .甘肃中医药大学学报, 2021, 38（6）: 7-11.

[65] 陈冬梅, 蒙洁, 刘佳佳, 等.基于网络药理学的党参增强免疫功能机制研究 [J] .中华中医药学刊, 2020, 38（2）: 184-187, 288-289.

[66] Ng T.B., Liu F., Wangh.X.The antioxidant effects of aqueous and organic extracts of Panaxquinquefolium, Panaxnotoginseng, Codonopsispilosula, Pseudostellaria heterophylla and Glehnialittoralis [J] .*Journal of ethnopharmacology*, 2004, 93（2）: 285-288.

[67] 张帆, 王岚.甘肃党参对辐照小鼠骨髓细胞染色体保护的作用研究 [J] .中药药理与临床, 2010（5）: 96-97.

[68] 孔祥娟, 王升启.党参乙醇总提物的抗辐射作用研究 [J] .军事医学, 2012（11）: 855-857.

[69] 刘干中, 王林秀, 何冰.党参及其正丁醇提取物在小鼠的急性毒性和对血浆皮质酮、ACTH 含量的影响 [J] .中国药理学通报, 1985（1）: 33-36.

[70] 宋爱英, 李沛育, 高飞, 等.潞党参口服液防治气血两虚型肺癌化疗所致骨髓抑制临床观察 [J] .中国药业, 2022, 31（22）: 94-97.

[71] 曹婷, 肖红慧.潞党参口服液联合乌苯美司治疗恶性肿瘤放化疗后免疫功能低下患者的疗效和依从性 [J] .中国药物经济学, 2022, 17（12）: 58-61.

[72] 周静.党参低聚糖抗衰老作用研究及其润肤霜的研发 [D] .兰州: 兰州大学, 2021.

[73] 伏计能, 赵慧娟, 王玉霞.党参多糖对大鼠衰老模型学习记忆能力的影响及相关机制 [J] .中国老年学杂志, 2023, 43（11）: 2727-2730.

[74] 罗春丽, 陈海昕, 王文娟, 等.不同工艺制备米党参抗应激反应及质量对比研究 [J] .中国现代中药, 2016, 18（4）: 501-504.

[75] 袁锦欢.补益药党参的临床应用效果 [J] .名医, 2022（19）: 171-173.

[76] 史奇, 陈正君, 刘雪枫, 等.党参治疗胃溃疡的作用机制研究进展 [J] .中草药, 2023, 54（7）: 2338-2348.

[77] 覃祥耀.自拟胃痛方治疗脾胃气虚型慢性胃炎疗效观察 [J] .广西中医药, 2020, 43（3）: 27-28.

[78] 杜文, 赵凯, 张宏伟.中药治疗胃溃疡的临床价值分析 [J] .当代医学, 2020, 26（31）: 82-84.

[79] 麦柳芳.补中益气汤联合化疗治疗胃癌术后随机平行对照研究 [J] .实用中医内科杂志, 2019, 33（1）: 36-39.

[80] 高石曼, 刘畅, 闫美兴.党参及其传统复方防治消化系统疾病机制研究进展 [J] .中国当代医药, 2024, 31（2）: 191-195.

[81] 巩延婷, 胡仁春, 岳小强.党参本草源流考证及临床应用研究进展 [J/OL] .中华

中医药学刊, 1-10［2024-08-09］.

［82］陈秋仪, 郭玉洁, 崔红生, 等. 保肺康治疗慢性阻塞性肺疾病合并肺间质纤维化临床疗效评价［J］. 中国中医基础医学杂志, 2024, 30（3）: 484-488.

［83］袁斌, 孙亚磊, 孔飞, 等. 潞党参口服液治疗儿童反复上呼吸道感染肺脾气虚证60例临床观察［J］. 中医儿科杂志, 2022, 18（2）: 40-43.

［84］冯毅, 周丽华, 阚竟, 等. 潞党参口服液治疗慢阻肺合并肺部感染的临床评价［J］. 医学食疗与健康, 2022, 20（6）: 22-24.

［85］傅骞, 姜良铎. 新型冠状病毒奥密克戎变异株感染恢复期心悸的病机及治疗探讨［J］. 北京中医药大学学报, 2023, 46（7）: 965-969.

［86］杨锡泉. 参芪扶正注射液辅助治疗慢性阻塞性肺疾病合并Ⅱ型呼吸衰竭疗效观察［J］. 临床合理用药杂志, 2019, 12（4）: 74-75.

［87］郑艳霞, 陈金, 李雪. 参芪扶正注射液辅助治疗晚期肺癌的疗效及对相关细胞因子的影响分析［J］. 贵州医药, 2022, 46（3）: 422-423.

［88］兰晓燕, 周利, 李翔, 等. 党参的研究进展及其质量标志物的预测分析［J］. 中国中药杂志, 2023, 48（8）: 2020-2040.

［89］吕婷婷. 复方丹参滴丸联合稳心颗粒对冠心病合并心律失常患者心功能的影响［J］. 内蒙古中医药, 2023, 42（8）: 74-75.

［90］张书金, 李佳昀, 贾云芳, 等. 黄芪、西洋参、党参生血能力差异性比较及机制探讨［J］. 河北中医药学报, 2018, 33（4）: 40-43.

［91］郑丽, 刘明, 孙雪林. 基于数据挖掘的中药治疗肾性贫血的用药规律研究［J］. 中国药房, 2023, 34（5）: 591-594.

［92］连晨曦, 刘春玲. 基于国家专利的中药复方治疗低血压用药规律与机制研究［J］. 中医临床研究, 2021, 13（25）: 13-19.

［93］杨盛茹, 张磊, 张辉, 等. 穴位贴敷配合中药汤剂治疗慢性再生障碍性贫血临床研究［J］. 河南中医, 2023, 43（2）: 248-252.

［94］李清云, 卢宪媛, 董雅倩, 等. 党参-黄芪药对不同配比的中医应用数据分析［J］. 云南中医中药杂志, 2018, 39（8）: 20-25.

［95］罗文婷, 李奕祺, 陈思莹, 等. 王小红应用党参治疗妇科疾病经验介绍［J］. 新中医, 2020, 52（12）: 225-227.

［96］于明玥, 杨婕, 陈朴, 等. 刘瑞芬运用三期祛瘀法治疗子宫内膜增生症经验［J］. 中医杂志, 2024, 65（6）: 566-571.

［97］张孟瑜, 谈勇. 谈勇治疗卵巢功能低下相关性疾病经验探析［J］. 中医药临床杂志, 2024, 36（3）: 428-433.

［98］李航. 基于数据挖掘探析中药治疗血栓前状态复发性流产的用药规律［D］. 哈尔滨: 黑龙江中医药大学, 2023.

［99］刘璐.稳心颗粒在围绝经期综合征中的应用［J］.人民军医，2017，60（8）：817–819.

［100］韩玲，马琳，吴景东，等.潞党参联合人参归脾丸治疗失眠（心脾两虚）临床疗效［J］.实用中医内科杂志，2020，34（11）：81–84.

［101］卢宪媛，董雅倩，方枫琪，等.党参及其方剂在肾脏相关疾病中的应用［J］.实用医药杂志，2018，35（8）：726–728.

［102］李亮亮，安莉萍，郭二艳.糖肾方联合党参生脉饮治疗Ⅲ期糖尿病肾病的效果分析［J］.临床医学工程，2024，31（2）：187–188.

［103］岑成灿，陈嘉斌.自拟参术益智地黄汤联合西药治疗2型糖尿病临床观察［J］.广西中医药，2019，42（3）：47–49.

［104］李永福.复方党参片治疗急性高原反应疗效观察［J］.青海医药杂志，2016，46（10）：14–15.

［105］雷文婷，王磊，朱瑞芳，等.党参红茶免疫调节作用的实验研究与临床观察［J］.护理研究，2022，36（13）：2386–2389.

［106］田琦，汤旗，陈钧，等.食药同源健脾开胃物质及其成方制剂研究与应用进展［J］.中草药，2024，55（6）：2101–2112.

第六章

甘 草

甘草为豆科植物甘草 *Glycyrrhiza uralensis* Fisch、胀果甘草 *Glycyrrhiza inflata* Bat. 或光果甘草 *Glycyrrhiza glabra* L. 的干燥根及根茎，具有补脾益气、清热解毒、祛痰止咳、缓急止痛、调和诸药等功效。甘草，又名蜜草、蕗草（《名医别录》），美草、蜜甘（《神农本草经》），国老（《本草经集注》），粉草（《本草纲目》），甜草（《中国药用植物志》），甜根子（《中药志》）。其历史悠久，在国内外有广泛应用，素有"十方九草"之说。甘草主要分布于我国西北、华北、东北，西伯利亚和乌拉尔地区也有出产。甘草含三萜类、黄酮类、香豆素类、木脂素类、多糖、生物碱等多种化学成分。现代研究显示，甘草有抗炎镇痛、抗病毒、抗肿瘤、抗氧化、抗痉挛、调节血脂、保肝、祛痰止咳、增强免疫等活性。复方甘草片用于祛痰镇咳，复方甘草酸苷胶囊则用于治疗慢性肝病、皮肤病。

一、植物资源

甘草主要分布于我国西北、华北、东北，包括内蒙古、宁夏、新疆、甘肃、青海、山西、陕西、吉林、黑龙江等地。习惯认为，内蒙古伊克昭盟杭锦旗一带的"梁外草"及宁夏巴盟阿拉善左旗的"王爷地草"品质最佳，属道地药材。甘草为多年生草木，喜热、喜光，耐盐碱，耐干旱，适应性强，对环境要求不高。但近年来，野生甘草资源被过度采挖，其分布面积和蕴藏量逐渐减少，已对甘草资源造成严重破坏，野生甘草资源面临枯竭。当前亟待解决的问题是控制对野生甘草的乱采滥挖，保护我国野生甘草资源。同时，鉴于国内外市场对甘草产品需求量较大，发展人工种植甘草也刻不容缓。

二、炮制加工

甘草是一种广泛应用的中药。其炮制加工方法多样，不同的炮制方法可以增强或改变甘草的药效。以下是甘草的几种常见炮制加工方法：

（一）生甘草

取原药材，除去杂质，洗净，润透后切片或切段，晒干或烘干。生甘草主要用于清热解毒、润肺止咳。

（二）炙甘草

将生甘草片平铺在加热的锅上，用文火加热，不断翻动，炒至甘草片表面微黄，有香气逸出时取出，晾凉。炙甘草主要用于补脾益气、缓和其他中药的烈性。

（三）蜜炙甘草

取适量蜂蜜，用小火加热至熔化，加入甘草片拌匀，使甘草片均匀裹上蜂蜜，继续用文火炒至深黄色，取出晾凉。蜜炙甘草增强了补脾益气、润燥止咳的功效。

（四）酒炙甘草

取适量黄酒或白酒，与甘草片拌匀，闷透后用文火炒至甘草片表面微黄，取出晾凉。酒炙甘草增强了活血化瘀、舒筋活络的作用。

（五）醋炙甘草

取适量米醋，与甘草片拌匀，闷透后用文火炒至甘草片表面微黄，取出晾凉。醋炙甘草增强了解表散寒、和胃止呕的功效。

（六）清炒甘草

将甘草原料在锅中用文火加热并不断翻动，直至甘草表面呈现出微黄色或深黄色，同时散发出甘草特有的香气。炒制后的甘草相比生甘草，其温补作用会更强一些，更适合于脾胃虚寒的患者。

（七）土炒甘草

将灶心土粉加热至灵活状态，加入甘草片拌炒，至甘草片表面均匀覆盖土粉后取出，筛掉土粉，晾凉。土炒甘草主要用于健脾和胃、止泻。

（八）麸炒甘草

将麦麸撒入已预热的炒制容器中，待冒烟后加入甘草片，炒至黄棕色并散发出焦香气时取出，筛去麸皮，晾凉。麸炒甘草增强了健脾益气的作用。

（九）蒸甘草

将甘草片放入蒸锅内，蒸至软熟，取出晾凉。蒸甘草主要用于润肺止咳、滋阴润燥。

三、化学成分

（一）三萜类成分

甘草中的主要三萜皂苷为甘草酸，它由甘草次酸和 2 分子葡萄糖醛酸所构成。此外，甘草中还包含甘草皂苷 A_3、B_2、C_2、D_3、E_2、F_3、G_2、H_2、J_2、K_2 等多种三萜皂苷，以及甘草萜醇、甘草内酯、去氧甘草内酯、异甘草内酯等三萜皂苷元。至今，从甘草中分离出的三萜皂苷元，均为 C-3 位 β-OH 齐墩果烷型化合物的衍生物。这些化合物多数在 C-11 位带有酮基，C-12 与 C-13 位间存在双键，构成 α，β-不饱和酮的结构。C-29、C-30 位常带有羧基，少数在 C-27、C-28 位带有羧基。C-29 位的羧基易与 C-18 形成内酯环，而 C-30 位的羧基则易与 C-22 形成内酯环，偶尔也与 C-18 形成内酯环。在构型上，C-18-H 大多以 β 构型存在，少数为 α 构型。从甘草中分离的三萜类化合物，其结构可归为以下 3 种主要类型，详细结构可参见图 6-1。

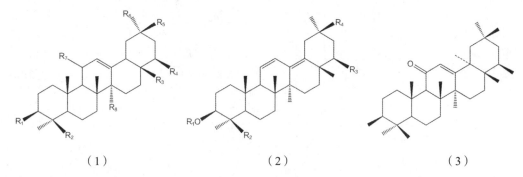

（1）　　　　　　　　（2）　　　　　　　　（3）

图 6-1　甘草分离鉴定的三萜类成分

（二）黄酮类成分

黄酮类成分是甘草中的主要成分之一，包含黄酮、黄酮醇、二氢黄酮、查耳酮、异黄酮、异黄烷、异黄烯等多种化合物，具体有甘草苷、甘草素、异甘草苷、异甘草素、新甘草苷、新甘草素、新异甘草苷、芒柄黄苷、甘草醇、异甘草醇等。光果甘草中还含有光果甘草苷、光果甘草素、光果甘草异黄酮、光甘草酚、光甘草定、甘草西定等成分。胀果甘草中还含有甘草查尔酮甲、甘草查尔酮乙等成分。从甘草中分离的黄酮类化合物主要有以下 10 种结构类型，具体详见图 6-2。

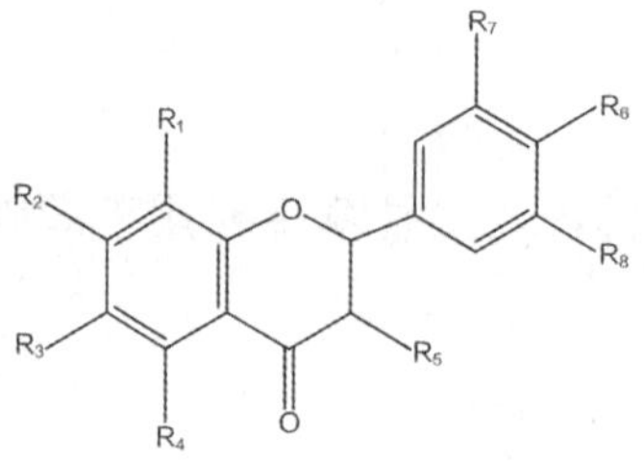

（1）

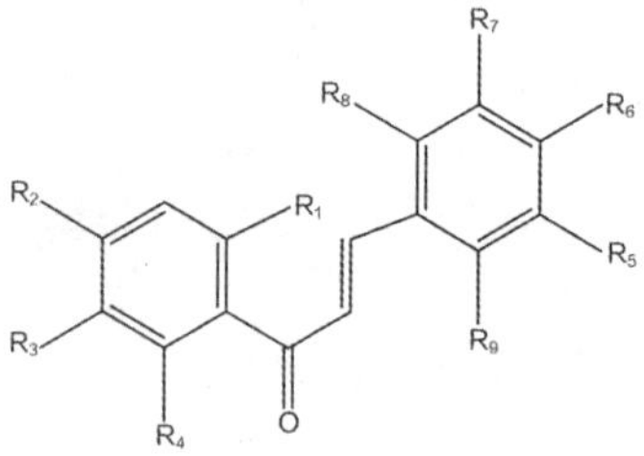

（2）

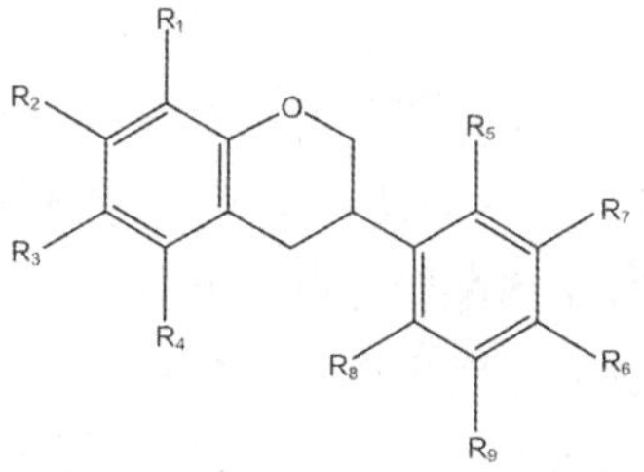

（3）

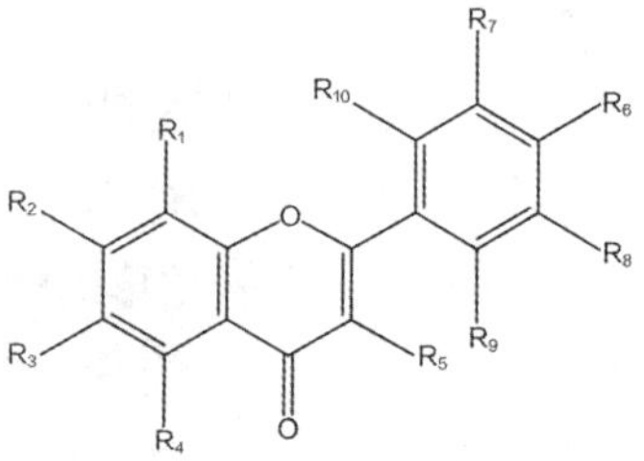

（4）

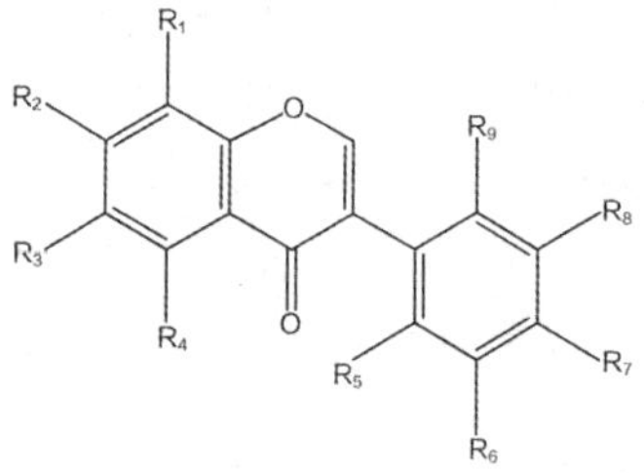

（5）

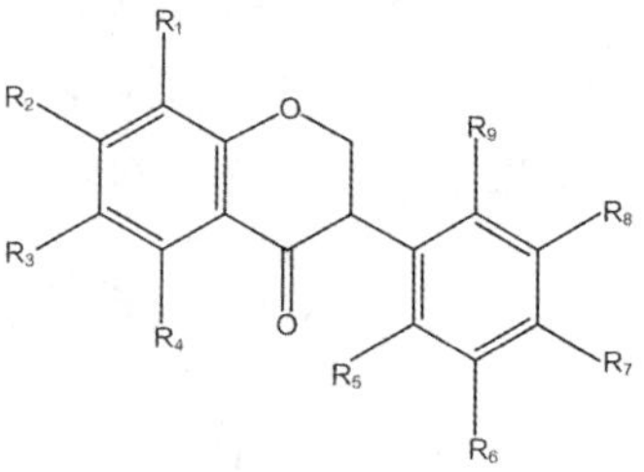

（6）

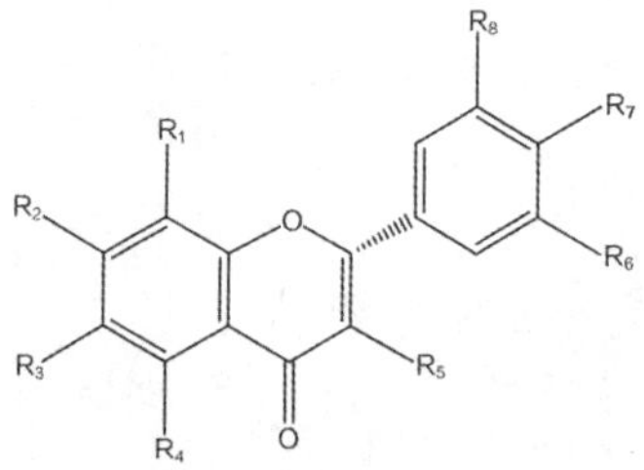

（7）

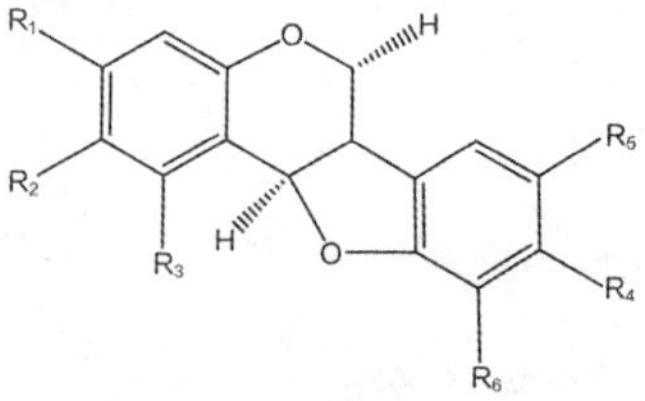

（8）

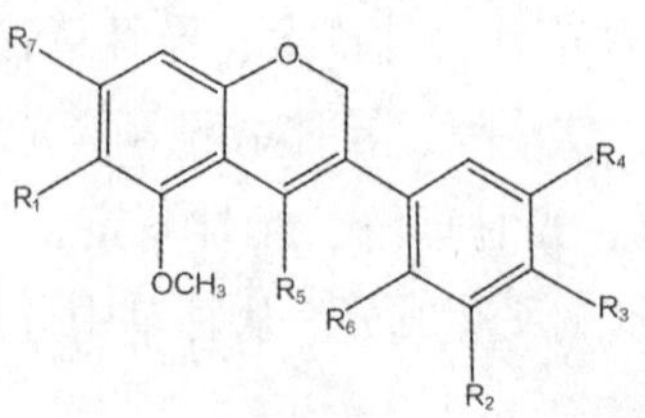

（9）

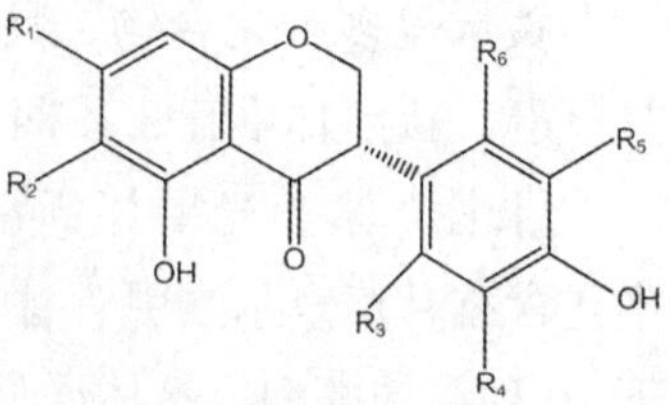

（10）

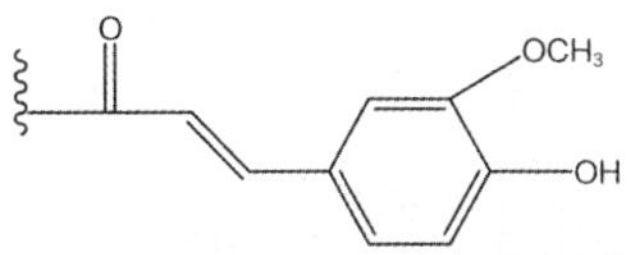

（11）

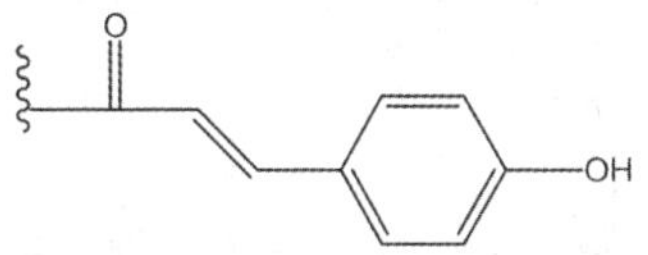

（12）

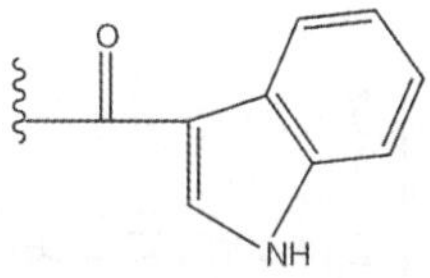

（13）

图 6-2 甘草分离鉴定的黄酮类成分

（三）其他酚类成分

甘草中还含有香豆素、木脂素等酚类成分，这些成分主要有以下 5 种结构类型，详见图 6–3。

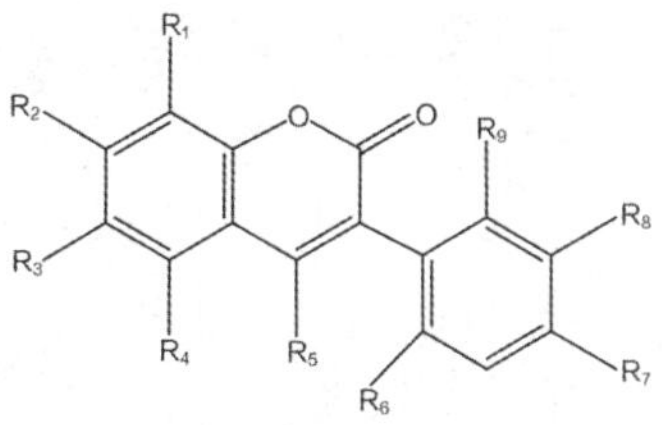

（1）

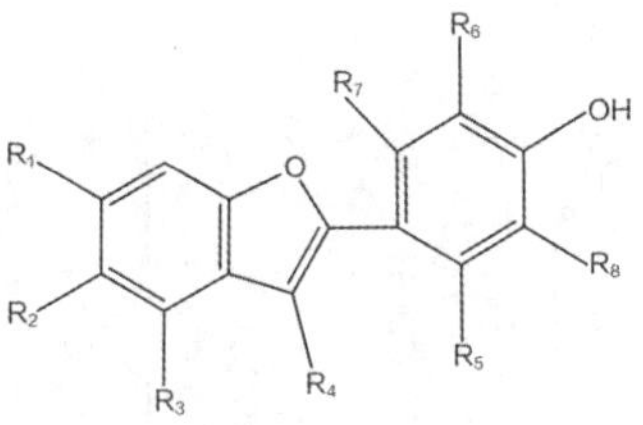

（2）

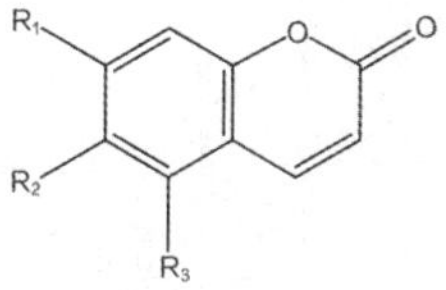

（3）

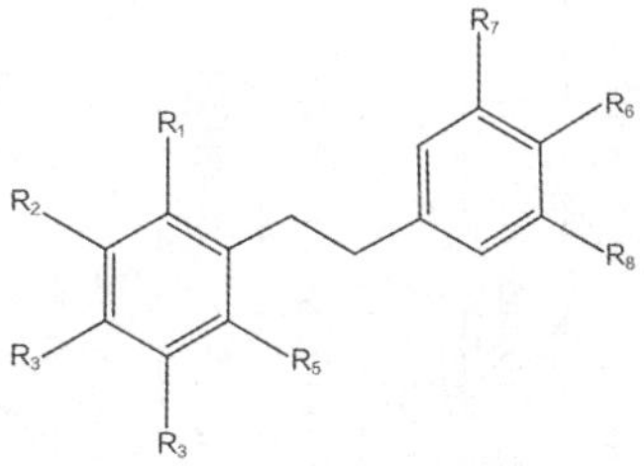

（4）

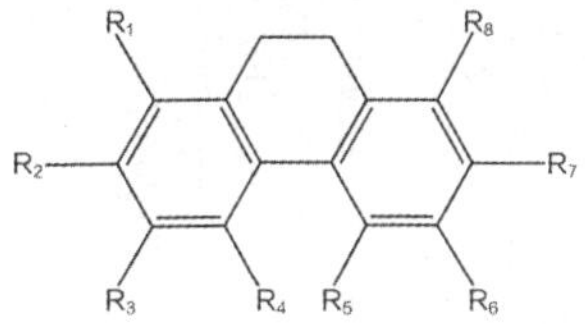

（5）

图 6-3 甘草分离鉴定的其他酚类成分

（四）其他成分

甘草中还含有生物碱、多糖、脂肪酸等成分，具体见表 6–1 至表 6–3。

表 6-1　Saponins compounds from licorice

序号	名称	类型	R_1	R_2	R_3	R_4	R_5	R_6	R_7	R_8	分子式	分子量
1	glycyrrhizin	(1)	–OgluA（2→1）gluA	–CH$_3$	–CH$_3$	–H	–COOH	–CH$_3$	=O	–CH$_3$	$C_{42}H_{62}O_{16}$	822
2	licoricesaponin A$_3$	(1)	–OgluA（2→1）gluA	–CH$_3$	–CH$_3$	–H	–COO–glu	–CH$_3$	=O	–CH$_3$	$C_{48}H_{72}O_{21}$	985
3	licoricesaponin B$_2$	(1)	–OgluA（2→1）gluA	–CH$_3$	–CH$_3$	–H	–COOH	–CH$_3$	–H$_2$	–CH$_3$	$C_{42}H_{64}O_{15}$	808
4	licoricesaponin D$_3$	(1)	–OgluA（2→1）gluA（2→1）rha	–CH$_3$	–CH$_3$	–OCOCH$_3$	–COOH	–CH$_3$	–H$_2$	–CH$_3$	$C_{50}H_{76}O_{21}$	1012
5	licoricesaponin E$_2$	(1)	–OgluA（2→1）gluA	–CH$_3$	–CH$_3$	—	–COOR$_4$	–CH$_3$	=O	–CH$_3$	$C_{42}H_{60}O_{16}$	820
6	licoricesaponin F$_3$	(1)	–OgluA（2→1）gluA（2→1）rha	–CH$_3$	–CH$_3$	—	–COOR$_4$	–CH$_3$	–H$_2$	–CH$_3$	$C_{48}H_{72}O_{19}$	953
7	licoricesaponin G$_2$	(1)	–OgluA（2→1）gluA	–CH$_2$OH	–CH$_3$	–H	–COOH	–CH$_3$	=O	–CH$_3$	$C_{42}H_{62}O_{17}$	838
8	licoricesaponin H$_2$	(1)	–OgluA（2→1）gluA	–CH$_3$	–CH$_3$	–H	–H	–COOH	=O	–CH$_3$	$C_{42}H_{62}O_{16}$	822
9	licoricesaponin J$_2$	(1)	–OgluA（2→1）gluA	–CH$_2$OH	–CH$_3$	–H	–COOH	–CH$_3$	–H$_2$	–CH$_3$	$C_{42}H_{64}O_{16}$	824
10	licoricesaponin L$_3$	(1)	–OgluA（2→1）ara（2→1）rha	–CH$_2$OH	–CH$_3$	–OCOCH$_3$	–COOH	–CH$_3$	–H$_2$	–CH$_3$	$C_{49}H_{76}O_{20}$	984
11	uralsaponin C	(1)	–OgluA（2→1）gluA	–CH$_3$	–CH$_3$	–OH	–CH$_2$OH	–CH$_3$	=O	–CH$_3$	$C_{42}H_{64}O_{16}$	824
12	uralsaponin D	(1)	–OgluA（2→1）gluA	–CH$_3$	–CH$_3$	—	–COOR$_4$	–COOH	=O	–CH$_3$	$C_{42}H_{57}O_{18}$	850
13	uralsaponin E	(1)	–OgluA（2→1）gluA	–CH$_3$	–CH$_3$	—	–COOR$_4$	–CH$_2$OH	=O	–CH$_3$	$C_{42}H_{60}O_{17}$	836
14	uralsaponin F	(1)	–OgluA（2→1）gluA	–CH$_2$OH	–CH$_3$	–COOCH$_3$	–COOH	–CH$_3$	=O	–CH$_3$	$C_{44}H_{64}O_{19}$	896
15	apioglycyrrhizin	(1)	–OgluA（2→1）api	–CH$_3$	–CH$_3$	–H	–COOH	–CH$_3$	=O	–CH$_3$	$C_{41}H_{62}O_{14}$	778
16	araboglycyrrhizin	(1)	–OgluA（2→1）ara	–CH$_3$	–CH$_3$	–H	–COOH	–CH$_3$	=O	–CH$_3$	$C_{41}H_{62}O_{14}$	778
17	glycyrrhetic acid	(1)	–OH	–CH$_3$	–CH$_3$	–H	–COOH	–CH$_3$	=O	–CH$_3$	$C_{30}H_{46}O_4$	470
18	methylglycyrrhetate	(1)	–OH	–CH$_3$	–CH$_3$	–H	–COOCH$_3$	–CH$_3$	=O	–CH$_3$	$C_{31}H_{48}O_4$	484

序号	名称	类型	R_1	R_2	R_3	R_4	R_5	R_6	R_7	R_8	分子式	分子量
19	glabrolide	(1)	-OH	-CH₃	-CH₃	—	-COOR₄	-CH₃	=O	-CH₃	$C_{30}H_{44}O_4$	468
20	licoricesaponin C₂	(2)	-gluA(2→1)gluA	-CH₃	-H	-H	—	—	—	—	$C_{42}H_{62}O_{15}$	806
21	licoricesaponin K₂	(2)	-gluA(2→1)gluA	-CH₂OH	-H	-COOH	—	—	—	—	$C_{42}H_{62}O_{15}$	822
22	uralenolide	(2)	-H	-CH₂OH	—	-COOR₃	—	—	—	—	$C_{30}H_{44}O_4$	468
23	18α-glycyrrhizin	(3)	-gluA(2→1)gluA	-CH₃	-CH₃	-H	-COOH	-CH₃	-OH	—	$C_{42}H_{62}O_{16}$	822

表6-2　Flavonoids compounds from licorice

序号	名称	类型	R_1	R_2	R_3	R_4	R_5	R_6	R_7	R_8	R_9	R_{10}	分子式	分子量
1	licorice glycoside C₁	(1)	-H	-OH	-H	-H	-H₂	-Oglu(2→1)api5-a	-H	-H	—	—	$C_{36}H_{38}O_{16}$	726
2	licorice glycoside D₁	(1)	-H	-OH	-H	-H	-H₂	-Oglu(2→1)api5-b	-H	-H	—	—	$C_{35}H_{36}O_{15}$	696
3	isolicoflavonol	(1)	-H	-OH	-H	-OH	-OH	-OH	(prenyl)	-H	—	—	$C_{20}H_{18}O_6$	354
4	uralenin	(1)	-H	-OH	-H	-OH	-H₂	-OH	-OH	(prenyl)	—	—	$C_{20}H_{18}O_6$	354
5	licoleafol	(1)	(prenyl)	-OH	-H	-OH	-H₂	-OH	-H	-OH	—	—	$C_{20}H_{20}O_7$	372
6	6-prenyleriodictyol	(1)	-H	-OH	(prenyl)	-OH	-H₂	-OH	-OH	-H	—	—	$C_{20}H_{20}O_6$	356
7	8-prenyleriodictyol	(1)	(prenyl)	-OH	-H	-OH	-H₂	-OH	-OH	-H	—	—	$C_{20}H_{20}O_6$	356
8	sophoraflavanone B	(1)	(prenyl)	-OH	-H	-OH	-H₂	-OH	-H	-H	—	—	$C_{20}H_{20}O_5$	340

续表

序号	名称	类型	R_1	R_2	R_3	R_4	R_5	R_6	R_7	R_8	R_9	R_{10}	分子式	分子量
9	gancaonin E	(1)	[结构]	-OH	-H	-OH	-H$_2$	-OH	[结构]	-OH	—	—	$C_{25}H_{28}O_6$	424
10	licorice glycoside A	(2)	-H	-OH	-H	-OH	-H	-Oglu(2→1)api5-a	-H	-H	-H	—	$C_{36}H_{38}O_{16}$	726
11	licorice glycoside B	(2)	-H	-OH	-H	-OH	-H	-Oglu(2→1)api5-b	-H	-H	-H	—	$C_{35}H_{36}O_{15}$	696
12	licochalcone A	(2)	-H	-OH	-H	-H	-H	-OH	[结构]	-H	-OH$_3$	—	$C_{21}H_{22}O_4$	338
13	licochalcone B	(2)	-H	-OH	-H	-H	-H	-OH	-OH	-OCH$_3$	-H	—	$C_{16}H_{14}O_5$	286
14	isoliquiritin	(2)	-H	-OH	-H	-OH	-H	-Oglu	-H	-H	-H	—	$C_{21}H_{22}O_9$	418
15	isoliquirtigenin	(2)	-H	-OH	-H	-OH	-H	-OH	-H	-H	-H	—	$C_{15}H_{12}O_4$	256
16	neoisoliquiritin	(2)	-H	-Oglu	-H	-OH	-H	-OH	-H	-H	-H	—	$C_{21}H_{22}O_9$	418
17	echinatin	(2)	-H	-OH	-H	-H	-H	-OH	-H	-OCH$_3$	-H	—	$C_{16}H_{14}O_4$	270
18	vestitol	(3)	-H	-OH	-H	-H	-H	-OCH$_3$	-H	-OH	-H	—	$C_{16}H_{16}O_4$	272
19	licoricidin	(3)	-H	-OH	[结构]	-OCH$_3$	-H	-OH	-H	-OH	[结构]	—	$C_{26}H_{32}O_5$	424
20	licorisoflavan A	(3)	-H	-OH	[结构]	-OCH$_3$	-H	-OH	-H	-OH	[结构]	—	$C_{27}H_{34}O_5$	438
21	glyasperin C	(3)	-H	-OH	[结构]	-OCH$_3$	-H	-OH	-H	-H	-OH	—	$C_{21}H_{24}O_5$	356
22	glyasperin D	(3)	-H	-OCH$_3$	[结构]	-OCH$_3$	-H	-OH	-H	-H	-OH	—	$C_{22}H_{26}O_5$	370
23	kanzonolh	(3)	-H	-OH	[结构]	-OCH$_3$	-H	-OH	-H	-OH	[结构]	—	$C_{26}H_{32}O_5$	424

续表

序号	名称	类型	R_1	R_2	R_3	R_4	R_5	R_6	R_7	R_8	R_9	R_{10}	分子式	分子量
24	kanzonol I	(3)	-H	-OCH$_3$	（链）	-OCH$_3$	-H	-OH	-H	（链）	（链, OR$_5$）	—	C$_{27}$H$_{32}$O$_5$	436
25	licoflavone A	(4)	-H	-OH	（链）	-H	-H	-OH	-H	-H	-H	-H	C$_{20}$H$_{18}$O$_4$	322
26	licoflavonol	(4)	-H	-OH	（链）	-OH	-OH	-OH	-H	-H	-H	-H	C$_{20}$H$_{18}$O$_6$	354
27	uralene	(4)	-H	-H	-OH	-OH	-OCH$_3$	-OH	-OH	（链）	（链）	-H	C$_{21}$H$_{20}$O$_7$	384
28	uralenol	(4)	-H	-OH	-H	-OH	-OH	-OH	-OH	-H	-H	-H	C$_{20}$H$_{18}$O$_7$	370
29	neouralenol	(4)	-H	-OH	-OH	-OH	-OH	-OH	-OH	-H	-H	（链）	C$_{20}$H$_{18}$O$_7$	370
30	galangin	(4)	-H	-OH	-H	-OH	-OH	-H	-H	-H	-H	-H	C$_{15}$H$_{10}$O$_5$	270
31	gancaonin P	(4)	-H	-OH	（链）	-OH	-OH	-OH	-H	-OH	-H	-H	C$_{20}$H$_{18}$O$_7$	370
32	gancaonin Q	(4)	-H	-OH	（链）	-OH	-h	-OH	-H	（链）	-H	-H	C$_{25}$H$_{26}$O$_5$	406
33	4',7-dihydroxyflavone	(4)	-H	-OH	-H	-OH	-H	-OH	-H	-H	-H	-H	C$_{15}$H$_{10}$O$_4$	254
34	6,5'-diprenylluteolin	(4)	-H	-OH	（链）	-OH	-H	-OH	-OH	（链）	-H	-H	C$_{25}$H$_{26}$O$_{10}$	486
35	quercetin	(4)	-H	-OH	-H	-OH	-OH	-OH	-H	-H	-H	-H	C$_{15}$H$_{10}$O$_7$	302
36	kaempferol	(4)	-H	-OH	-H	-OH	-H	-OH	-H	-H	-H	-H	C$_{15}$H$_{10}$O$_6$	286
37	chrysoeriol	(4)	-H	-OH	-H	-OH	-H	-OH	-H	-OCH$_3$	-H	-H	C$_{16}$H$_{12}$O$_6$	300
38	glycyroside	(5)	-H	-Oglu(2→1)api	-H	-H	-H	-H	-OCH$_3$	-H	—	—	C$_{27}$H$_{30}$O$_{13}$	562
39	licoricone	(5)	-H	-OH	-H	-OCH$_3$	-OCH$_3$	（链）	-OCH$_3$	-H	-OH	—	C$_{22}$H$_{22}$O$_6$	382

续表

序号	名称	类型	R_1	R_2	R_3	R_4	R_5	R_6	R_7	R_8	R_9	R_{10}	分子式	分子量
40	gancaonin A	(5)	–H	–OH	[结构]	–OH	–H	–H	–OCH₃	–H	–H	—	$C_{21}H_{20}O_5$	352
41	gancaonin B	(5)	–H	–OH	[结构]	–OH	–H	–H	–OCH₃	–OH	–H	—	$C_{21}H_{20}O_6$	368
42	gancaonin C	(5)	[结构 CH₂OH]	–OH	–H	–OH	–H	–H	–OH	–H	–H	—	$C_{20}H_{18}O_6$	354
43	gancaonin D	(5)	[结构 CH₂OH]	–OH	–H	–OH	–H	–H	–OCH₃	–OH	–H	—	$C_{21}H_{20}O_7$	384
44	gancaonin G	(5)	–H	–OCH₃	[结构]	–OH	–H	–H	–OH	–H	–H	—	$C_{21}H_{20}O_5$	352
45	gancaonin H	(5)	–H	–OH	[结构]	–OH	–H	[结构 OR₇]	—	–OH	–H	—	$C_{25}H_{24}O_6$	420
46	gancaonin L	(5)	–H	–OH	–H	–OH	–H	–H	–OH	–OH	–H	—	$C_{20}H_{18}O_6$	354
47	gancaonin M	(5)	–H	–OH	–H	–OH	–H	–H	–OCH₃	–OH	–H	—	$C_{21}H_{20}O_5$	352
48	gancaonin N	(5)	–H	–OH	[结构]	–OH	–OH	–H	–OCH₃	–H	–H	—	$C_{21}H_{20}O_6$	368
49	isoangustone A	(5)	–H	–OH	[结构]	–OH	–H	[结构]	—	–OH	–H	—	$C_{25}H_{26}O_6$	422
50	licoisoflavone B	(5)	–H	–OH	–H	–OH	–H	–H	—	[结构 OR₇]	–OH	—	$C_{20}H_{16}O_6$	352
51	glabrone	(5)	–H	–OH	–H	–H	–H	–H	—	[结构 OR₇]	–OH	—	$C_{20}H_{16}O_5$	336
52	glisoflavone	(5)	–H	–OH	–H	–OCH₃	–H	–OH	–OH	[结构]	–H	—	$C_{21}H_{20}O_6$	368

续表

序号	名称	类型	R_1	R_2	R_3	R_4	R_5	R_6	R_7	R_8	R_9	R_{10}	分子式	分子量
53	glycyrrhisoflavone	(5)	–H	–OH	–H	–OH	–H	–OH	–OH	[prenyl]	–H	—	$C_{20}H_{18}O_6$	354
54	glisoflavone	(6)	–H	–OH	–H	–OH	–OH	[prenyl]	–OH	–H	–H	—	$C_{25}H_{28}O_6$	424
55	licoisoflavanone	(6)	–H	–OH	–H	–OH	–H	–H		[structure, OR_7]	–OH	—	$C_{20}H_{18}O_6$	354
56	glabrol	(7)	[prenyl]	–OH	–H	–H	$–H_2$	[prenyl]	–OH	–H	—	—	$C_{25}H_{28}O_4$	392
57	liquiritin	(7)	–H	–OH	–H	–H	$–H_2$	–H	–Oglu	–H	—	—	$C_{21}H_{22}O_9$	418
58	liquiritigenin	(7)	–H	–OH	–H	–H	$–H_2$	–H	–OH	–H	—	—	$C_{15}H_{12}O_4$	256
59	licorice glycoside C_2	(7)	–H	–OH	–H	–H	$–H_2$	–H	–Oglu(2→1)api5-a	–H	—	—	$C_{36}H_{38}O_{16}$	726
60	licorice glycoside D_2	(7)	–H	–OH	–H	–H	$–H_2$	–H	–Oglu(2→1)api5-b	–H	—	—	$C_{35}H_{36}O_{15}$	696
61	licorice glycoside E	(7)	–H	–OH	–H	–H	$–H_2$	–H	–Oglu(2→1)api5-c	–H	—	—	$C_{35}H_{35}NO_{14}$	693
62	glabranin	(7)	–H	–OH	–H	–OH	$–H_2$	–H	–H	–H	—	—	$C_{20}H_{20}O_4$	324
63	kanzonol F	(8)	–OH	[prenyl]	–OCH₃	[structure, OR_4]	[structure, OR_4]	–H	—	—	—	—	$C_{26}H_{28}O_5$	420
64	kanzonol P	(8)	–OCH₃	[prenyl]	–OCH₃	–OH	–H	–H	—	—	—	—	$C_{22}H_{24}O_5$	368
65	glycyrrhizol A	(9)	[prenyl]	–H	–OH	–OH	–H	–OR₅	–OH	—	—	—	$C_{26}H_{28}O_5$	420

续表

序号	名称	类型	R_1	R_2	R_3	R_4	R_5	R_6	R_7	R_8	R_9	R_{10}	分子式	分子量
66	glycyrrhizol B	(9)	-H	⟨结构 OR_3⟩		-H	-H	$-OR_5$	-OH	—	—	—	$C_{21}H_{18}O_5$	350
67	glyasperin B	(10)	$-OCH_3$	⟨结构⟩	-OH	-H	-H	-H	—	—	—	—	$C_{21}H_{22}O_6$	370
68	gancaonin I	(10)	$-OCH_3$	⟨结构⟩	$-OCH_3$	-H	-OH	-H	-H	-H	—	—	$C_{21}H_{22}O_5$	354
69	licocoumarone	(10)	-OH	⟨结构⟩	$-OCH_3$	-H	-OH	-H	-H	-H	—	—	$C_{20}H_{20}O_5$	340

表6-3 Other phenolic compounds from licorice

序号	名称	类型	R_1	R_2	R_3	R_4	R_5	R_6	R_7	R_8	R_9	R_{10}	分子式	分子量
1	glycyrol	(1)	-H	-OH	⟨结构⟩	$-OCH_3$		$-OR_5$	-OH	-H	-H	—	$C_{21}H_{18}O_6$	366
2	isoglycyrol	(1)	-H		⟨结构 OR_3⟩	$-OCH_3$	-H	$-OR_5$	-OH	-H	-H	—	$C_{21}H_{18}O_6$	366
3	glycyrin	(1)	-H	$-CH_3$	⟨结构⟩	$-OCH_3$	-H	-OH	-OH	-H	-H	—	$C_{22}H_{22}O_6$	382
4	gancaonol B	(1)	⟨结构 OR_2⟩	⟨结构 OR_3⟩	-H	-H		$-OR_5$	$-OCH_3$	-H	-OH	—	$C_{21}H_{20}O_6$	368
5	neoglycyrol	(1)	-H	-OH	⟨结构⟩	$-OCH_3$		$-OR_5$	-OH	-H	-H	—	$C_{21}H_{18}O_6$	366
6	glycycoumarin	(1)	-H	-OH	⟨结构⟩	$-OCH_3$	-H	-OH	-OH	-H	-H	—	$C_{21}H_{20}O_6$	368

续表

序号	名称	类型	R_1	R_2	R_3	R_4	R_5	R_6	R_7	R_8	R_9	R_{10}	分子式	分子量
7	isoglycycycoumarin	(1)	–H	[结构 OR_2]	[结构 OR_2]	–OCH$_3$	–H	–OH	–OH	–H	–H	—	$C_{21}H_{20}O_6$	368
8	glycybenzofuran	(2)	–OH	–H	–H	–CH$_3$	–OCH$_3$	–H	–OH	[结构]	—	—	$C_{21}H_{22}O_5$	354
9	liconeolignan	(2)	–OCH$_3$	–OCH$_3$	–H	–OH	–H	[结构]	–H	–H	—	—	$C_{21}H_{22}O_5$	354
10	Kanzonol Q	(3)	–OCH$_3$	[结构 OR_1]	–OCH$_3$	—	—	—	—	—	—	—	$C_{15}H_{16}O_4$	260
11	scopoletin	(3)	–OH	–OCH$_3$	–H	—	—	—	—	—	—	—	$C_{10}H_8O_4$	192
12	gancaonin R	(4)	[结构]	–OH	–H	–OH	[结构]	–OH	–H	–OH	—	—	$C_{24}H_{30}O_4$	382
13	gancaonin S	(4)	[结构]	–OH	[结构]	–OH	–H	–OH	–H	–OH	—	—	$C_{24}H_{30}O_4$	382
14	gancaonin T	(4)	[结构]	–OH	–H	–OH	[结构 OR_4, OH]	–OH	–H	–OH	—	—	$C_{24}H_{30}O_5$	398
15	gancaonin U	(5)	[结构]	–OH	[结构]	–OH	–H	–OH	–OH	–H	—	—	$C_{24}H_{28}O_4$	380
16	gancaonin V	(5)	[结构]	–OH	–H	–OH	–H	–OH	–OH	–H	—	—	$C_{19}H_{20}O_4$	322

四、药理作用

甘草中的单体化合物或提取物展现出多种药理活性，包括抗炎、抗氧化、抗病毒、抗肿瘤、抗痉挛、降脂、抗动脉粥样硬化、雌激素样作用、保肝，以及增强免疫等。

（一）抗炎作用

甘草的水提取物和乙醇提取物均显示抗炎活性，能有效抑制二甲苯引发的小鼠耳肿胀、角叉菜胶导致的小鼠足趾肿胀，并降低小鼠腹腔毛细血管的通透性。甘草总黄酮能抑制 iNOS、COX-2 的基因和蛋白表达，下调炎症介质 IL-6 的基因表达，同时上调 PPAR-γ 的基因表达。甘草次酸对大鼠的棉球肉芽肿、结核菌素反应及皮下肉芽肿性炎症有抑制作用，还可减少 TNF-α 诱导的原代大鼠肝细胞中 NO 的产生和 NOS 的表达。甘草素和异甘草酸则能抑制免疫刺激引发的肥大细胞组胺释放。异甘草素可有效抑制 NLRP3 炎症小体的活性，并能抑制 LPS 诱导的 RAW264.7 细胞中 COX-2、iNOS、TNF-α、IL-6 的蛋白和 mRNA 表达。甘草查尔酮 A 能抑制多种致炎因子的生成，对二甲苯、花生四烯酸和佛波醇酯引发的小鼠耳肿胀、角叉菜胶导致的足跖肿胀，以及 LPS 诱导的巨噬细胞环氧化酶活性均有抑制作用。甘草酸则能非特异性地提升巨噬细胞的吞噬活性。刘礼荣等发现甘草酸能显著抑制肺泡破坏、黏膜上皮增生、炎症细胞浸润等病理学改变，降低淋巴细胞、巨噬细胞、嗜酸性粒细胞、中性粒细胞的数量和灌洗液中 IL-1β、IL-4、IL-5、TNF-a 的水平，显著降低肺组织中 NF-κB、Toll 样受体、高迁移率族蛋白 B_1 的表达。

（二）抗氧化作用

甘草中的黄酮类成分能有效清除超氧阴离子和羟基等自由基，这些自由基可能因过氧化作用而损伤生物组织膜的结构和功能。Fuhrman 等的研究发现，甘草总黄酮能降低病人血浆中低密度脂蛋白的氧化易感系数，并减少血浆中胆固醇和甘油三酯的含量。Seo 等的研究则表明，甘草乙醇提取物能减少细胞氧化损伤，展现出良好的抗氧化功能。进一步的研究发现，甘草总黄酮及其单体成分光甘草定在 HL-60 细胞和肝微粒体氧化系统中具有显著的抗氧化活性。此外，甘草中的 dehydroglyasperin C 能对抗谷氨酸诱导的氧化应激损伤，而甘草多糖则对 DPPH 自由基、羟自由基和超氧阴离子自由基具有一定的清除作用，从而表现出其抗氧化活性。化敏等对甘草抗氧化活性成分进行检测鉴定，并确定了 3′, 4′- 二甲氧基 -3- 羟基 -6- 甲基黄酮和甘草宁 E、H 等具有抗氧化活性。

（三）抑菌、抗病毒作用

甘草的水提取部位和醇提取部位均展现出抗菌活性，能有效抑制多种革兰阴性菌和革兰阳性菌。Toshio 等深入研究了 19 种甘草黄酮，并发现 glabridin、glabrene、glyasperind、gancaonin I、isolicoflavonol、licochalcones A、licoisoflavone B，以及 licoricidin 等成分对金黄色葡萄球菌和杆状菌具有显著的抑制效果，但对肺炎克雷伯菌和假单胞菌并无抑菌作用。另外，甘草酸被证实具有较强的抗病毒能力，它可以阻碍多种 DNA 和 RNA 病毒的复制过程，且这一过程中并不干扰正常细胞的活性和增殖。值得一提的是，甘草酸对肝炎病毒、疱疹病毒、HIV 病毒，以及 SAS 病毒等均表现出明显的抑制作用。甘草次酸则更为全面，它不仅能控制病毒的复制，还能在病毒感染初期就阻止其吸附和侵入宿主细胞，从而为宿主细胞提供有效的保护。

（四）抗肿瘤、抗癌作用

甘草的水提取物已被证实能够抑制乳腺癌、欧利希肿瘤、埃列希腹水肿瘤、子宫内膜癌，以及多种实体瘤的生长和细胞增殖，并且还能有效遏制肺癌的转移。杨莉等学者利用 MTT 法对从甘草中分离出的化合物进行了小鼠肺腺癌 LA795 细胞株的抗肿瘤活性筛选，他们的研究结果显示，甘草西定、β – 谷甾醇和 6，8– 二异戊烯基金雀异黄素均对小鼠肺腺癌 LA795 细胞的增殖有一定的抑制作用。马淼等则进一步测定了甘草酸和甘草总黄酮对宫颈癌细胞株（Hela）、乳腺癌细胞株（Bcap-37）、胃癌细胞株（MGC-803），以及肝癌细胞株（Bel-7404）增殖的抑制作用，他们的研究结果表明，甘草酸和甘草总黄酮是通过诱导细胞凋亡来抑制肿瘤细胞的增殖。

（五）抗痉挛作用

Lee 等的研究发现，皮内注射甘草水提取物可以剂量依赖性地抑制肌肉的强直性收缩。Sato 的研究则显示，异甘草素对由卡巴胆碱、氯化钾、氯化钡诱导的小鼠空肠收缩具有强烈的解痉作用，并且对乙酰胆碱诱导的小鼠直肠收缩也表现出显著的抑制作用。研究进一步证实，从甘草根水提物中分离得到的甘草香豆素具有抗痉挛作用。

（六）降脂及抗动脉粥样硬化作用

Yacov 等的研究显示，高胆固醇血症患者口服甘草提取物能有效降低血浆总胆固醇和低密度脂蛋白水平，同时降低血压，这表明甘草提取物可能有助于减轻动脉粥样硬化及相关心血管疾病的发展。华冰的研究发现，甘草总黄酮能够降低高脂饮食诱导的高脂血症模型大鼠的血脂水平，其作用机制可能是通过提高 PPARα 蛋白表达，进而提升 ampk 和 p-ampk 蛋白的表达，从而达到治疗高脂血症的效果。朱有胜等的研究揭示，甘草苷可以显著降低动脉粥样硬化大鼠血清中的 TNF-α、IL-1 和 MDA 水平，同时提高 SOD 水平，这表明甘草苷对动脉粥样硬化大鼠的治疗作用可能是通过抑制炎症和氧化应激反应来实现的。另外有研究指出，甘草酸可以通过抑制前脂肪细胞的增殖和分化，促进脂肪分解，从而降低血浆胆固醇和游离脂肪酸含量。

（七）雌激素样作用

Saunier E.F. 等的研究表明，与雌二醇相比，甘草乙醇提取物不会导致切除卵巢的高脂饮食肥胖小鼠出现体重增加、脂肪积累、乳腺和子宫增殖的现象。基因表达谱分析显示，甘草乙醇提取物可以引发类似雌二醇的基因调控作用。Hajirahimkhan A 等的研究显示，甘草、胀果甘草和光果甘草具有不同程度的雌激素样活性，其中甘草的活性最强。甘草中的异甘草素可以转化为甘草素，并选择性作用于雌激素受体 β，而甘草中甘草素的含量差异会导致雌激素活性的不同。有研究发现，甘草次酸具有促进 MCF-7 细胞增殖的作用，其作用机制可能是通过上调 MCF-7 细胞的 ERα、ERβ 基因和蛋白表达，这表明甘草次酸具有雌激素样作用。

（八）保肝作用

研究发现，口服甘草酸可以产生显著的保肝效果，而腹腔注射甘草酸则未见相同效果。然而，腹腔注射甘草次酸后，血浆中的 AST 和 ALT 水平显著降低，这说明体内真正起保肝作用的成分是甘草酸经肠道菌群代谢后产生的甘草次酸。体内试验证明，甘草酸对 CCl$_4$ 诱导的急性和慢性肝损伤、α-荼基异硫氰酸盐诱导的肝损伤，以及术后内毒素引起的肝损伤均具有明显的保护作用。甘草酸的保肝作用可能与其抗氧化和抗炎活性密切相关。

（九）其他作用

此外，甘草还具有增强免疫、抗溃疡、祛痰止咳、保护神经、降糖和增强记忆等多种生物活性。

五、临床应用

《神农本草经》中将甘草列为上品中药，并被誉为"国老"，显示了其在中医药中的重要地位。在张仲景的《伤寒杂病论》中，有 113 个处方含有甘草，用于治疗多种疾病，如咳嗽、胸闷、呕吐、腹泻等，反映了甘草在古代临床治疗中的广泛应用。为了充分发挥甘草成分的药理作用，甘草中的主要活性成分被提取出来，已开发成为新型单体药物或复合制剂，以其显著的疗效和安全性，应用于各类型疾病的治疗，被广泛应用。

（一）治疗肺系疾病

陆海英等探讨了复方甘草酸苷治疗严重急性呼吸道综合征患者的疗效，结果显示复方甘草酸苷具有一定的疗效，可缩短患者住院天数和激素治疗时间，且安全性较高。吕小华等研究表明甘草酸可通过调节机体的免疫功能而发挥其抗支气管哮喘免疫炎症反应的作用，有效抑制哮喘产生的气道炎症。甘草酸还能显著减少炎性细胞的数量及嗜酸性粒细胞计数，抑制炎性细胞气道内的浸润、哮喘小鼠肺组织和血清磷脂酶 A_2 活性，有效地发挥抗感染作用。

（二）治疗心血管疾病

研究表明甘草中的黄酮类化合物具有抗心律失常、扩张血管、降低血压的作用，可能通过影响心脏的电生理特性和血管的舒张功能来发挥作用。此外，甘草提取物在动物模型中显示出降低心肌缺血再灌注损伤的效果，可能与其抗氧化和抗炎作用有关。其中炙甘草黄酮成分含量较高或活性较高的黄酮类成分含量较高，具有抗氧化、提高机体免疫力等作用。经典方剂炙甘草汤能通过调控离子通道、抑制细胞自噬、干预自主神经系统、改善能量代谢、缓解氧化应激、抑制免疫炎症反应等多途径对心律失常发挥作用。

（三）治疗肝脏疾病

甘草作为众药之王，是中医治疗肝病最常用的中药之一。杨必乾等认为甘草中的成分和复方可以通过调节肠道菌群构成、恢复肠道屏障、抗炎，以及增强免疫作用机制改善药物性肝损伤。赵悦怡等研究复方甘草酸苷对肝癌合并肝硬化患者肝功能的影响，发现随着复方甘草酸苷药物浓度的增加，肝癌细胞的增殖能力逐渐降低，可促进肝功能的恢复，延缓肝功能的恶化，提高患者的生存质量。刘艳选择 90 例病毒性肝炎患者，采取甘草酸二铵、复方甘草酸苷、异甘草酸镁分别进行治疗，结果表明 3 种甘草酸制剂对治疗效果都显著，且异甘草酸镁治疗效果最好，治疗机制可能是阻止血清转氨酶的升高，减轻肝细胞变性、降低血浆一氧化氮水平。此外，甘草复方制剂单用或联用治疗人类疱疹病毒感染所致肝炎患儿临床疗效显著，安全性高。

（四）治疗肿瘤

目前，甘草的临床应用多集中于中药方剂辅助肿瘤治疗，包括减轻肿瘤疼痛、黏膜刺激、胃肠道副作用、贫血等。大黄甘草汤能够缓解肿瘤患者化疗所致胃肠道不良反应，并改善化疗后的恶心、呕吐及便秘症状，研究表明，甘草素是其主要活性化合物。邱汉波等研究表明有效成分包含甘草素和异甘草素等的补中益气汤具有强大的免疫调节、抗癌和缓解疲劳的作用，可改善非小细胞肺癌患者对顺铂化疗的敏感性，提高机体免疫力和总体生活质量。六君子汤组分测定发现，甘草香豆素、异甘草素及甘草次酸在的活性成分中占主导地位，可作为肾上腺皮质激素释放因子受体1和5-羟色胺2C受体拮抗剂，减少生长素释放肽的分泌，从而进一步改善肿瘤引起的厌食症。

（五）治疗其他疾病

除上述疾病外，甘草及其制剂也可用于斑秃、小儿轮状病毒感染、银屑病、慢性荨麻疹、结肠炎等疾病。相关研究表明，甘草具有抗炎和抗变态的药效，除此之外，甘草生物活性成分也能够提高机体抗氧化能力，预防骨关节炎，并且有较强的抗病毒作用。

六、展望

随着科学技术进步，甘草作为一种常用中药，其活性成分相关研究发现甘草具有抗过敏、抗炎、肝脏保护、抗氧化、抗癌、降血糖等新的药理作用，且已有少数活性成分被开发为新药，以其疗效显著和低毒性被临床广泛应用；但是大部活性成分仅为体外研究，甘草活性成分和体内药理研究仍有较大的空间。

主要参考文献

［1］国家药典委员会.中华人民共和国药典：2015年版一部［S］.北京：中国医药科技出版社，2015.

［2］中国植物志编辑委员会.中国植物志［M］.北京：科学出版社，2004.

［3］骆雪梅.新复方甘草片用于镇咳临床试验研究［J］.航空航天医药，2001，（4）：207-208.

［4］臧志栋.复方甘草酸苷胶囊治疗慢性丙型肝炎的疗效观察［J］.中国医院用药评价与分析，2011，（6）：551-553.

［5］毛太生，毛宁，吴婷婷，等.复方甘草酸苷胶囊治疗318例皮肤病临床观察［J］.中国医药科学，2014，（9）：107-108.

［6］邓庭伟.甘草资源调查及质量评价研究［D］.合肥：安徽农业大学，2012.

［7］李学斌，赵志锋，陈林，等.宁夏甘草产业发展现状及对策研究［J］.生态经济，2012，12：132-135.

［8］李海华，青梅，于娟，等.甘草的研究进展［J］.内蒙古医科大学学报，2015，2：199-204.

［9］杨路路，陈建军，杨天顺，等.我国西北地区药用植物甘草野生资源的地理分布与调查［J］.中国野生植物资源，2013，5：27-31.

［10］历史上甘草的商品规格及产地［A］.中华中医药学会中药鉴定分会.中华中医药学会第十届中药鉴定学术会议暨WHO中药材鉴定方法和技术研讨会论文集［C］.

中华中医药学会中药鉴定分会，2010：3.

［11］宣春生，赵晓红，冯福盛，等.山西甘草化学成分的研究［J］.天然产物研究与开发，2000，2：18-22.

［12］高晓娟，赵丹，赵建军，等.甘草的本草考证［J］.中国实验方剂学杂志，2017，2：193-198.

［13］王继永，王文全.中国东北地区甘草资源考察报告［J］.中国中药杂志，2003，4：23-27.

［14］傅克治，吴瑞华，高奎滨.国产甘草质量的研究——东北地区野生甘草的质量比较［J］.药学学报，1964，7：473-484.

［15］李学禹.中国甘草属植物种质资源［C］.中国植物学会.第二届中国甘草学术研讨会暨第二届新疆植物资源开发、利用与保护学术研讨会论文摘要集.石河子大学甘草研究所，2004：5.

［16］闫永红.不同来源甘草的质量特征及评价研究［D］.北京：北京中医药大学，2006.

［17］潘伯荣.甘草属植物种质资源的迁地保育［A］.中国植物学会生态文明建设中的植物学：现在与未来——中国植物学会第十五届会员代表大会暨八十周年学术年会论文集——第4分会场：资源植物学［C］.中国植物学会，2013：1.

［18］刘育辰.甘草质量评价多指标检测方法的建立及其在不同来源甘草药材鉴别上的应用［D］.北京：北京中医药大学，2011.

［19］冯薇.不同来源甘草组分比较研究［D］.北京：北京中医药大学，2007.

［20］Kitagawa I., Hori K., Taniyama T., et al. Saponin and sapogenol.XL Ⅶ.on the constituents of the roots of Glycyrrhiza uralensis Fischer.from northeastern China.1.licorice-saponins A_3, B_2 and C_2［J］. *Chem Pharm Bull*, 1993, 41（1）：43-49.

［21］Li G., Zhangh., Fan Y., et al. Migration behavior and separation of active components in glycyrrhiza uralensis fischand its commercial extract by micellar electrokinetic capillary chromatography［J］. *J.Chromatogr. A*, 1999, 863（1）：105-114.

［22］Zheng Y.F., Qi L.W., Cui X.B., et al. Oleanane-type triterpene glucuronides from the roots of glycyrrhiza uralensis fischer［J］. *Planta Med*, 2010, 76（13）：1457-1463.

［23］Kitagawa I., Hori K., Sakagami M., et al. Saponin and sapogenol.XL Ⅷ. on the constituents of the roots of Glycyrrhiza uralensis Fischer.from northeastern China.2.licorice-saponinsd₃, E_2, F_3, G_2, H_2, J_2 and K_2［J］. *Chem Pharm Bull*, 1993, 41（8）：1337-1345.

［24］朱绪民，邸迎彤，彭树林，等.甘草中的化学成分［J］.中草药，2003，34（3）：199-201.

［25］Kitagawa I., Hori K., Uchida E., et al. Saponin and sapogenol.L.on the constituents of the roots of Glycyrrhiza uralensis Fischer.from xinjiang China.chemical structures of licorice–saponins L$_3$ and isoliuiritin apioside［J］. *Chem Pharm Bul*, 1993, 41（9）: 1567–1572.

［26］吴汉夔, 赵芸, 年新利, 等. 新疆甘草化学成分研究［J］. 天然产物研究与开发, 2006, 18: 415–417.

［27］舒永华, 赵玉英, 张如意. 甘草中三萜皂苷元的分离和结构鉴定［J］. 药学学报, 1985, 20（3）: 193–197.

［28］贾琦, 王邠, 舒永华, 等. 乌拉尔甘草三萜－甘乌内酯的化学结构［J］. 药学学报, 1989, 24（5）: 348–352.

［29］Hatano T., Takagi M., Itoh., et al. Acylated flavonoid glycosides and accompanying phenolics from licorice［J］. *Phytochem*, 1998, 47（2）: 287–293.

［30］朱大元, 宋国强, 蒋福祥. 甘草化学成分的研究——异甘草黄酮醇及甘草香豆素的结构［J］. 化学学报, 1984, 42（10）: 1080–1084.

［31］Fukai T., Marumo A., Kaitou K., et al. Anti–helicobacter pylori flavonoids from licorice extract［J］. *Life.Sci.*, 2002, 71（12）: 1449–1463.

［32］贾世山, 马超美, 王建民. 甘草叶中黄酮类成分的化学研究［J］. 药学学报, 1990, 25（10）: 758–762.

［33］Hayashih., Zhang S.L., Nakaizumi T., et al. Field survey of glycyrrhiza plants in central Asia（2）.Characterization of phenolics and their variation in the leaves of glycyrrhiza plants collected in Kazakhstan［J］. *Chem Pharm Bull*, 2003, 51（10）: 1147–1152.

［34］贾世山, 刘冬, 王红勤, 等. 甘草叶中甘草宁 P–3′－甲醚的分离和鉴定［J］. 药学学报, 1993, 25（8）: 623–625.

［35］Fukai T., Wang Q., Nomura T.Four new prenylated flavonoids from aerial parts of glycyrrhiza uralensis［J］. *Heterocycles*, 1989, 29（7）: 1369–1378.

［36］白虹. 栽培甘草和直立白薇的化学成分研究［D］. 沈阳: 沈阳药科大学, 2007.

［37］张海军, 刘援, 张如意. 甘草中黄酮苷类成分的研究［J］. 药学学报, 1994, 29,（6）: 471–474.

［38］刘礼荣, 符诒慧, 周黎明, 等. 抑制 hMGB1 对支气管哮喘小鼠气道炎症的影响及机制［J］. 中华医院感染学杂志, 2022, 32（11）: 1632–1637.

［39］化敏, 周倩, 蒋海强, 等. 甘草饮片中抗氧化活性成分的快速筛选及鉴定［J］. 中国药房, 2021, 32（2）: 176–181.

［40］Fumiyuki K., Xing C., Yoshisuke T.Four new phenolic constituents from licorice（root of glycyrrhiza Sp.）［J］. *Heterocycles*, 1990, 31（4）: 629–636.

［41］Ryu Y.B., Kim J.H., Park S.J., et al. Inhibition of neuraminidase activity by polyphenol compounds isolated from the roots of glycyrrhiza uralensis［J］. *Bioorg.*

Med.Chem.Lett., 2010, 20（3）: 971–974.

［42］Li S., Li W., Wang Y., et al. Prenylflavonoids from glycyrrhiza uralensis and their protein tyrosine phosphatase–1B inhibitory activities［J］. *Bioorg.Med.Chem.Lett.*, 2010, 20（18）: 5398–5401.

［43］Jia S.S., Liud., Zheng X.P., et al. Two new isopenyl plavonoids from the leaves of glycyrrhiza uralensis fisch［J］. *Chin.Chem.Lett.*, 1992, 3（3）: 189–190.

［44］贾世山, 刘冬, 郑秀萍, 等. 甘草叶中两个新异戊烯基黄酮类化合物［J］. 药学学报, 1993, 28（1）: 28–31.

［45］Yuldashev M.P.Flavonoids of the epigeal part of Glycyrrhiza uralensis［J］. *Chem.Nat. Compd.*, 1998, 34（4）: 508–509.

［46］Toshio F., Wang Q.H., Mitsuo T., et al. Structure of five new prenylated flavonoids, gancaonins L, M, N, O, and P from aerial parts of glycyrrhiza uralensis［J］. *Heterocycles*, 1990, 31（2）: 373–382.

［47］Hatano T., Aga Y., Shintani Y., et al. Minor flavonoids from licorice［J］. *Phytochem.*, 2000, 55（8）: 959–963.

［48］Kaneda M., SaitohT., Litaka Y., et al. Chemical studies on the oriental plantdrugs. XXXVI.Structure of licoricone, a new isoflavone from licorice root［J］. *Chem. Pharm.Bull.*, 1973, 21（6）: 1338–1341.

［49］He J.,Chen L.,Heberd.,et al. Antibacterial compounds from glycyrrhiza uralensis［J］. *J.Nat.Prod.*, 2006, 69（1）: 121–124.

［50］SaitohT., Noguchih., Shibata S., et al. A new isoflavone and corresponding isoflavanone of licorice root［J］. *Chem.Pharm.Bull.*, 1978, 26（1）: 144–147.

［51］杨莉, 陈海霞, 高文远, 等. 甘草抗肿瘤活性成分的研究［J］. 天然产物研究与开发, 2009, 21, 438–440.

［52］王彩兰, 张如意, 韩永生, 等. 甘草中新香豆素的化学研究［J］. 药学学报, 1991, 26（2）: 147–150.

［53］Toshio F., Junko N., Masami Y., et al. Five new isoprenoid–substituted flavonoids, kanzonols M–P and R,from two glycyrrhiza species［J］. *Heterocycles*,1994,38（5）: 1089–1098.

［54］Kuroda M., Mimaki Y., Sashida Y., et al. Phenolics with PPAR–gamma ligand– binding activity obtained from licorice（glycyrrhiza uralensis roots）and ameliorative effects of glycyrin on geneticallydiabetic KK–A（y）mice［J］. *Bioorg.Med.Chem. Lett.*, 2003, 13（24）: 4267–4272.

［55］畅行若, 徐清河, 朱大元, 等. 甘草新木脂素的分离与化学结构［J］. 药学学报, 1983, 18（1）: 45–50.

［56］Toshio F., Wang Q.H., Taro N.Six prenylated phenols from glycyrrhiza uralensis［J］. *Phytochem.*, 1991, 30（4）: 1245–1250.

［57］Han Y.N., Chung M.S., Kim T.H.Two tetrahydroquinoline alkaloids from glycyrrhiza uralensis［J］. *Arch.Pharmacal.Res.*, 1990, 13（1）: 101–102.

［58］Han Y.N., Chung M.S.A pyrrolo–pyrimidine alkaloid from glycyrrhiza uralensis［J］. *Arch.Pharmacal.Res.*, 1990, 13（1）: 103–104.

［59］Tomoda M., Shimizu N., Kanari M., et al. Characterization of two polysaccharides having activity on the reticuloendothelial system from the root of glycyrrhiza uralensis［J］. *Chem.Pharm.Bull.*, 1990, 38（6）: 1667–1671.

［60］Zhang Q., Ye M.Chemical analysis of the Chinese herbal medicine Gan–Cao（licorice）［J］. *J.Chromatogr.A*, 2009, 1216（11）: 1954–1969.

［61］Zhang J.Z., Gao W.Y., Yan S., et al. Effects of space flight on the chemical constituents and anti–inflammatory activity of licorice（Glycyrrhiza uralensis Fisch）［J］. *Iranian Journal of Pharmaceutical Research*, 2012, 11（2）: 601–609.

［62］曲晓梅，金钟太，尚艳华，等.甘草水煎液抗炎作用的实验研究［J］.实用药物与临床，2005，（5）: 14–16.

［63］杨晓露，刘朵，卞卡，等.甘草总黄酮及其成分体外抗炎活性及机制研究［J］.中国中药杂志，2013，（1）: 99–104.

［64］Kwonh.S., OhS.M., Kim J.K.Glabridin, a functional compound of licorice, attenuates colonic inflammation in mice withdextran sulphate sodium–induced colitis［J］. *Clin. Exp.Immunol.*, 2008, 151（1）: 165–173.

［65］Chenh.J., Kang S.P., Lee I.J., et al. Glycyrrhetinic Acid Suppressed NF–κB Activation in TNF–α–Induced hepatocytes［J］. *Journal of Agricultural and Food Chemistry*, 2014, 62（3）: 618–625.

［66］Li J., Tu Y., Tong L., et al. Immunosuppressive activity on the murine immune responses of glycyrol from Glycyrrhiza uralensis via inhibition of calcineurin activity［J］. *Pharm.Biol.*, 2010, 48（10）: 1177–1184.

［67］Honda H., Nagai Y., Matsunaga T., et al. Isoliquiritigenin is a potent inhibitor of NLRP3 inflammasome activation and diet–induced adipose tissue inflammation［J］. *Journal of Leukocyte Biology*, 2014, 96（6）: 1087–1100.

［68］Kim J.Y., Park S.J., Yun K.J., et al. Isoliquiritigenin isolated from the roots of Glycyrrhiza uralensis inhibits LPS–induced iNOS and COX–expression via the attenuation of NF–κB in RAW264.macrophage［J］. *Eur.J.Pharmacol.*, 2008, 584（1）: 175–184.

［69］Park S.J., Songh.Y., Younh.S.Suppression of the TRIF–dependent signaling pathway of toll-like receptors by isoliquiritigenin in RAW264.7 macrophages [J]. *Mol.Cells.*, 2009, 28（4）: 365-368.

[70] Kolbe L., Immeyer J., Batzer J., et al. Anti-inflammatory efficacy of licochalcone A: correlation of clinical potency andin vitro effects [J]. *Arch.Derm.Res.*, 2006, 298（1）: 23-30.

[71] Shibata B., Inoueh., Iwata S., et al. Inhibitory effects of licochalcone A isolated from Glycyrrhiza inflata root on inflammatory ear edema and tumour promotion in mice [J]. *Planta.Med.*, 1991, 57（3）: 221-224.

[72] Cui Y., Ao I., Li W., et al. Anti-inflammatory activity of licochalcone A isolated from Glycyrrhiza inflate [J]. *Z.Naturforsch.*, 2008, 63（5/6）: 361-365.

[73] 赵雨坤, 李立, 刘学, 等. 基于系统药理学探索甘草有效成分甘草酸的药理作用机制 [J]. 中国中药杂志, 2016, 41（10）: 1916-1920.

[74] Fuhrman B., Volkova N., Kaplan M., et al. Antiatherosclerotic effects of *licorice* extract supplementation on hypercholesterolemic patients: increased resistance of LDL to atherogenic modifications, reduced plasma lipid levels, anddecreased systolic blood pressure [J]. *Nutrition.*, 2002, 18（3）: 268-273.

[75] Seo J., Kim J., Go G., et al. Antibacterial and antioxidant activities of various medicinal plants used in oriental medicine [J]. *Natural Product Communications*, 2013, 8（6）: 823-826.

[76] 木合布力·阿布力孜, 毛新民, 热娜, 等. 新疆光果甘草黄酮类成分的抗氧化活性 [J]. 中国药学杂志, 2008, （21）: 1617-1620.

[77] Kimh.J., Lim S.S., Park I.S., et al. Neuroprotective Effects of dehydroglyasperin C through Activation ofheme Oxygenase-1 in Mousehippocampal Cells [J]. *Journal of Agricultural and Food Chemistry*, 2012, 60（22）: 5583-5589.

[78] Yang E.J., Min J.S., Kuh.Y., et al. Isoliquiritigenin isolated from Glycyrrhiza uralensis protects neuronal cells against glutamate-induced mitochondrial dysfunction [J]. *Biochemical and Biophysical Research Communications*, 2012, 421（4）: 658-664.

[79] 丛媛媛, 热娜, 卡斯木, 等. 新疆胀果甘草多糖的提取及其体外抗氧化活性 [J]. 中药材, 2009, （9）: 1435-1438.

[80] AI-Turki A.I., EI-Ziney M.G., Abdel-Salam A.M.Chemical and anti-bacterial characterization of aqueous extracts of oregano, marjoram, sage and licorice and their application in milk and labneh [J]. *Journal of Food Agriculture Environment*, 2007, 6（1）: 39-44.

[81] Park I.K., Kim J., Lee Y.S., et al. In vivo fungicidal activity of medicinal plant extracts against six phytopathogenic fungi [J]. *Int.J.Pest.Manag.*, 2008, 54（1）: 63-68.

[82] Fukai T., Marumo A., Kaitou K., et al. Antimicrobial activity of licorice flavonoids against methicillin-resistant Staphylococcus aureus [J]. *Fitoterapia*, 2002, 73 (6): 536–539.

[83] Cinatl J., Morgenstern B., Bauer G., et al. Glycyrrhizin, an active component of liquorice roots, and replication of SARS-associated coronavirus [J]. *Lancet*, 2003, 361: 2045–2046.

[84] Satoh., Goto W., Yamamura J., et al. Therapeutic basis of glycyrrhizin on chronichepatitis B [J]. *Antiviral.Res.*, 1996, 30 (2–3): 171–177.

[85] 段伟奇, 姬胜利. 甘草酸抗病毒活性的研究进展 [J]. 中草药, 2007, (4): 637–639.

[86] Huang W., Chen X., Li Q., et al. Inhibition of intercellular adhesion inherpex simplex virus infection by glycyrrhizin [J]. *CellBiochem.Biophys.*, 2012, 62 (1): 137–140.

[87] Goldberg E.D., Amosova E.N., Zueva E.P., et al. Licorice preparations improve efficiency of chemotherapy and surgical treatment of transplanted tumors [J]. *Bulletin of Experimental Biology and Medicine*, 2008, 145 (2): 252–255.

[88] 杨莉, 陈海霞, 高文远, 等. 甘草抗肿瘤活性成分的研究 [J]. 天然产物研究与开发, 2009, 3: 438–440.

[89] 马淼, 周旭莉, 户元林, 等. 乌拉甘草有效成分对人体4种肿瘤细胞增殖与凋亡的影响 [J]. 时珍国医国药, 2008, 19 (1): 9–11.

[90] Lee K.K., Omiya Y., Yuzurihara M., et al. Antispasmodic effect of shakuyakukanzoto extract on experimental muscle cramps in vivo: role of the active constituents of Glycyrrhizae radix [J]. *Journal of Ethnopharmacology*, 2013, 145 (1): 286–293.

[91] Sato Y.Role of aminopeptidase in angiogenesiss [J]. *Biol.Pharm.Bull.*, 2004, 27, 772–776.

[92] 陈晓玲. 甘草根中的抗痉挛成分之一——异甘草素及其作用部位 [J]. 国外医药 (植物药分册), 2007, (6): 270–271.

[93] Yacov F., Diana G., Eli C.Antiatherosclerotic effects of licorice extract supplementation on—hypercholesterolemic patients: decreased CIMT, reduced plasma lipid levels, anddecreased blood pressure [J]. *Food Nutr.Res.*, 2016, 60: 30830.

[94] 华冰. 甘草总黄酮的降血脂作用及机制的研究 [D]. 银川: 宁夏医科大学, 2015.

[95] 朱有胜, 褚俊. 甘草苷对大鼠动脉粥样硬化的作用及机制 [J]. 广东医学, 2015, (3): 365–368.

[96] 张明发, 沈雅琴. 甘草抗动脉粥样硬化和抗血栓形成研究进展 [J]. 西北药学杂志, 2011, (3): 222–226.

[97] Saunier E.F., Vivar O.I., Rubenstein A., et al. Estrogenic plant extracts reverse weight gain and fat accumulation without causing mammary gland or uterine

proliferation［J］. *PLos One*，2011，6（12）：e28333.

［98］Hajirahimkhan A.，Simmler C.，Yuan Y.，et al. Evaluation of estrogenic activity of licorice species in comparison withhops used in botanicals for menopausal symptoms［J］. *PLos One*，2013，8（7）：e67947.

［99］杨柳，王业秋，等. 甘草次酸和甘草酸雌激素样作用研究［J］. 中国预防医学杂志，2017，（3）：168-172.

［100］左风泽. 甘草中18β-甘草次酸的β-葡萄苷酸酶抑制作用和保肝作用［J］. 国外医学（中医中药分册），2001，23（4）：231.

［101］Guo J.S.，Wang J.Y.，Koo W.L.，et al. Antioxidative effect of glycyrrhizin on acute and chronic CCl_4-induced liver injuries［J］. *J.Gastroen.Hepatol.*，2006，21：154.

［102］Zhaid.，Zhao Y.，Chen X.，et al. Protective effect of glycyrrhizin，glycyrrhetic acid and matrine on acute cholestasis induced by alpha-naphthylisothiocyanate in rats［J］. *Planta.Med.*，2007，73（2）：128.

［103］Tang B.，Qiao H.，Meng F.，et al. Glycyrrhizin attenuates endotoxin induced acute liver injury after partial hepatectomy in rats［J］. *Braz.J.Med.Biol.Res*，2007，40（12）：1637-1646.

［104］高雪岩，王文全，魏胜利，等. 甘草及其活性成分的药理活性研究进展［J］. 中国中药杂志，2009，（21）：2695-2700.

［105］Meng X.Y.，Yang S.B.，Pi Z.F.，et al. An investigation of the metabolism of liquiritin and the immunological effects of its metabolites［J］. *Journal of Liquid Chromatography and Related Technologies*，2012.35（11）：1538-1549.

［106］中村理慧. 甘草中抗溃疡作用的主要成分［J］. 国外医学（中医中药分册），2005，27（1）：50.

［107］俞腾飞，田向东，李仁，等. 甘草黄酮、甘草浸膏及甘草次酸的镇咳祛痰作用［J］. 中成药，1993，（3）：32-33.

［108］Yu X.Q.，Xue C.C.，Zhou Z.W.，et al. In vitro and in vivo neuroprotective effect and mechanisms of glabridin,a major active isoflavan from Glycyrrhiza glabra（licorice）［J］. *Life Sci.*，2008，82：68-78.

［109］Dhingrad.，Parle M.，Kulkarni S.K.Memory enhancing activity of Glycyrrhiza glabra in mice［J］. *J.Ethnopharmacology*，2004，91：361-365

［110］陆海英，霍娜，王广发，等. 复方甘草酸苷治疗传染性非典型肺炎（SARS）的临床研究［J］. 中国药房，2003，14（10）：610-612.

［111］吕小华，吴铁，覃冬云. 甘草酸对哮喘小鼠气道炎症及磷脂酶A_2活性的影响［J］. 时珍国医国药，2007，18（10）：2379.

［112］吕小华，吴铁，覃冬云. 甘草对慢性小鼠哮喘模型气道炎症及外周血Th_1/Th_2失

衡的影响［J］.中国临床药理学与治疗学，2006，11（5）：532-533.

［113］王惠敏.甘草药理作用及其临床应用［J］.中国中医药信息杂志，2004，11（4）：7-9.

［114］张晓东，李红梅.甘草对心肌缺血再灌注损伤的保护作用研究［J］.中国药理学通报，2010，26（10）：1302-1305.

［115］周浩然，李家立，杨洁，等.经典名方炙甘草汤治疗心律失常的研究现状［J］.中药药理与临床，2023，39（5）：123-128.

［116］杨必乾，何昱洁，何慧明，等.甘草及其复方调控肠道微生物改善药源性肝损伤的研究进展［J］.药学研究，2024，43（4）：391-395.

［117］赵悦怡，逯素梅，葛肖肖，等.复方甘草酸苷对肝癌合并肝硬化的作用研究［J］.中国现代普通外科进展，2020，23（3）：169-172.

［118］刘艳.观察复方甘草酸苷、甘草酸二铵、异甘草酸镁3种甘草酸制剂治疗病毒性肝炎合并高胆红素血症的临床疗效［J］.中国医药指南，2018，16（9）：175-176.

［119］王吉燕.复方甘草酸苷对EB病毒感染所致肝炎患儿EB病毒载量及肝功能的影响［J］.临床研究，2020，28（8）：106-107.

［120］李荣霞，刘洁，赵玲琳，等.不同保肝药物治疗抗类风湿药物所致药物性肝损伤的效果及药物成本比较［J］.中国医药，2019，14（3）：396-399.

［121］沈斌，蒋利亚，陈猛，等.药物利用评价和药物利用评估法评价我院慢性乙型肝炎住院患者保肝药的使用情况［J］.中华全科医学，2016，14（7）：1144-1146.

［122］田玉梅，赵静，陈盼，等.医用臭氧联合甘草酸二胺胶囊治疗慢性乙型肝炎肝纤维化疗效及对肝功能的影响［J］.疑难病杂志，2018，17（6）：572-575.

［123］杨水秀，余淑，刘静，等.大黄甘草汤治疗化疗呕吐的效果观察［J］.实用中西医结合临床，2020，20（10）：6-8.

［124］潘龙赐，王品，黄怡娴，等.大黄甘草汤结合穴位敷贴对非小细胞肺癌化疗致胃肠道反应的效果观察［J］.中国药物与临床，2021，2117：2918-2922

［125］邱汉波，周尧红，赵艺蔓，等.补中益气汤加减联合铂类化疗对中晚期非小细胞肺癌疗效及不良反应的Meta分析［J］.实用中医内科杂志，2021，35（11）：32-36，151-154.

［126］陆海英，霍娜，王广发，等.复方甘草酸苷治疗传染性非典型肺炎（SARS）的临床研究［J］.中国药房，2003，14（10）：610-612.

［127］周外民，赵富明，李榜龙，等.甘草酸二胺在普通型新型冠状病毒肺炎患者治疗中的临床价值［J］.病毒学报，2020，36（2）：160-164.

［128］杨磊，刘佳琦，边原，等.复方甘草酸苷治疗新型冠状病毒肺炎的可行性分析［J］.华西药学杂志，2020，35（3）：342-346.

［129］王波，王丽，刘晓峰，等.中药甘草成分和药理作用及其现代临床应用的研究进展［J］.中国医药，2022，17（2）：316-320.

红景天

红景天，隶属景天科（*Crassulaceae*）红景天属（*Rhodiola* L.），乃多年生草本或亚灌木植物，被誉为"高原人参"，是珍稀药用植物之一。其全草皆可入药，且在我国古代已有广泛应用，相关记述散见于《本草纲目》《神农本草经》等古籍医书，其中提及景天能"祛邪恶气，补诸不足"。我国卫生部于 1991 年正式将红景天列为新食品资源，而其有效成分红景天苷，更被作为新增对照品收入《中华人民共和国药典（2005 年版）》。

一、植物资源

（一）植物学特性

红景天植株高约 25cm，根直立且肉质，呈粗壮圆锥形，根茎附带须根。根茎圆柱状，较短而粗壮，覆有鳞片状叶。花茎由茎顶端的叶腋发出，上生椭圆形肉质叶，几无叶柄，顶生聚伞花序。红景天生命力顽强，能在恶劣的高原环境中生长，因独特成分而被誉为"高原人参"。其根茎入药，是极具药用价值的珍贵中药。

（二）生物学特性

红景天全球共有 200 余种，多分布于北半球寒冷高海拔地区，如欧洲、亚洲、北美。我国、朝鲜、日本及北美洲均可见。我国有 73 种、2 亚种、7 变种，主要分布于西北、西南、东北及华北部分地区，云南、四川和西藏高寒地区种类尤为丰富，其中西藏有 32 种、2 变种，四川有 22 种。除少数生长在海拔 2000 米左右的高山草地、林下灌丛或沟旁岩石附近外，大多种类生长于海拔 3500～5000 米的石灰岩、花岗岩、山地冰川、山梁草地或山谷岩石上，且常密集生长。

较为常见的红景天品种包括大花红景天（*Rhodiola crenulata*）、云南红景天（*Rhodiola yunnanensis*）、深红景天（*Rhodiola eaccinca*）、狭叶红景天（*Rhodiola kiviloci*）、玫瑰红景天（*Rhodiola rosea*）、四裂红景天（*Rhodiola quadridida*）、小丛

红景天（*Rhodioladumulosa*）、圣地红景天（*Rhodiola sacra*）、高山红景天（*Rhodiola sachalinensis*）等（见表7-1）。其中，玫瑰红景天被外国学者誉为"黄金根"（*Golden root*），作为最早用于医疗的红景天品种，其开发与研究尤为深入广泛。

表7-1　常见6种红景天属植物种类及其分布

中文名	拉丁名	分布
大花红景天	R.crenulata	西藏、云南、四川
玫瑰红景天	R.rosea	新疆、山西、河北
库页红景天	R.sachalinensis	吉林、黑龙江
长鞭红景天	R.fastigiata	云南、四川、西藏
唐古特红景天	R.algida	四川、甘肃、宁夏
四裂红景天	R.quadrifida	西藏、四川、甘肃

二、炮制加工

红景天，景天科植物，以根和根茎入药，性寒、味甘涩，归肺、心经。历代医药家对其炮制工艺不断探索，形成了多种炮制方法，以适应不同的临床需求。以下是红景天的几种常见炮制方法：

（一）生红景天

取原药材，除去杂质，洗净，润透后切片，晒干或烘干。生红景天主要用于清肺止咳、止血、止带。

（二）炙红景天

将生红景天片平铺在加热的锅上，用文火加热，不断翻动，炒至红景天片表面微黄，有香气逸出时取出，晾凉。炙红景天增强了补脾益气的作用。

（三）蜜炙红景天

取适量蜂蜜，加热熔化后，加入红景天片拌匀，使红景天片均匀裹上蜂蜜，继续用文火炒至深黄色，不粘手时取出，晾凉。蜜炙红景天增强了润燥养阴的作用。

（四）酒炙红景天

取适量黄酒或白酒，与红景天片拌匀，闷透后用文火炒至红景天片表面微黄，取出晾凉。酒炙红景天增强了活血化瘀的作用。

（五）土炒红景天

将灶心土粉加热至灵活状态，加入红景天片拌炒，至红景天片表面均匀覆盖土粉后取出，筛掉土粉，晾凉。土炒红景天主要用于健脾和胃。

（六）蒸红景天

将红景天片放入蒸锅内，蒸至软熟，取出晾凉。蒸红景天主要用于润肺止咳、滋阴润燥。

三、化学成分

目前，国内外已对红景天属约 20 种植物进行了化学成分研究，从中成功分离出 100 余种化合物。其中，红景天苷及其苷元酪醇、酪萨维、二苯甲基六氢吡啶，以及红景天素，即草质素 –7–O–（3–O–β–D– 吡喃葡萄糖基）–α–L– 吡喃鼠李糖苷和草质素 –7–O–α–L– 吡喃鼠李糖苷，为主要药理活性成分（结构式见图 7-1）。此外，理化测试显示红景天植物富含 21 种微量元素和 18 种氨基酸，其中包括 7 种人体必需氨基酸。值得注意的是，每 100g 鲜红景天根中的维生素 C 含量是胡萝卜的 3.3 倍、苹果的 15 倍、柑橘的 2.7 倍。

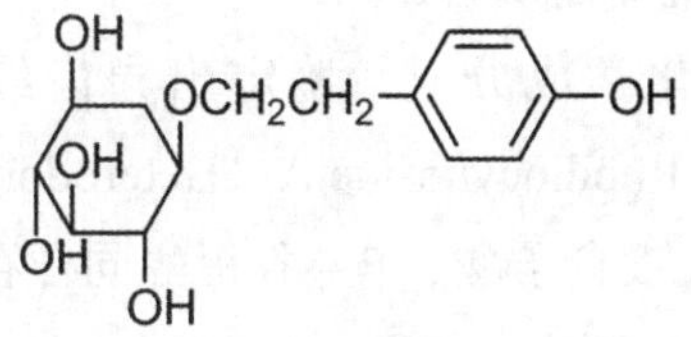

红景天苷 1

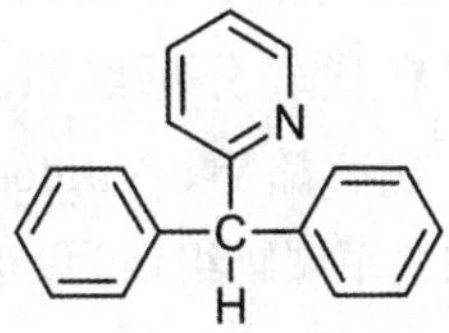

二苯基甲基六氢吡啶 2

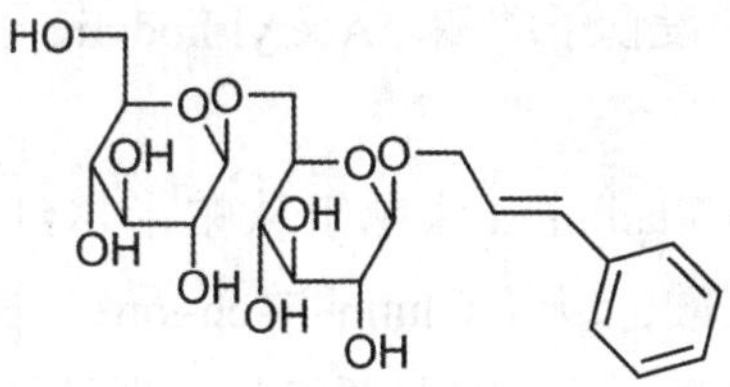

酪维萨 3

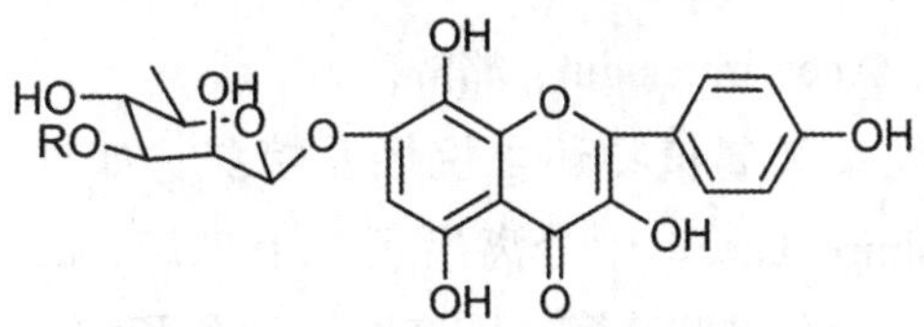

草质素 -7-α-L- 吡喃（R=H）4

红景天素（R=β-glucopyranosyl）5

图 7-1　红景天属植物主要活性成分结构式

（一）红景天属不同种类的红景天中主要化学成分

Aleksanteri 和 Bao 课题组从玫瑰红景天（R.rosea）中分离出红景天苷、酪醇、

β－谷甾醇、β－（E）－肉桂醇基 –O–α–L－呋喃型阿拉伯糖基 –D－呋喃葡萄糖苷、没食子酸、没食子酸甲酯、没食子酸乙酯、黄酮类、山奈酚、山奈酚 –7–O－鼠李糖、小麦黄素、小麦黄素 –5–O－葡萄糖苷、小麦黄素 –7–O－葡萄糖苷、8–甲基 –草棉黄素、胡萝卜苷、甲基鞣酸、咖啡酸、伞形花内酯等。

李建新课题组从高山红景天（R.sachalinesis）中得到蒲公英甾醇乙酸酯、异莫替醇、β－谷甾醇、胡萝卜苷、红景天苷、β－（E）－肉桂醇基 –O－（6′–O–α–L－吡喃阿拉伯糖基）–D－吡喃葡萄糖苷。

骆传环和 Lei 课题组研究分析了红景天属植物大花红景天（R.crenulata），获得了红景天苷、酪醇、大花红景天素、geramol、myrtenol、Linalool、异戊烯 –3–O–β–D－葡萄糖苷、6–O–galloyl–salidroside、没食子酸、1，2，3，4，6–penta–O–galloyl–β–D–glucopyranoside、草质素 –7–O–D–L－吡喃鼠李糖、阿拉伯糖、葡萄糖、甘露糖、半乳糖等。彭江南课题组认为狭叶红景天（R.kirilowii）中存在酪醇、红景天苷、β－谷甾醇、百脉根苷、蔗糖等糖类。罗定强和赵翔宇课题组研究了小丛红景天（R.dumulosa）根茎的化学成分，从乙酸乙酯部分得到了多个化合物：β－谷甾醇、草质素 –8–甲醚、山奈酚、山奈酚 –7–O–α－鼠李糖苷、胡萝卜素、胡萝卜苷、草质素 –7–O–α－鼠李糖苷、草质素 –7–O－（3′–β–D－葡萄糖基）–α－鼠李糖苷、大花红景天苷、大黄酚 –8–O–β–D－葡萄糖苷。Kurkin 分析库页红景天（R.sachalinensis）得到酪醇、红景天苷、β－谷甾醇、β－（E）－肉桂醇基 –O–α–L－呋喃型阿拉伯糖基 –D－呋喃葡萄糖苷、β－（E）－肉桂醇基 –O－（6–O–α–L－吡喃型葡萄糖基）–D－吡喃葡萄糖苷。

Gad 课题组在比较分析红景天属 3 种植物的化学成分时，鉴定出异齿红景天（R.heterodonta）含有酪醇、Viridoside、红景天苷、Rhodiocynoside A、Heterodontoside 等有效成分。陈纪军课题组认为，红景天苷、酪醇、没食子酸、β－谷甾醇同样存在于德钦红景天（R.atuntsuensis）中，另含 3，5，7，8–四羟基 –黄酮 –4′－氧 –α–L－鼠李糖吡喃苷、草质素 –8–甲醚、槲皮素、芦丁等。Pangarova 从谢氏红景天（R.semenovii）中分离出儿茶酚、（–）–表儿茶酚、（–）–表儿茶酚没食子酸酯、Acetylrhodalin、红景天苷、Acetylrhodagin、酪醇。

红景天属植物还含烷烃及烷酸，如刘俊岭和 Vladimird 课题组从帕米尔红景天（R.pamiroalaica）中分离出正二十二烷、二十六烷酸，以及 Glutin–5–en–one、β－谷甾醇、对羟基苯乙酮、山奈酚、没食子酸、云杉苷等。邱林刚课题组分析喜马红景天（R.himalensis）的化学成分，发现含 β－谷甾醇、胡萝卜甾醇、小麦黄素、没食子酸、没食子酸乙酯、麦芽糖。

Krasnov 课题组分析了优美红景天（R.coccinea）的化学成分，得到了 Anthocyanin、Arbutin、槲皮素、异槲皮素、莨菪 6–O–galloyarbutin、异槲皮素葡萄糖苷、没食子酸、草酸。Krasnov 课题组还详细鉴定了长鳞红景天（R.gelida）和克氏红景天（R.krylovii），并从中分别分离出 Gelidol、酪醇、红景天苷、对羟基苯乙酮、没食子酸、Acetylrhodalgin、herbacetin-8-*O*-α-L-鼠李糖、herbacetin-8-*O*-β-D-木糖-4′-*O*-D-木糖苷。Kurlin课题组从条叶红景天（R.linearifolia）中分离得到了Rhodalide、dsucosterol、酪醇、红景天苷、β-谷甾醇、焦没食子酸、phloroglucinol、没食子酸、rosiridol。马忠武课题组从帕里红景天（R.phariensis）中得到了1-docosanol、cerotic acid、1-nonadecanol、β-谷甾醇、1-heptacosanol、红景天苷、酪醇、caffeic acid、没食子酸、Umbelliferone、帕里苷。Pangarova还从唐古红景天（R.tanggutica）中分离得到algidin、没食子酸、diacetylrhodalgin、rhodalide、rhodalgin、rhodalgisin、rhodalginin、rhodalgiside、alginin、triacetylrhodalgin。彭江南课题组从红鞭红景天（R.fastigiata）中分离出红景天苷、酪醇、胡萝卜素、草质素-8-*O*-α-D-米苏糖苷、4-甲氧基草质素、双氢山奈酚等化合物。另有文献报道，红景天属植物羽裂红景天（R.pinnatifida）、浅绿红景天（R.viridula），四裂红景天（R.guadrilida）中含有herbacetin、myricetin，酪醇、红景天苷、草酸、山奈酚、槲皮素、myricetin-3-*O*-β-D-glucoside、没食子酸、rosin、rosavin、rhodiolin、rhodiosin、rhodionin、8-rethylherbacetin、acetylrhodalin，umbelliferone、山奈酚、skimmin等。

（二）化学成分分析

红景天属植物所含化学成分丰富，主要包括苷类、黄酮类、挥发油类、香豆素类、萜类、甾类和生物碱类等。

1.苷类

该类成分以黄酮醇苷和苯烷基苷为主。黄酮醇苷是红景天属植物的重要有效化学成分，其成苷位置主要在3、7、4或8位，通常连接有一至两个糖分子，这些糖包括葡萄糖、鼠李糖、阿拉伯糖及木糖等，还有部分糖的乙酰化物。此外，多数红景天含有苯烷基苷类，以乙基苷类（如红景天苷）、苯丙素苷类（如酪萨维）和酚苷为代表。红景天属植物中还包括单萜苷、异槲皮素苷、芦丁苷、云杉苷等其他苷类。

红景天中分离得到的酪醇及其苷类化合物见表7-2。

表7-2　红景天中分离得到的酪醇及其苷类化合物

序号	化合物	结构
1	红景天苷	
2	酪醇	

序号	化合物	结构
3	2-phenylethyl-β-D-glucopyranoside	
4	2-phenylethyl-O-α-L-arabinopyranosyl（1→6）-β-D-glucopyranoside	
5	2-（4-hydroxyphenyl）-ethyl-O-β-D-glucopy-ranosyl-6-O-β-D-glucopyranoside	
6	2-（4-methoxyphenyl）-ethyl-β-D-glucopyra-noside	
7	p-hydroxyphenethyl-anisate	
8	benzyl-O-β-glucopyranoside	
9	Phenylmethyl-6-O-α-L-arabinofuranosyl-（1→6）-β-D-glucopyranoside	
10	Phenylmethyl-7-O-α-L-arabinopyranosyl-（1→6）-β-D-glucopyranoside	
11	p-hydroxyphenacyl-β-D-glucopyranoside	
12	Crenulatanoside C	

2. 黄酮类

红景天属植物中的黄酮类化合物主要有黄酮醇、槲皮素、芦丁和山奈酚等（表 7-3）。

表 7-3　红景天中分离得到的黄酮类化合物

序号	化合物	结构
1	草质素 -8- 阿拉伯糖苷	
2	草质素 -8-O-α-D- 来苏糖苷	
3	4′- 甲氧基草质素	
4	Rhodiosin	
5	Rhodionin	
6	Rhodionidin	
7	Rhodalin	
8	Acetylrhodalin	

序号	化合物	结构
9	Alginin	
10	Rhodalide	
11	kaempferol	
12	kaempferol–3–*O*–β–D–xyl（1→2）–β–D–glc	
13	kaempferol–3–*O*–β–D–glc	
14	kaempferol–7–*O*–α–L–rha	
15	kaempferol–3–*O*–β–D–glc（1→2）–β–D–glc	
16	Sachaloside Ⅲ	
17	Sachaloside Ⅳ	

续表

序号	化合物	结构
18	大花红景天苷	
19	Leucoside	
20	Rhodiolgin	
21	Rhodiolgidin	
22	德钦红景天苷	
23	Rhodioflavonoside	
24	芦丁	
25	槲皮素	
26	Rodalgin	

续表

序号	化合物	结构
27	Acetylrodalgin	
28	diacetylrhodalgin	
29	triacetylrhodalgin	
30	Rhodiolin	
31	5，7，3′，5′-四羟基二氢黄酮	
32	Eriodictyol	
33	Tricin	
34	Tricin-5-O-Glc	
35	Tricin-7-O-Glc	

序号	化合物	结构
36	木犀草素	
37	luteolin-7-ethylether	

3. 苯丙素类

该属植物中分离出的苯丙素类化合物类型多样，包含简单苯丙素类、香豆素类和木脂素类。这些成分展现出优良的神经兴奋、亲神经性、益智、抗抑郁及抗癌等效用。目前，这类物质已被视作评判红景天药材品质的关键指标之一。从该属植物中成功分离的苯丙素类化合物详见表7-4。

表7-4 红景天中分离得到的苯丙素类化合物

序号	化合物	结构
1	Rosin	
2	Rosavin	
3	Rosarin	
4	sachaliside I	
5	Vimalin	
6	肉桂醇 -6′-O-α-吡喃木糖 -O-β-吡喃葡萄糖苷	
7	Coniferoside	

续表

序号	化合物	结构
8	反式肉桂醇	
9	对 –O– β – 吡喃葡萄糖基 – 苯丙烯酸	
10	clemastanin A	
11	dihydroconiferin	
12	Dihydroconiferylalcohol– β –O– β –D–glc	
13	3–phenylpropyl– β –D–glc	
14	Eugenyl–O– β –D–apiofuranosyl（1 → 6）– β –D–glc	
15	Gein	
16	（E）–p– 羟基苯丙烯羧	
17	（7S，8R）*4，7，9，3′，9′ – Pentahy –droxy–3–methoxyl– 8–4′ –oxyneolignan–3′ –O– β –D–glc	

序号	化合物	结构
18	（7S，8S）–4，7，9，3′，9′–Pentahy –droxy–3–methoxyl–8–4′–oxyneolignan–3′ –O– β –D–glc	
19	（7R，8S）–4，7，9，3′，9′–pentahy –droxy–3–methoxyl–8–4′–oxy –neolignan–4–O– β –D–glc	
20	（7R，8R）–4，7，9，3′，9′–pentahy –droxy–3–methoxyl–8–4′–oxy –neolignan–4–O– β –D–glc	
21	（7S，8R）–4，7，9，3′，9′–Pentahy –droxy–3–methoxyl–8–4′–oxy –neolignan–4–O– β –D–glc	
22	（7R，8R）–4，7，9，3′，9′–Pentahy –droxy–3–methoxyl–8–4′–oxy –neolignan–4–O– β –D–glc	
23	（7S，8S）–4，7，9，3′，9′–Pentahy –droxy–3–methoxyl–8–4′–oxy –neolignan–4–O– β –D–glc	
24	（7R，8R）–threo–4，7，9，9′–tetra–hydroxy–3，3′–dimethoxy–8–O–4′–neolignan–4–O– β –D–glc	
25	5′–Methoxy–（＋）–isolariciresi–nol–4′ –O– β –D–glc	

续表

序号	化合物	结构
26	5′–Methoxy–8′–hydroxyl–（＋）–isolariciresinol–4′–O–β–D–glc	
27	5–Methoxy–（＋）–isolariciresi –nol–4′–O–β–D–glc	
28	8′–Hydroxy–（＋）–isolariciresi –nol–9–O–β–D–xyl	
29	（＋）–cycloolivil–4′–O–β–D–glc	
30	（＋）–isolarisiresinol	
31	（＋）–isolarisiresinol–4′–O–β–D–glc	
32	（＋）–isolarisiresinol–4–O–β–D–glc	

续表

序号	化合物	结构
33	(+) -isolarisiresinol-9-*O*-β-D-xyl	
34	(7R，8S) -Dihydrodehydro -diconiferyl Alcohol-3′ -*O*-β-D-gmc	
35	(7R，8S) -Dihydrodehydro -diconiferyl Alcohol-3′ -*O*-α-L-rha-4-*O*-β-D-glc	
36	(7S，8R) -dihydrodehydro -diconiferyl alcohol-3′ -*O*-β-D-glc	
37	(7R，8S) -dihydrodehydro -diconiferylalcohol-4-*O*-β-D-glc	
38	(7S，8R) -dihydrodehydro -diconiferylalcohol-9-*O*-α-L-rha	
39	异落叶松脂素	
40	(+) -isolariciresinol-9-*O*-β-D-glc	

续表

序号	化合物	结构
41	Cedrusin	
42	迷迭香酸	
43	7- 甲氧基香豆素	
44	Nodakenin	

4. 氰苷、酚苷及其他苷类化合物

红景天中亦含有若干具备抗组胺活性的氰苷类化合物。从红景天中已成功分离出氰苷、酚苷等多种苷类化合物（表 7-5）。

表 7-5　红景天中分离得到的氰苷、酚苷及其他苷类化合物

序号	化合物	结构
1	crenulatanoside B	
2	crenulatanoside A	
3	Rhodiocyanoside A	
4	Rhodiocyanoside B	

序号	化合物	结构
5	Lotaustralin	
6	Rhodiocyanoside D	
7	sarmentosin	
8	Sachalosides V	
9	hetorodendrin	
10	icarisided 2	
11	对 –O–β–吡喃葡萄糖基–苯–2–丁酮	
12	domesticoside	
13	Picein	

5. 萜类化合物

从红景天属植物中已成功分离出 30 余种萜类化合物，其种类繁多，极性分布广泛。例如，蒲公英甾醇乙酸酯和异莫替醇均属于五环三萜类，且极性相对较小；而 sachalinols A、sachalinols B 和 sachalinols C 则归为单萜类化合物。从该属植物中分离出的萜类化合物见表 7-6。

表 7-6　红景天中分离得到的萜类化合物

序号	化合物	结构
1	大花红天素	
2	Rosiridiol	
3	Rosiridin	
4	Rhodiolosid B	
5	Rhodiolosid C	
6	Rhodiolosid A	
7	sachalinoside A	
8	Rosiridoside A	

续表

序号	化合物	结构
9	Rosiridoside B	
10	Rosiridoside C	
11	Geranyl-β-D-glc	
12	geranyl-1-O-a-L-ara（1→6）-β-D-glc	
13	sachalinols A	
14	sachalinols A	
15	Rhodiolosid E	
16	Sachaloside Ⅶ	
17	kenposide A	
18	Sachalol	

续表

序号	化合物	结构
19	Sachaloside Ⅵ	
20	sachalinoside B	
21	creosides Ⅰ	
22	creosides Ⅱ	
23	Sachaloside Ⅷ	
24	creosides Ⅲ	
25	creosides Ⅴ	
26	sachalinols B	
27	sachalinols C	

续表

序号	化合物	结构
28	Sachalosides Ⅱ	
29	Sachalosides Ⅰ	
30	Sacranoside A	
31	Myrtenyl–10–*O*–β–D–glc	
32	蒲公英甾醇乙酸酯	
33	异莫替醇	

6. 鞣质类化合物

鞣质类化合物在红景天属植物中广泛分布，但种类有限。其中，没食子酸普遍存在于红景天属众多植物中（表 7-7）。没食子酰基是鞣质类化合物的主要构成基团，其所含基团数量越多，化合物的极性越强。因此，这类化合物的极性范围也较广。例如，帕里苷（1）仅含一个没食子酰基，而 1，2，3，4，6- 五没食子酸基 –β–D- 吡喃葡萄糖则含有五个没食子酰基。

表7-7 红景天中分离得到的鞣质化合物

序号	化合物	结构
1	帕里苷	
2	6-O-没食子酰基红景天苷	
3	1，2，3，4，6-五没食子酸基 β-D-吡喃葡萄糖	
4	1，2，3，6-四没食子酸基 β-D-吡喃葡萄糖	
5	没食子酸	
6	鞣花酸	

7. 其他成分

除上述几类化合物外，红景天属植物中还含有其他类化合物，例如芳烷类和烷苷类化合物。这些其他化合物的结构和类型详见表7-8。

表7-8 红景天中分离得到的其他成分

序号	化合物	结构
1	长鞭红景天素甲	

续表

序号	化合物	结构
2	1-octenyl-3-O-β-D-glucopyranoside	
3	Rhodiooctanoside	
4	1-octyl-β-D-glucopyranoside	
5	Heterodontoside	
6	2-phenylethyl-β-D-glucopyranoside	
7	2-（4-methoxyphenylethyl）-ethyl-β-D-glucopyranoside	
8	Benzyl-O-β-D-glucopyranoside	
9	岩白菜素	
10	对羟基苯乙酮	

8. 毒性成分

药理学研究显示，红景天醇及水提取物属于无毒或低毒。红景天中主要的毒性成分为生氰苷和百脉根苷，均属脂肪族生氰苷。实验证实，狭叶红景天含有高量的生氰苷和百脉苷。

四、药理作用

红景天作为药草，在我国已有千余年的应用历史。《中国药典》自 20 世纪 70 年代的 1977 年版起，便收录了红景天，使其成为现代中医的常用药。1991 年，国家卫生部批准红景天为新资源食品；至 2002 年，进一步确定为可用作保健食品。2005 年版《中国药典》正式将红景天从附录收入名录，并明确大花红景天（R.crenulata）为入药品种。现代药学书籍如《中国药物大全》和《现代实用本草》也记载了红景天的功效，包括抗疲劳、抗氧化、抗微波辐射等多种重要作用。红景天在国外的记载可追溯至公元前 77 年，当时希腊医生 Dioscorides 在其著作《De Materia Medica》中已详细记述了红景天的药用价值。近年来，红景天属药用植物的药理研究主要聚焦于抗缺氧、抗氧化、抗辐射、抗疲劳及保肝等作用。现对其药理效果概述如下：

（一）抗衰老

人体衰老与神经内分泌调节的改变紧密相关，特别是下丘脑–垂体的衰老在这一过程中起着核心作用。垂体中的生长激素细胞能分泌对机体蛋白质合成至关重要的生长激素。然而，随着年龄增长，生长激素的分泌逐渐减少，导致机体蛋白质合成代谢率下降。郝利铭课题组的研究显示，红景天素能增强老龄大鼠生长激素细胞的活力，并促进其分泌，从而具有延缓衰老的功效。此外，机体老化与细胞组织的退行性变化有关，这种变化多是由自由基的毒害作用引发的，如阿尔茨海默病等老年性疾病。实验证实，红景天的活性成分能有效抑制乙酰胆碱酯酶的活性，减少自由基的生成并降低其氧化能力。从某种角度看，红景天的活性成分可作为乙酰胆碱酯酶的抑制剂，在医学上具有预防阿尔茨海默病的潜力。

王淑兰课题组指出，红景天素能延长人胚肺二倍体细胞（2BS）的传代寿命，促进细胞生长增殖，并能增强腺苷三磷酸腺苷酶（ATPase）活性、降低酸性磷酸酶（ACPase）活性，进而促进 DNA 合成，提升巨噬细胞的吞噬能力。这些作用共同提高细胞活力，调节细胞代谢与合成，从而延缓衰老。此外，王大光课题组的研究揭示，红景天苷能显著抑制黑素生成和酪氨酸酶活性，进而提升细胞生命力，延缓细胞衰老。卢永昌课题组则采用 $Na_2S_2O_3$–I_2 测定 POV 值的方法，利用新疆红景天乙醇提取物对五种油脂的抗氧化性进行了探究。结果显示，该提取液对这五种油脂均具有一定的抗氧化作用。由此可见，红景天具有类似人参的补益效果，能延缓机体衰老，提高工作效率。

（二）抗缺氧、抗疲劳

缺氧作为一种紧张性刺激，能引发机体的多种应激反应，其中脑和心肌缺氧甚至可能导致小白鼠在常压下死亡。红景天则显示出显著的抗疲劳效果，它能帮助身体更有效地利用肝糖和三磷酸腺苷，从而为肌肉活动提供更充足的能量。陈亚东课题组的研究表明，红景天能延长小白鼠在常压缺氧环境下的存活时间，减轻由抗刺激性反应引发的脑下垂体和肾上腺皮质系统在形态与功能上的改变，并能促使已衰竭的肾上腺皮质功能快速恢复正常。李晶等发现红参－红景天混提液能显著提升小鼠游泳时间，且血清尿素氮水平均明显降低，肝糖原水平均明显升高，血清中乳酸含量明显降低，表明混合提取液具有较为显著的抗疲劳效果。

（三）抗病毒、抗肿瘤

红景天在抑制癌细胞生长繁殖方面表现出色，它能提高 T 淋巴细胞的转化率和吞噬细胞的活力，进而增强免疫力。韩学军课题组通过研究红景天对体外培养的人胃腺癌细胞系 SGC27901 的直接抑制作用，发现红景天能抑制 SGC27901 细胞的 DNA 合成，显示出细胞毒性作用，且这种抑制作用随着药物浓度的增加而增强。Bocharova 课题组的临床实验数据显示，浅表性膀胱癌患者在口服红景天提取物后，癌症的复发率能降低至原来的 1/2。Udintsev 课题组的研究证实，红景天提取物能在显著降低化疗药物阿霉素对肝毒性的同时，增强阿霉素的抗癌效果。Agnieszka 课题组的研究则发现，红景天提取物能抑制人白血病细胞的增殖，并且在不引起染色体变异和微核出现的情况下，通过抑制白血病细胞分裂的 S 期，导致白血病细胞的凋亡坏死。

（四）对心血管系统的作用

红景天能增强心肌收缩力，改善心肌供血供氧，减轻心肌细胞损伤，从而保护心肌。Maimeskulovaz 课题组发现，高山红景天提取液在抗肾上腺素的作用下，能显著提高中枢和外周阿片受体的活性，对肾上腺心律失常动物模型产生显著的抗心律不齐和预防效果。张涵等研究证实通过胸主动脉缩窄法观察长期给予红景天苷的大鼠，其血压和血管的病理变化，发现红景天苷可降低血压，减轻血管内皮损伤，进一步保护心血管。

（五）抗抑郁和抗焦虑活性

Perfumi 课题组通过老鼠强迫游泳实验表明，红景天提取物具有类抗抑郁作用，并显示出类抗焦虑活性。Panossian 课题组采用 Porsolt 行为绝望分析方法，研究了红景天制剂及其提纯物质的抗抑郁作用。结果发现，红景天提取物的抗抑郁效果优于抗抑郁剂丙咪嗪等。其中，红景天苷和酪醇被确定为主要作用成分。酪萨维、酪生、酪萨利虽单独无太多活性，但与红景天苷结合使用可产生协同作用，增强红景天苷的活性。

（六）对神经系统的作用

红景天制剂对中枢神经系统具有兴奋和抑制的双向调节作用，能有效消除紧张情绪，均衡调节中枢神经，提高注意力和记忆力。姜文华课题组研究发现，红景天素能显著改善大鼠的学习记忆障碍，增加海马中 Ach 含量及 ChAT 活性，降低脑组织 LPO 含量，提高 SOD 活性，并抑制大脑、海马锥体细胞细胞器的退行性病变。吴永强课题组发现，红景天提取物能有效抑制胆碱酯酶活性，显著降低 AD 模型动物大脑皮层内胆碱酯酶活力，改善其学习记忆能力。Kurkin 课题组的研究也支持红景天的益智效用。

（七）对脑力劳动和体力劳动的影响

Zotova 课题组研究显示，口服红景天提取物能显著降低大脑的出错率，并增强短期记忆力。Shevtsov 课题组发现，红景天提取物可降低压力下的疲劳感，提升大脑工作效率。Krasik 课题组的研究指出，服用红景天酊剂两到三周后，受试者的工作效率和质量均显著提高，且降低了因疲劳引发心脏代偿失调的风险。Bock 课题组的研究表明，红景天提取物能提升运动耐力，使力竭时间延长 3%，这可能与细胞线粒体中 ATP 的合成代谢有关。

（八）对呼吸系统的作用

红景天有益气通脉、宣肺平喘之效。徐克劲课题组发现，复方红景天对重症肺动脉高压体外循环急性肺损伤早期防治具有良好作用。其机制可能是红景天苷在缺氧条件下能明显抑制肺动脉平滑肌的增殖并促进 DNA 合成，进而降低肺循环阻力，提高血氧含量，保护肺部。

（九）对免疫系统的作用

研究发现，红景天多糖能显著增加小鼠分泌特异抗体的细胞数。朴花课题组采用同位素法，结合单克隆抗体，在体内外检测了体液免疫、细胞免疫及巨噬细胞的吞噬能力。脾淋巴转化实验显示，红景天多糖对脾细胞具有直接活化作用，可显著增强其增殖。金永日课题组通过给小鼠灌胃高山红景天茎叶提取物，发现其能增加正常小鼠免疫器官的质量，并明显强化小鼠网状内皮系统的吞噬功能，表明红景天茎叶提取物具有抗应激和增强机体免疫功能的作用。

（十）抗氧化、抗变异效果

Battistelli 课题组研究显示，红景天水提物能保护红细胞，防止氧化剂 HCLO 导致的谷胱甘肽降低、血细胞溶解，以及甘油醛脱氢酶失活。该实验还表明，与维生素 C 相比，红景天水提物能更快更有效地保护谷胱甘肽不受损失。同时，该研究也证实该提取物在有氧化压力时能保护红细胞，否则会改变红细胞的形状。

Kim 课题组发现，红景天提取物可有效降低小鼠肝脏中的血糖含量，增加 GSH 含量，并增强谷胱甘肽还原酶、谷胱甘肽过氧化酶、谷胱甘肽 s- 转移酶、过氧化氢酶和超氧化物歧化酶的活性，同时显著降低脂质过氧化水平，从而改善糖尿病小鼠的症状和氧化应激。Molokovskyd 课题组研究发现，口服红景天提取物能降血糖，增加肝糖原的四氧嘧啶还原水平和提高胰岛素水平，显示红景天提取物对糖尿病具有治疗作用。Salikhova 课题组探讨了红景天提取物对骨髓细胞变异及 DNA 修复作用的影响，研究发现红景天提取物能在体内降低环磷酰胺造成的染色体畸变发生率达 50%，使微核细胞减少至 50% 以下，并在体外提高诱变剂 NMU 处理的骨髓细胞中 DNA 的修复指数。

（十一）对肝和心脏的保护作用

红景天具有保肝功效。Iaremiĭ 课题组动物实验显示，患中毒性肝炎的小鼠在口服红景天提取液后，天冬氨酸氨基转移酶和碱性磷酸酶活性恢复正常，丙氨酸转移酶和谷胱甘肽 S 转移酶活性降低，这显示了红景天对肝脏的保护作用。此外，口服红景天提取物（1mL/kg）可减轻肾上腺素导致的心律失常，以及服用异丙基肾上腺素对心脏的伤害。连续口服 5 天后，其对心脏的保护作用最强。红景天所含的酪醇成分对治疗心律失常、保护心脏也有一定作用。另外，Lishmanov 课题组报道，注射红景天提取物可缓解受试动物由氯化钙和肾上腺素诱发的心律失常。红景天的抗心律失常效果被认为与鸦片肽的生物合成有关。红景天还可改善离体灌注老鼠心脏的再灌注收缩幅度下降，增加动脉血流，缓解全脑缺血诱发的痉挛等。红景天治疗心律失常、保护心脏的功能可能与其与内源性的鸦片肽及其受体相互作用有关，其详细作用机制仍需进一步探究。

（十二）对内分泌和生殖的作用

与其他适应原类似，红景天能在不引起甲状腺功能亢进的基础上，增强甲状腺的功能。红景天还可维持胸腺正常功能，防止其因衰老而下降。红景天能克服其他精神振奋药导致肾上腺肥大的弊端，保持肾上腺正常功能。Gerasimova 课题组证实，红景天提取物可治疗妇女闭经。Saratikov 课题组临床研究证实，口服红景天提取物 150～200mg/d，连服 3 个月可改善性功能。

（十三）毒性及应用

红景天毒性极微。大鼠中的半致死剂量为 28.6mL/kg，约 3360mg/kg，相当于 70kg 人体重摄入 235mg。然而临床应用剂量仅为 200～600mg/d，因此，红景天非常安全。红景天苷适用于以下人群：①心肌缺氧导致的心肌损伤患者。②因脑血管阻塞导致的脑缺氧患者，或在缺氧环境中工作、居住者。③烦躁、头痛、精神体力不佳的平地"缺氧症"患者，如长期在封闭空调场所工作的上班族、空姐、餐厅服务员等，在化工厂、烟雾环境工作的生产线工人或重度烟民，处于辐射环境中如长时间使用电脑者，以及从事重劳动或大量运动者。④易疲劳或已自然睡眠、休息等无法恢复的疲劳患者。

五、临床应用

中医学认为，红景天能抗缺氧、抗炎、保肝护心，还有延缓衰老等功效。《神农本草经》便记载了高山红景天能强身、益气、延年益寿，长期服用或过量均无毒害，可理气、补肾、养血，能治疗倦怠乏力和胸闷等症状。藏族医学著作《四部医典》称红景天为"苏罗麻布"，记载其性平、味涩，能补肾、润肺、理气养血，主治周身乏力、恶心、胸闷、体虚等症状。唐朝孙思邈在《千金翼方》中记述：景天无毒，能清身明目，久服可通神不老。明代李时珍在《本草纲目》中盛赞红景天为"补益药中所罕见"。约1735年，清乾隆时期药学家帝尔玛·丹增彭措在《晶珠本草》（《药物学广论》）中记载，红景天能清肺、活血、止痛、止咳、退热，可治疗胸闷、气管炎、肺炎，以及全身乏力、身体虚弱、嘴唇和手心发紫等症状。现代研究表明红景天可预防和治疗多种疾病。

（一）治疗心系疾病

1. 急性心肌梗死

邱久文等研究发现大株红景天注射液能有效减少急性心肌梗死大鼠的心肌梗死面积，显著改善心肌梗死区域炎性细胞浸润，降低血浆心肌肌钙蛋白 CTNI 水平及血浆心肌酶 CK 和 LDH 活力。何亚军等临床研究发现在西药常规治疗基础上，加大株红景天注射液治疗心肌梗死，能明显降低患者 C 反应蛋白及脑钠肽浓度。

2. 心绞痛

冠脉血管狭窄、动脉压增高均为诱发心绞痛的主要原因。红景天不仅可扩张血管，增加血流量，还可在不明显增加心肌收缩力和左心室压力的情况下，降低动脉压，减少总外周阻力，有效的降低心脏后负荷，从根本上解除心绞痛的发作诱因，使心功能得到改善，红景天不仅能针对心绞痛的诱因发挥作用，更在修复受损心肌细胞方面颇有成效。孙健等报告红景天苷可降低 LDH 含量，减缓心肌细胞释放 LDH，保护受损心肌细胞。

3. 心功能衰竭

现代药理学研究表明：大株红景天主要化学成分络醇及苷类、黄酮类、苯丙素类等化合物可增强机体抗缺氧耐受能力，降低机体耗氧量，明显扩张冠脉血管，增加血流量，降低心脏后负荷。吕静等使用常规治疗加大株红景天注射液治疗肺栓塞心衰，观察到患者血气分析、肺动脉平均压力（PASP）等均显著改善。

4. 心律失常

氯化钙可诱发室性心律失常。红景天能显著降低氯化钙浓度的机制可能是通过稳定细胞膜离子泵及钙通道，稳定细胞膜反应性，使异常增快钙离子内流减慢，抑制或消除异位节律。陈源等临床观察发现大株红景天注射液能够改善患者临床症状和降低 C 反应蛋白。

（二）治疗脑系疾病

急性缺血性脑卒中的高危因素包括高黏滞血症、血小板聚集等。红景天苷具有抗炎、抗氧化、抗神经凋亡的作用，在治疗缺血性脑卒中方面，红景天苷具有神经保护作用及长达 48 小时的治疗时间窗，符合对治疗脑卒中新药的要求。现代药理学研究表明红景天可有效降低全血黏度，降低红细胞刚性指数和聚集性指数，明显减少红细胞压积和纤维蛋白原，从而抑制血小板聚集，改善血液流变学，预防和治疗急性缺血性脑卒中。

（三）治疗呼吸系统

慢性阻塞性肺疾病是呼吸系统常见的疾病之一，气短、乏力等症状严重影响了患者的生活质量及预后，红景天作为一种传统中药，具有抗缺氧、抗疲乏、抗氧化等多种作用，对慢性阻塞性肺疾病具有一定疗效，可能改善慢性阻塞性肺疾病患者症状、延缓病情进展等作用。

（四）抗衰老

自由基学说是引起衰老的经典理论，氧自由基反应和脂质过氧化反应在机体代谢中起着重要作用。罗兰的研究表明红景天苷是天然抗氧化物质。关骏良等报告红景天可降低紫外引起的衰老损伤，减少细胞破坏。毛根祥的研究认为红景天苷氧化作用具有抗衰老功效，通过抗衰老相关的信号通路活化、促进骨生成等作用，可有效促进机体修复，预防骨质疏松，延缓衰老。

（五）红景天的药膳食疗应用

药膳是中医药学与烹调经验融合的产物，红景天常用于气虚体弱、免疫力低下、心血管及呼吸系统疾病等群的食疗，可单用研末制成药茶或药酒饮用，也可与其他药物一同调配药膳食用。红景天药膳的制作通常注重药材与食材的搭配，旨在发挥红景天的最大功效，同时也考虑到口感和营养的平衡。在实际应用中，可以根据个人体质和需要选择适合的药膳方案。

六、展望

我国红景天属植物品种多样，分布广泛，资源丰富。其化学成分多样，药理活性显著，具有抗氧化、抗肿瘤、消炎、抗衰老和治疗心血管疾病等药理作用。红景天属植物药用价值高，但目前研究尚不足，如化学成分研究不够系统深入，单体化合物生物活性研究稀少，药效物质基础不明确。因此，深入研究其药效活性成分的物质基础具有重要意义。

主要参考文献

［1］陈孝雨，蒋桂华，王亚云，等.7种红景天的品质研究与开发现状［J］.华西药学杂志，2010，25（2）：224.

［2］金永日，睢大员，于晓风，等.红景天茎叶提取物的抗衰老作用研究［J］.中国老年学杂志，2001，21（5）：228-229.

［3］明海泉，夏光成，张瑞均，等.红景天研究进展［J］.中草药，1988，19（5）：37.

［4］赵永焕，刘成海，武廷华.红景天的研究与应用［J］.中国林副特产，1998（3）：44.

［5］包文芳，吴维春，张薇.国产玫瑰红景天水溶性成分的分离与鉴定［J］.中国药物化学杂志，2000，10（3）：209.

［6］Pet alo A., Jalonen J., Tolonen A.Identifica tion of flavonoids of Rhodiola rosea by liquid chromatogra phytandem mass spectrometry［J］. *J.Chromatography A*，2006，（1112）：224.

［7］Rohloff J.Volatiles from rhizomes of *Rhodiola rosea*［J］. *Phytochemistry*，2002（59）：655.

［8］李建新，金永日，张宏桂，等.高山红景天茎叶的化学成分研究［J］.中草药，1998，（10）：659.

［9］骆传环，舒融.红景天中糖组分的分析［J］.中国医药工业杂志，1997，28（10）：463.

［10］Lei Y.D., Nan P., Tsering T., et al. Interpopulation variability of rhizome essential oils in Rhodiola crenulate from Tibet and Yunnan, China［J］. *Biochemical Systematics and Ecology*，2004（32）：611.

［11］彭江南，马成禹，葛永潮.狭叶红景天的化学成分［J］.中国中药志，1994，19（11）：676.

［12］罗定强，赵翔宇，王军宪.小丛红景天化学成分的研究（Ⅰ）［J］.中药材，2005，28（2）：97.

［13］王军宪，罗定强，赵翔宇.小丛红景天化学成分的研究（Ⅱ）［J］.中药材，2006，29（4）：335.

［14］Kurkin V.A.The chemical composition and pharmacological properties of Rhodiola plants［J］. *Pharm.Chem.*，1986（10）：1231.

［15］Yousef G.G., Grace M.H.Comparativephy tochemical characterization of three Rhodiola species［J］. *Phytochemistry*，2006，67：2380.

［16］陈纪军，陈金素，陈泗英，等.德钦红景天的化学成分［J］.云南植物研究，
1999，21（4）：525.

［17］Pangarova T.T.The chemical compositions of Rhodiola semenovli［J］.*Khimiya PrirodnykhSoedinenii*，1975，（11）：334.

［18］刘俊岭，热娜，堵年生.帕米尔红景天化学成分的研究［J］.天然产物研究与开发，1999，12（3）：30.

［19］Vladimird.，Tsydendambaev，William W.C.，et al. Identification of unusual fatty acids of four alpine plant species from the Pamirs［J］.*Phytochemistry*，2004（65）：2695.

［20］邱林刚，陈金瑞，蒋思平，等.喜马红景天的化学成分［J］.云南植物研究，1989，11（2）：219.

［21］Krasnov E.A.，Khoruzhaya T.G.，Dranik L.I.，et al. 6-O-galloylarbutin from Rhodiola coccinea［J］.*Chemistry of Natural Compounds*，1976（4）：492.

［22］Krasnov E.A.，Alekseyuk N.V.Phenolic compounds of Rhodiola gelida［J］.*Khimiya PrirodnykhSoedinenii*，1979（6）：860.

［23］Krasnov E.A.，Flavonol L.A.Glycosides of Rhodiola-Krylovii［J］.*Khimiya PrirodnykhSoedinenii*，1984（1）：106.

［24］Kurlin V.A.，Zapesochnaya G.G.Terpenoids of the rhizomes of Rhodiola Lineari folia［J］.*Khimiya PrirodnykhSoedinenii*，1986（5）：639.

［25］马忠武，邱林刚，何关，等.帕里红景天化学成分的研究［J］.植物学报，1995，37（7）：574.

［26］彭江南，葛永潮，李晓晖.长鞭红景天化学成分的研究［J］.药学学报，1996，31（10）：798.

［27］张晓丹，余自云，张茹.红景天属植物的化学成分研究进展［J］.航空航天医药，2006，17（1）：61.

［28］王曙，王锋鹏.大花红景天化学成分的研究［J］.药学学报，1992，27（2）：17.

［29］Tolonen A.，Pakonen M.，Hohtola A.，et al. Phenylpropanoid glycosides from Rhodiola rosea［J］.*Chem.Pharm.Bull.*，2003，51（4）：467.

［30］Yang Y.N.，Liu Z.Z.，Feng Z.M.，et al. Lignans from the root of Rhodiola crenulata［J］.*J.Agric.Food.Chem.*，2012，60（4）：964-972.

［31］Chend.J.，Fan J.T.，Wang P.，et al. Isolation，identification and antioxidative capacity of water-soluble phenylpropanoid compounds from Rhodiola crenulata［J］.*Food Chemistry*，2012，134：2126-2133.

［32］Nakamura S.，Li X.Z.，Matsudah.，et al. Bioactive constituents from chinese natural medicines.XXVI.1 Chemical structures and hepatoprotective effects of constituents from roots of rhodiola sachalinensis［J］. *Chem.Pharm.Bull.*, 2007, 55（10）: 1505-1511.

［33］Yang Y.N., Zhang F., Feng Z.M.et al. Two new compounds from the roots of Rhodiola crenulata［J］. *Journal of Asian Natural Products Research*, 2012, 14（9）: 862-866.

［34］陈金瑞，邱林刚，连敏，等.长鞭红景天化学成分研究［J］.植物学报，1991，33（1）: 61-64.

［35］彭江南，葛永潮.长鞭红景天化学成分的研究［J］.药学学报，1996，31（10）: 798-800.

［36］杜玫，谢家敏.云南大花红景天化学成分研究［J］.化学学报，1994，52: 927-931.

［37］G.G.Zapesochnaya, V.A.Kurkin, A.N.Shchavlinskii.Flavonoids of the epigeal part of Rhodiola rosea. Ⅱ.Structures of new glycosides ofherbacetin and of gossypetin［J］. *Chemistry of Natural Compounds*, 1985, 21（4）: 464-473.

［38］T.T.Pangarova,G.G.Zapesochnaya.Structure of flavonoids from Rhodiola algida. Ⅲ［J］. *Khim.Prir.Soedin.*, 1978, 14: 443-444.

［39］KrasnovE.A., DemidenkoL.A.New flavonoidglycosides from Rhodiola algida［J］. *Khim.Prir.Soedin.*, 1979, 15（3）: 353-354.

［40］张珂，李国玉，王航宇，等.新疆蔷薇红景天黄酮类化学成分研究［J］.中国现代中药，2010，12（11）: 20-23.

［41］W.Fan, Y.Tezuka, K.M.Ni, et al. Prolyl Endopeptidase Inhibitors from the Underground Part of Rhodiola sachalinensis［J］. *Chem.Pharm.Bul.l.*, 2001, 49: 396-401.

［42］陈系军，陈金素，陈泗英，等.德钦红景天的化学成分［J］.云南植物研究，1999，21（4）: 525-530.

［43］Yoshikawa M., Shimadah., Horikawa S., et al. Bioactive constituents of Chinese natural medieines Ⅱ.Rhodiolae radix.（1）.Chemical structures and antiallergic activity of Rhodiocyanosides A and B from the underground part of Rhodiola quadrifida（PALL.）Fisch.*et* MEY.（Crassulaceae）［J］. *Chem.Pharm.Bull.*, 1996, 44（11）: 2086-2091.

［44］T.T.Pangarova, G.G.Zapesochnaya.The structure of the flavonoids from Rhodiola algida［J］. *Chemistry of Natural Compounds*, 1975, 11（6）: 744-750.

［45］王晓梅，何承辉.蔷薇红景天化学成分研究［J］.中药材，2010，33（8）: 1252-1253.

［46］V.A.Kurkin, G.G.Zapesochnaya, V.G.Klyaznika.Flavonoids of the rhizomes of Rhodiola rosea.I.Tricin glucosides［J］. *Chemistry of Natural Compounds*,1982,18（5）: 550-552.

［47］Yangh., Mei S.X., et al. A new clucoside from rhodiola fastigiata（crassulaceae）［J］. *Acta Botanica Sinica*, 2002, 44（2）: 224-226.

［48］Kurkin V.A., Zapesochnaya G.G.Chemical composition and pharmacological characteristics of Rhodiola rosea［J］.*Journal of Medicinal Plants*, 1985, 10: 1231-1245.

［49］C.Y.Ma, J.Tang, H.X.Wang, et al. Simultaneous determination of six active compounds in Rhodiola L.by RP-HPLC［J］.*Chromatographia*, 2008, 67: 383-388.

［50］王方宇, 李丹, 韩志超, 等.蔷薇红景天的化学成分及对紫外线诱导的A375-S2细胞死亡的抑制作用［J］.沈阳药科大学学报, 2007, 24（5）: 280-283, 287.

［51］M.Zhang, Y.P.Ma, Zhong Yuan.Chemical constituents from the Roots of Rhodiola algida var.tangutica［J］.*Asian Journal of Traditional Medicines*, 2010, 5（4）: 138-144.

［52］V.A.Kurkin, G.G.Zapesochnaya, A.N.Shchavlinskii.Terpenoids of the rhizomes of Rhodiola rosea［J］.*Chemistry of Natural Compounds*, 1985, 21（5）: 593-597.

［53］G.Z.Ma, W.Li, D.Q.Dou, et al. RhodiolosidesA-E, monoterpene glycosides from Rhodiola rosea［J］.*Chem.Pharm.Bull.*, 2006, 54（8）: 1229-1233.

［54］M.YOSHIKAWA, S.NAKAMURA, X.Z.Li, et al. Reinvestigation of Absolute Stereostructure of（-）-Rosiridol: Structures of Monoterpene Glycosides, Rosiridin, Rosiridosides A, B, and C, from Rhodiola sachalinensis［J］.*Chem.Pharm.Bull.*, 2008, 56（5）: 695-700.

［55］X.Z.Li, S.NAKAMURA, H.Matsuda, et al. Bioactive Constituents from Chinese Natural Medicines.XXIX. Monoterpene and Monoterpene Glycosides from the Roots of Rhodiola sachalinensis［J］.*Chem.Pharm.Bull.*, 2008, 56（4）: 612-615.

［56］Li J.X., Liu J.T., Jin Y.R., et al. Study on the chemical cornponents of Rhodiola saccharinensis stems and leaves［J］.*Chin.Tradit.Herb.Drugs.*, 1998, 29（10）: 659-661.

［57］康胜利, 刘凤云, 王晋, 等.9种红景天中生氰苷的含量分析［J］.西北药学杂志, 1997, 12（1）: 14-15.

［58］郝利铭, 姜文华, 孟晓婷, 等.红景天素对老龄大鼠垂体生长激素细胞的影响［J］.中国老年学杂志, 2000, 20（4）: 230-231, 257.

［59］武艺, 李爱馥, 陈俊龙, 等.红景天人参制剂抗皮肤老化扫描电镜观察［J］.中华医学美容杂志, 1999, 5（4）: 172-175.

［60］王淑兰, 王宜, 李淑连, 等.红景天素抗老化作用的实验研究［J］.白求恩医科大学学报, 1991, 17（6）: 542-544.

［61］王淑兰, 李淑连, 王宣, 等.红景天素、人参抗老化作用的实验研究［J］.白求恩医科大学学报, 1994, 20（4）: 329-331.

［62］王大光, 朱文元, 马慧军.淫羊藿苷等6种中药单体抑制Cloudman S91黑素瘤细胞株黑素合成的研究［J］.临床皮肤科杂志, 2004, 33（4）: 202-205.

［63］卢永昌, 林鹏程, 康吉森.大花红景天抗氧化作用的研究［J］.中国油脂, 2005, 30（6）: 40-41.

[64] 陈亚东，曹秀兰．高山红景天对小鼠耐缺氧抗疲劳及耐低温作用的影响［J］．中国中医药科技，2002，9（3）：157-158.

[65] 龚云．红景天与运动性疲劳［J］．西北师范大学学报（自然科学版），2001，37（3）：110-114.

[66] Bocharova O.A.，Matveev B.P.，Baryshnikov A.，et al. The effect of a Rhodiola rosea extract on the incidence of ecurrences of a superficial bladder cancer（experimental clinical research）［J］．*Urol.Nefrol.*，1995，2：46-47.

[67] Udintsev S.N.，Shakhov V.P.The role ofhumoral factors of regenerating liver in the development of experimental tumors and the effect of Rhodiola rosea extract on this process［J］．*Neoplasma*，1991，38（3）：323-331.

[68] 韩学军，李锐，明月，等．红景天对人胃腺癌细胞系 SGC-7901DNA 合成的抑制作用［J］．中华医学实践杂志，2005，10：1002-1003.

[69] Agnieszka M.，Hoser G.，Furmanowa M.，et al. Antiproliferative and antimitotic effect，Sphase accumulation and induction of apoptosis and necrosis after treatment of extract from Rhodiola rosea rhizomes onhL-60 cells［J］．*J.Ethnopharmacol*，2006，103（1）：43-52.

[70] Maimeskulovaz L.A.，Maslov L.N.Anti-arrhythmic effect of phytoadaptogens［J］．*Eksp Klin Farmakol*，2000，63（4）：29-31.

[71] 张涵，陈海琪，赖世龙，等．红景天苷对实验性高血压大鼠血管功能的影响［J］．中国中医基础医学杂志，2017，23（1）：71-74，102.

[72] Perfumi M.，L.Mattioli.Adaptogenic and central nervous system effects of single doses of 3% rosavin and 1% salidroside Rhodiola rosea L.extract in mice［J］．*Phytother Res.*，2007，21（1）：37-43.

[73] A.Panossian，N.Nikoyan，N.Ohanyan，et al. Comparative study of Rhodiola preparations on behavioral despair of rats［J］．*Phytomedicine*，2008，15（1-2）：84-91.

[74] 姜文华，孟晓婷，郝利铭，等．红景天素抗老化和抗痴呆效应的实验研究［J］．白求恩医科大学学报，2001，27（2）：127-129.

[75] 吴永强，姚文兵，高向东，等．红景天提取物对小鼠记忆获得性障碍的改善作用［J］．中国药科大学学报，2004，35（1）：69-72.

[76] Kurkin V.A.，Ezhkov V.N.，et al. Nootropic activity of some phytopreparations and phenylpropanoids［J］．*Rastitel'nye Resursy*，2007，43：76-88.

[77] Zotova M.The effect of Rhodiola rosea extract on mental working activity in man［J］．*Collection of Reports at 3rd Scientific Conference of Physiologists*，1965：298-299.

[78] Shevtsov V.A，Zholus B.I.，Shervarly V.I.，et al. A randomized trial of twodifferentdoses of a SHR-5 Rhodiola rosea extract versus placebo and control of

capacity for mental work［J］. *Phytomedicine*，2003，10（2）：95–105.

［79］Krasik E.D.，Morozova E.S.，Petrova K.P.，et al. Therapy of asthenic conditions：clinical perspectives of application of Rhodiola rosea extract（golden root）［J］. *Proceedings of Modern Problems in Psychopharmacology*，1970：298–300.

［80］K.D.Bock，B.O.Eijnde，M.Ramaekers，et al. Acute Rhodiola rosea intake can improve endurance exercise performance［J］. *Int.J.Sport Nutr.Exerc.Metab.*，2004，14（3）：298–307.

［81］徐克劲，张世范，李庆新，等.复方红景天对重症肺动脉高压体外循环肺损伤的防治作用［J］.中国中西医结合杂志，2003，23（9）：648–650.

［82］朴花，李英信，李红花，等.高山红景天多糖对小鼠的免疫调节作用［J］.延边大学医学学报，2000，23（4）：251–254.

［83］Udintsev S.N.，Schakhov V.P.Decrease of cyclophosphamide haematotoxicity by Rhodiola rosea root extract in mice with Ehrlichand Lewis transplantable tumors［J］. *European journal of cancer*，1991，27（9）：1182.

［84］M.Battistelli，R.De Sanctis，R.De Bellis，et al. Rhodiola rosea as antioxidant in red blood cells：ultrastructural andhemolytic behaviour［J］. *Eur.J.Histochem.*，2005，49（3）：243–254.

［85］鲁文强，冯涛，李龙，等.红景天在慢性阻塞性肺疾病中的应用研究进展［J］.保健医学研究与实践，2023，20（12）：151–156.

［86］Molokovskyd.，Davydov V.，Tyulenev V.Effect of Adaptogenic Phytopharmaceuticals in Experimental Alloxandiabetes［J］. *Preblemy Endokronologii*，1989，35：82–87.

［87］R.A.Salikhova，I.V.Aleksandrova，V.K.Mazurik，et al. Effect of Rhodiola rosea on the yield of mutation alterations anddDNA repair in bone marrow cells［J］. *Patol.Fiziol. Eksp.Ter.*，1997，（4）：22–24.

［88］Iaremiǐ I.，Grigor′eva N.Hepatoprotective properties of liquid extract of Rhodiola rosea［J］. *Eksp.Klin.farmakol*，2002，65（6）：57–59.

［89］Iu B.Lishmanov，L.V.Maslova，L.N.Maslov，et al.The anti–arrhythmia effect of Rhodiola rosea and its possible mechanism［J］. *Biull.Eksp.Biol.Med.*，1993，116（8）：175–176.

［90］Iu B.Lishmanov，A.V.Naumova，S.A.Afanas′ev，et al. Contribution of the opioid system to realization of inotropic effectsof Rhodiola rosea extracts in ischemic and reperfusion heart damage in vitro［J］. *Eksp.Klin.Farmakol.*，1997，60（3）：34–36.

［91］L.N.Maslov，Iu B.Lishmanov.Cardioprotective and antiarrhythmic properties of Rhodiolae roseae preparations［J］. *Eksp.Klin.Farmakol.*，2007，70（5）：59–67.

［92］Gerasimova，H.D.Effect of Rhodiola rosea extract on ovarian functional activity［C］. *Proc.of Scientific Conference on Endocrinology and Gynecology*，1970：46–48.

［93］秦红丽.红景天的药理研究进展及临床应用［J］.人人健康，2017，（12）：223.

［94］高刚.红景天苷的生物学功能及应用前景［J］.当代体育科技，2023，13（17）：9-13.

［95］邱久文，李志强，王红颖，等.大株红景天注射液抗大鼠急性心肌缺血作用［J］.中国现代中药，2018，20（10）：1230-1234.

［96］何亚军，郑二女，苏显明.大株红景天注射液对急性心肌梗死患者C反应蛋白及脑钠肽的影响［J］.临床医学研究与实践，2016，1（17）：15-17.

［97］储戟农，张旱华，刘建勋，等.红景天注射液对动物血小板聚集、体外血栓形成及血液黏度的影响［J］.中国实验方剂学杂志，2005，（5）：39-41.

［98］孙健，李克明.红景天药理研究和临床作用［J］.中医临床研究，2016，8（6）：144-146.

［99］王雪晶，谢雪，罗鑫.大株红景天化学成分研究（Ⅰ）［J］.中草药，2015，46（23）：3471-3473.

［100］贺振燕，年建华.红景天苷对慢性心力衰竭大鼠心肌细胞凋亡及相关基因Bcl-2、Bax蛋白表达的影响［J］.浙江中西医结合杂志，2011，21（12）：851-852.

［101］吕静，时秀华，魏庆民，等.大株红景天注射液对肺栓塞心衰患者的疗效观察［J］.辽宁中医杂志，2016，43（10）：2138-2140.

［102］沈雾.大花红景天对室性心律失常防治的初步研究［D］.南通：南通医学院，2002.

［103］陈源，尤海玲，臧清华.大株红景天治疗房颤合并心衰的临床疗效观察［J］.中医临床研究，2017，9（4）：85-86.

［104］罗兰.红景天提取物对运动小鼠抗氧化能力的影响［J］.中国老年学杂志，2018，38（23）：5815-5817.

［105］关骏良，吴钊华.西藏红景天提取物抗衰老作用的实验研究［J］.中药材，2004，27（5）：365-367.

［106］毛根祥.红景天苷干预细胞衰老的分子机制及其防治骨质疏松活性的研究［D］.北京：中国协和医科大学，2010.

［107］曹富丽.急性高原反应预防用药的研究［D］.重庆：第三军医大学，2016.

［108］李晓雅，吴敏，刘龙涛.红景天的药理作用与药膳食疗应用探讨［C］//中国药膳研究会.2021中国药膳学术研讨会论文集.北京中医药大学研究生院；中国中医科学院广安门医院；中国中医科学院西苑医院，2021：4.

［109］崔雅妹，穆超超，李书宁，等.红景天临床应用概况［J］.实用中医内科杂志，2019，33（4）：74-77.

［110］李晶，李瑞刚，睢博文，等.红参和红景天配伍前后主要成分及抗疲劳活性的变化［J］.中国实验方剂学杂志，2020，26（13）：87-96.

黄 芪

黄芪，为豆科植物内蒙古黄芪 *Astragalus membranaceus*（Fisch.）Bge.Var.*mongholicus*（Bge.）Hsiao 或膜荚黄芪 *Astragalus membranaceus*（Fisch.）Bge. 的干燥根，主产于内蒙古、四川、山西、陕西、甘肃、吉林等地。其味甘、性温，入肺、脾经，具有补气升阳、生津养血、益卫固表、托毒排脓、利尿消肿、敛疮生肌等多重功效。常用于治疗食少便溏、气虚乏力、久泻脱肛、表虚自汗、便血崩漏、久溃不敛、血虚萎黄、气虚水肿、内热消渴等病证，被誉为补气固表之圣药。黄芪所含化学成分丰富，包括黄酮类、多糖类、皂苷类和氨基酸类等物质，具有增强免疫功能，以及抗肿瘤、抗病毒和保护肾脏、肝脏、心血管等多重药理作用。

一、植物资源

黄芪，主根粗长、少分支、绵性大、粉性强、甜味足、豆腥味浓；叶为羽状复叶，有 13～27 片小叶，长 5～10cm；叶柄长 0.5～1cm；托叶离生，为卵形、披针形或线状披针形，长 4～10mm，下面被白色柔毛或近无毛；小叶椭圆形或长圆状卵形，长 7～30mm，宽 3～12mm，顶端钝圆或微凹，具小尖头，基部圆形，上面绿色且近无毛，下面被白色柔毛。总状花序稍密，有 10～20 朵花；总花梗与叶近等长或更长，果期显著伸长；苞片线状披针形，长 2～5mm，背面被白色柔毛；花梗长 3～4mm，与花序轴均被棕色或黑色柔毛；具 2 小苞片；花萼钟状，长 5～7mm，外被白色或黑色柔毛，萼筒有时无毛，仅萼齿有毛，萼齿短小，为三角形至钻形，长仅为萼筒的 1/4～1/5；花冠黄色或淡黄色，旗瓣倒卵形，长 12～20mm，顶端微凹，基部有短瓣柄，翼瓣比旗瓣略短，长圆形，基部有短耳，瓣柄比瓣片长约 1.5 倍，龙骨瓣与翼瓣近等长，半卵形，瓣柄长于瓣片；子房带柄，被细柔毛。荚果薄膜质，稍膨胀，半椭圆形，长 20～30mm，宽 8～12mm，顶端刺尖，两面均被白色或黑色细短柔毛，果颈超出萼外；有 3～8 颗种子。花期 6～8 月，果期 7～9 月。现主要分布于东北、华北及西北的林缘、灌丛、疏林下，也见于山坡草地或草甸中。甘肃、宁夏、山西、内蒙古和黑龙江等地大面积栽培，为常用中药之一。

二、炮制加工

黄芪，作为常用的补气中药，其炮制工艺历史悠久，历代医药家对其炮制方法不断进行创新和完善。黄芪的炮制方法主要包括以下几种：

1. 生黄芪

生黄芪指未经任何加工处理的黄芪，直接晒干后的状态。生黄芪保留了原有的性质，具有较强的补气作用，适用于气虚乏力等症状。

2. 炙黄芪

炙黄芪指的是将黄芪片用文火炒至表面微黄，或用蜂蜜拌匀后炒至表面颜色加深。经过炙制后，可以增强黄芪的温补作用，减少其寒凉性质，适用于脾胃虚弱、体寒气虚等症状。

3. 蜜炙黄芪

蜜炙黄芪指的是将黄芪片与适量蜂蜜混合均匀，然后进行炒制。蜜炙可以增加黄芪的润燥作用，同时也能增强其补中益气的功效，适用于肺虚咳嗽、脾虚食少等症状。

4. 麸炒黄芪

麸炒黄芪指的是使用麦麸作为辅料，与黄芪一起炒制。麸炒可以降低黄芪的燥性，使其更加平和，适用于气虚伴有脾胃不和的症状。

5. 酒炙黄芪

酒炙黄芪指的是将黄芪片与适量白酒混合后炒制。酒炙可以增加黄芪的活血作用，有助于药物成分更好地吸收，适用于气血两虚、血瘀等症状。

6. 醋炙黄芪

醋炙黄芪指的是将黄芪片与一定比例的米醋混合后炒制。醋炙可以增强黄芪的收敛作用，帮助改善出血症状，适用于血热妄行、出血等症状。

三、化学成分

黄芪的化学成分以多糖、黄酮类及皂苷类等为主。其中，多糖类成分主要是葡聚糖和杂多糖；黄酮类则涵盖黄酮、异黄酮、异黄烷和紫檀烷四大类；皂苷类又包括黄芪皂苷和大豆皂苷。此外，黄芪还含有氨基酸、蛋白质、核黄素等多种成分。

（一）多糖类

黄芪多糖是一种由大量单糖链接构成的高分子多糖，以葡聚糖和杂多糖为主，根据分子量的大小，黄芪多糖又可分为低分子、中分子和高分子三类。其中，低分子黄芪多糖主要存在于黄芪的根和叶中，分子量在 2000～10000，主要包括 a-（1-4）/（1-6）葡聚糖；中分子黄芪多糖主要存在于黄芪的根中，分子量在 10000～50000，主要包括水溶性酸性杂多糖，其基本成分为葡萄糖、鼠李糖、半乳糖等，同时还含有糖醛酸，由半乳糖醛酸和葡萄糖醛酸组成；高分子黄芪多糖主要存在于黄芪的根和根茎中，分子量在 50000 以上，主要包括杂多糖，如 APS Ⅰ、Ⅱ、Ⅲ，由 D- 葡萄糖、D- 半乳糖、L- 阿拉伯糖组成，相对分子质量 36300。

（二）黄酮类

研究已从黄芪中分离出近 70 种黄酮类化合物，如山奈酚、槲皮素、异鼠李素等，包括黄酮、异黄酮、异黄烷、紫檀烷等类型。具体化学结构参见表 8-1 至表 8-3 及图 8-1。

表 8-1 异黄酮类化合物

异黄酮	序号	R₁	R₂	R₃	R₄	R₅	R₆
	1	Me	OH	H	OH	OMe	H
	2	glc	H	OMe	H	OMe	H
	3	H	H	H	H	H	H
	4	H	OMe	H	OH	OMe	H
	5	H	H	H	OH	OMe	H
	6	glc	H	H	H	OMe	H
	7	H	H	H	H	OMe	H
	8	Me	H	H	OH	OH	OH
	9	H	*	H	H	OMe	OH
	10	H	H	H	H	OMe	OH
	11	H	*	*	H	OMe	OH
	12	H	H	*	H	OMe	OH
	芒柄花素	OH				OMe	

R₁O—（苯环）—R₂、R₃、R₆，（中间结构），R₄、R₅

表 8-2 紫檀烷类化合物

紫檀烷	序号	R₁	R₂
	13	Me	OH
	14	Me	OMe
	15	Glc	OMe
	16	H	H

R₁O—（结构）—OMe，R₂

表 8-3　异黄烷类化合物

异黄烷	序号	R_1	R_2	R_3	R_4	R_5
	17	Me	OH	H	OMe	H
	18	H	OH	H	OMe	H
	19	H	H	H	OMe	H
	20	H	OMe	H	OH	O–glc
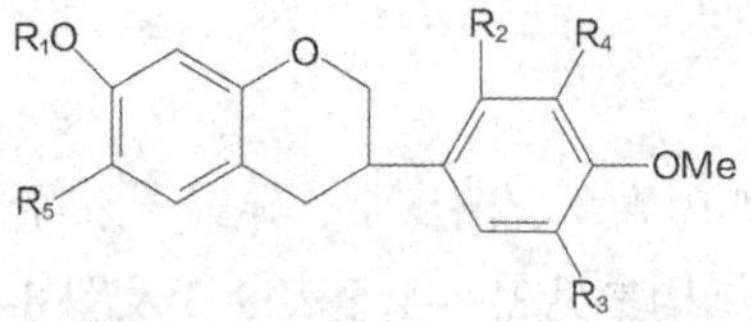	21	H	O–glc	O–glc	OMe	H
	22	glc	O–glc	H	OMe	H
	23	H	OMe	H	OMe	H
	24	glc	OH	H	OMe	H
	25	H	OH	H	OMe	H
	26	Ac	OAC	H	OMe	H
	27	H	OAC	H	OMe	H
	28	glc	OMe	H	OMe	H

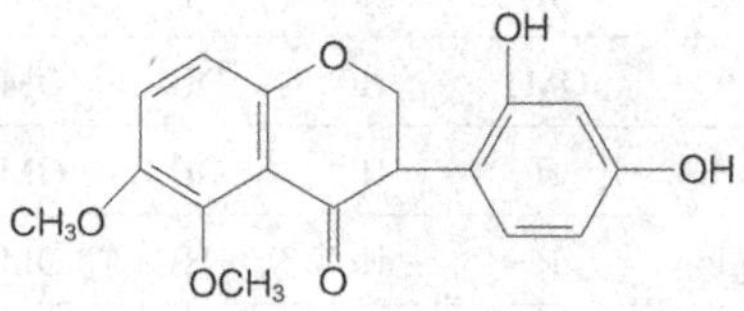

二氢异黄酮 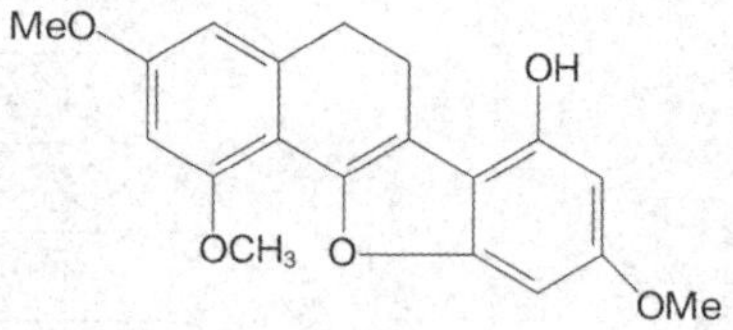　　　　　　　　　紫檀烯

图 8-1　黄芪中分离得到的黄酮类化合物

迄今从黄芪中分离得到的黄酮类化合物主要有黄酮、异黄酮、异黄烷和紫檀烷、二氢异黄酮和紫檀烯六大类,主要有槲皮素、异鼠李素、异黄烷、芒柄花素、毛蕊异黄酮等。黄芪黄酮苷元成分主要包括黄芩苷、槲皮素、山柰酚、异鼠李素、鼠李柠檬素等成分,化学结构式,其母核均为 5- 羟基黄酮;黄芪异黄酮及其苷类成分主要包括毛蕊异黄酮、毛蕊异黄酮苷、芒柄花素、毛蕊异黄酮 -7-O-β -D 葡萄糖苷等,异黄烷类成分主要为黄芪异黄烷苷,紫檀烷类成分主要为黄芪紫檀烷苷。多年来,相关学者已经对内蒙古黄芪、荚膜黄芪、贺兰山黄芪等不同品种的黄芪进行了深入的化学成分研究。

有学者从内蒙古黄芪中成功分离得到多种黄酮苷元,具体包括山柰酚、槲皮素、异鼠李素、鼠李柠檬素和熊竹素。王志学等从膜荚黄芪中分离得到芒柄花素(formononetin, 7- 羟基 -4′- 甲氧基异黄酮)和毛蕊异黄酮(calycosin, 7, 3′ - 二羟基 -4′- 甲氧基异黄酮)。吕归宝等则从内蒙古黄芪中分离出芒柄花素、毛蕊异黄酮及其葡萄糖苷,还有 2′ - 羟基 -3′, 4′二甲氧基异黄烷 -7-O-β -D- 葡萄糖苷和 9, 10-

二甲氧基紫檀烷 –3–O–β –D– 葡萄糖苷。曳野宏等报道了从内蒙古黄芪中分离得到的（3R）–2′，3′– 二羟基 –7，4′– 二甲氧基异黄酮和（6aR，11aR）–10– 羟基 –3，9– 二甲氧基紫檀烷。

此外，Subarnas 等从内蒙古黄芪中分离出 7 种化合物，包括 7–O–methylisomucronulatol、isomucronulatol–7，2′–di–O–glucoside 等，其中 4 种为新化合物。Anas 等则从内蒙古黄芪中分离出 5 个异黄烷类化合物和 1 个紫檀烷类化合物。李继红等也从内蒙古黄芪中成功分离出芒柄花苷和 9，10– 二甲氧基紫檀烷 –3–O–β –D– 葡萄糖苷。He Zhengquan 等从膜荚黄芪中分离得到 6 个异黄烷化合物。曹津铭从膜夹黄芪的根部分离出芒柄花素和毛蕊异黄酮。赵明等从贺兰山黄芪的根部成功分离出 3 个异黄烷类化合物和 1 个异黄酮类化合物。

王伟等从红花岩黄芪中分离出多种异黄酮类化合物，包括 5，7– 二羟基 –4′– 甲氧基 –6，8– 二异戊烯基异黄酮等，其中 5，7– 二羟基 –4c– 甲氧基 –6，8– 二异戊烯基异黄酮为新天然产物。徐艳春等从华黄芪中分离出山奈酚。海力茜等从多序岩黄芪中分离出红芪木脂素、异甘草素等多种化合物，其中红芪木脂素为新化合物。李瑞芬等还首次从内蒙古黄芪属中成功分离出 5，7，4′三羟基异黄酮和 4，2′，4′– 三羟基查尔酮。

马晓丰从内蒙古黄芪中分离鉴定了 9 个黄酮类成分，它们分别是芒柄花素，（3R）–8，2′– 二羟基 –7，4′– 二甲氧基异黄烷，毛蕊异黄酮，（6aR，11aR）–9，10– 二甲氧基紫檀烷 –3–O–β –D– 葡萄糖，7，2′– 二羟基 –3′，4′– 二甲氧基异黄烷 –7–O–β –D– 葡萄糖苷，芒柄花素 –7–O–β –D– 葡萄糖苷，毛蕊异黄酮 –7–O–β –D– 葡萄糖苷，红车轴草异黄酮 –7–O–β –D– 葡萄糖苷和染料木苷。这些成分的鉴定对黄芪的药理作用研究具有重要意义。

另外，张亚洲等从内蒙古黄芪根中首次分离鉴定了 4 个异黄酮类化合物，分别是 6″–O– 乙酰基芒柄花苷、6″–O– 乙酰基 –（6aR，11aR）–3– 羟基 –9，10– 二甲氧基紫檀烷 –3–O–β –D– 葡萄糖苷、5，7– 二羟基 –4′– 甲氧基异黄酮 –7–O–β –D– 葡萄糖苷、5，7，4′– 三羟基 –3′– 甲氧基异黄酮。更重要的是，他们发现了新化合物 6″–O– 乙酰基 –（3R）–7，2′– 二羟基 –3′，4′– 二甲氧基异黄烷 –7–O–β –D– 葡萄糖苷，这一发现为黄芪的研究和开发提供了新的方向。

（三）皂苷类

自 1970 年以来，随着分离提取与结构鉴定技术的进步，已从膜荚黄芪、内蒙古黄芪及其近缘植物中成功分离出 40 余种三萜皂苷类化合物。这些化合物主要分为黄芪皂苷、乙酰基黄芪皂苷、异黄芪皂苷、大豆皂苷四大类。特别值得一提的是，黄芪皂苷Ⅳ（又称黄芪甲苷），它是一种具有羊毛脂醇结构的四环三萜皂苷，不仅是黄芪的重要有效成分，更被用作黄芪药材质量与数量的衡量标准（其苷元参见图 8-2 至图 8-5，糖链信息见表 8-4 至表 8-7）。

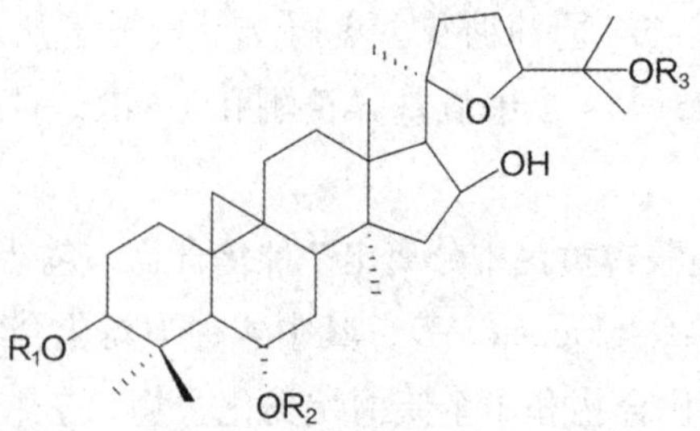

图 8-2 黄芪中分离得到的苷元类化合物 1

表 8-4 黄芪皂苷类型

化合物名称	R_1	R_2	R_3
乙酰基黄芪皂苷（acetylastragaloside）	β –D–xylp（2′，3′，4′ –tri–OAC）	β –D–glcp	H
黄芪皂苷 I（astragaloside I）	β –D–xylp（2′，3′ –tri–OAC）	β –D–glcp	H
黄芪皂苷 II（astragaloside II）	β –D–xylp（2′ –OAC）	β –D–glcp	H
黄芪皂苷 III（astragaloside III）	β –D–xylp（2′ – β –D–glcp）	H	H
黄芪皂苷 IV（astragaloside IV）	β –D–xylp	β –D–glcp	H
黄芪皂苷 V（astragaloside V）	β –D–xylp（2′ – β –D–glcp）	H	β –D–glcp
黄芪皂苷 VI（astragaloside VI）	β –D–xylp（2′ – β –D–glcp）	β –D–glcp	H
异黄芪皂苷 I（isoastragaloside I）	β –D–xylp（2′，4′ –di–OAC）	β –D–glcp	H
异黄芪皂苷 II（isoastragaloside II）	β –D–xylp（2′ – β –D–glcp）	β –D–glcp	H
异黄芪皂苷 IV（isoastragaloside IV）	β –D–xylp（2′，4′ –di–OAC）	H	β –D–glcp
黄芪皂苷 II（astnmembranin II）	β –D–glcp	H	H
黄芪皂苷 VII（astragaloside VII）	β –D–glcp	β –D–glcp	β –D–glcp
环黄芪醇	H	H	H
Agroastragaloside III	β –D–xylp（2′，3′ –tri–OAC）	β –D–glcp	β –D–glcp
Agroastragaloside IV	β –D–xylp（2′ –OAC）	β –D–glcp	β –D–glcp

图 8-3 黄芪中分离得到的苷元类化合物 2

表 8-5 黄芪皂苷Ⅷ和大豆皂苷Ⅰ

化合物名称	R
黄芪皂苷Ⅷ（astragaloside Ⅷ）	R= β –D–glcp–2′– β –D–xylp–2″– α –L–rhap
大豆皂苷Ⅰ（soyasaponin Ⅰ）	R= β –D–glcp–2′– α –L–xylp–2″– α –L–rhap

图 8-4 黄芪中分离得到的苷元类化合物 3

表 8-6 Agroastragaloside Ⅱ

化合物名称	R₁	R₂
Agroastragaloside Ⅰ	β –D–xylp（2′, 3′–di–OAC）	β –D–glcp
Agroastragaloside Ⅱ	β –D–xylp（2′–OAC）	β –D–glcp

图 8-5 黄芪中分离得到的苷元类化合物 4

表 8-7　Monghocoside Ⅰ、Ⅱ

化合物名称	R_1	R_2	R_3
Monghocoside Ⅰ	H	H	β –D–glcp
Monghocoside Ⅱ	CH₃CO	OH	β –D–glcp

1981 年，Isao Kitagawa 等首次报道，从膜荚黄芪中成功分离出黄芪皂苷（astragaloside）Ⅰ～Ⅷ、乙酰基黄芪皂苷（acetylastragaloside）、异黄芪皂苷Ⅰ和Ⅱ（isoastragaloside Ⅰ & Ⅱ），以及大豆皂苷（soyasaponin）等，共计 12 种三萜寡糖苷。Zhu Yongzhi 等则从内蒙古黄芪的地上部分分离出两种新成分：longholicoside Ⅰ与Ⅱ。王惠康等在内蒙古黄芪中分离得到黄芪皂苷Ⅰ、Ⅱ、Ⅳ和大豆皂苷Ⅰ，同时，他们还从梭果黄芪中分离出两种新的三萜皂苷，名为梭果黄芪苷。另外，Hirotani M. 等报道，他们从膜荚黄芪的毛状根中成功分离出黄芪皂苷Ⅰ～Ⅳ、乙酰黄芪皂苷Ⅰ、异黄芪苷Ⅰ，以及 agroastragaloside Ⅰ～Ⅳ。此外，HeZheng-Quan 也从膜荚黄芪中分离得到异黄芪皂苷Ⅳ（isoastragaloside Ⅳ）、黄芪皂苷Ⅱ（astramembrannin Ⅱ），以及黄芪皂苷Ⅳ等成分。

（四）氨基酸

黄芪中包含 γ– 氨基丁酸、天冬酰胺、天门冬氨酸、苏氨酸、丝氨酸、谷氨酸、脯氨酸、甘氨酸、丙氨酸、胱氨酸、蛋氨酸、异亮氨酸、亮氨酸等，合计 25 种氨基酸。早在 20 世纪 50 年代，付丰永等就已报道过黄芪含有众多氨基酸。

（五）其他成分

黄芪中还含有多种微量元素（如 Sc、Se、Cr、Mn、Co 等）、甾醇类物质、叶酸、亚麻酸、亚油酸、甜菜碱、胆碱、香豆素、烟酸、核黄素、维生素 P 等。

四、药理作用

现代药理研究表明，黄芪能促进机体代谢，加速血清和肝脏蛋白质的更新，增强并调节机体免疫，加强心肌收缩功能，同时具有降血糖、抗肿瘤、抗疲劳、抗菌等多重效用。

（一）对心血管系统的作用

黄芪对心血管系统具有显著保护作用，涵盖强心、保护心肌细胞及血压调节等方面。黄芪能加强正常心脏的收缩力，对于因中毒或疲劳而衰竭的心脏，其强心效果更为突出，可提升心脏收缩振幅，增加排血量。此外，黄芪还能保护心肌细胞，对抗病毒性心肌炎。现代药理学研究表明，黄芪具有促进心肌细胞凋亡的作用，增强自然杀伤细胞的功能。黄芪对 NK 细胞的刺激效应可能是通过刺激免疫细胞分泌 IFN-7 而实现的，与其对流感病毒的抑制效应相似。董立等通过临床试验研究发现，黄芪相对于西药治疗组在治疗糖尿病周围神经病变、急性心肌梗死伴心衰、脑血栓后遗症以及扩张型心肌病合并心力衰竭患者中疗效较理想。Li 等学者的研究指出，黄芪甲苷在阿霉素诱发的大鼠心肌毒性损伤中，能有效上调 Bcl-2 表达、下调 Bax 表达，通过调整 Bcl-2/Bax 比值来抑制心肌细胞凋亡，进而减轻心肌损伤。黄芪还能抵抗缺血、再灌注和糖尿病（DM）引发的心肌损伤，其机制在于抑制 OFR 的产生。Jiang 等的研究显示，黄芪皂苷Ⅳ能降低游离脂肪酸的浓度，并改善肿瘤坏死因子（TNF-α）导致的胰岛素抵抗。黎沛环等观察到芪丹通脉片能降低大鼠心肌再灌注后 TNF-α 水平的提升，这可能是通过下调 TNF-α 诱导的心肌细胞间黏附分子 -1（VCAM-1）的表达，从而减轻炎性反应来保护心肌。黄芪对多种动物具有降压作用，主要降压成分为 γ- 氨基丁酸和黄芪皂苷甲。当动物血压过低时，黄芪还能使血压回升并保持稳定，显示出双向调节作用。近期，刘燕等通过高血压大鼠模型实验发现，高剂量的黄芪能够降低血管壁和中层的厚度，下调内皮素（ET）A 和 ETB 受体蛋白，并减弱 ET-1 诱导的收缩反应，这表明黄芪能够改善 ET-1 引发的血管收缩。黄芪总黄酮类成分对血管内皮细胞具有保护作用。血管内皮能够产生和释放多种体液因子，其单层能够控制和调节血管内外大小分子物质和液体的交换，通常内皮单层对大分子物质和液体通透性的维持依赖于血管内所含的蛋白环境，在局部血流动力学及血管内细胞的黏附方面起重要作用。张玉婕等基于网络药理学探究黄芪 - 人参药对治疗慢性心力衰竭（CHF）的潜在靶点及机制，证实芒柄花素是治疗 CHF 的有效活性成分，并通过降低肌酸激酶（CK）、LDH 活性和 MDA 含量，升高 SOD 活性保护心肌细胞。

（二）对免疫系统的作用

机体免疫系统主要由免疫器官、免疫细胞及免疫分子组成，通过识别特异性抗原、消灭体内突变衰亡细胞来保证机体稳定顺畅运行。黄芪黄酮、黄芪多糖、黄芪皂都具有不同程度的免疫调节作用，其机制包括促进特异性与非特异性细胞和器官的增殖，刺激免疫相关组分的产生，调控相关基因的转录表达等。现有研究证实，黄芪可通过多种途径调节机体免疫功能，展现出显著的抗癌效果。临床研究进一步表明，黄芪能配合放化疗，不仅减毒增效，还能提高患者生存质量，有效抑制肿瘤细胞增殖并促进其凋亡，在中医肿瘤内科治疗中占有举足轻重的地位。有研究发现，黄芪的主要生物活性成分黄芪多糖（Astragalus polysaccharide，APS）不仅对骨髓、胸腺、淋巴结、脾脏和黏膜组织等中枢和外周免疫器官具有免疫调节作用，还能促进巨噬细胞、自然杀伤细胞、树突状细胞、T 淋巴细胞、B 淋巴细胞和小胶质细胞的活性，诱导多种细胞因子和趋化因子的表达。ZHAO 等利用从黄芪中提取的生物活性多糖 APS，干预肌内注射流感分裂疫苗（influenza split vaccine，ISV）和重组严重急性呼吸系统综合征（SARS）-Cov-2

疫苗的小鼠模型，发现对于 ISV，APS 可以增加 T 细胞的血凝抑制（hemagglutination inhibition，HAI）滴度、免疫器官指数和增殖活性，特别是显著增加 $CD3^+$ T 细胞的表达和 Th 相关细胞因子的分泌，进而保护小鼠免受甲型流感病毒的攻击；对于重组 SARS-Cov-2 疫苗（recombinant SARS-Cov-2vaccine，RSV），APS 显著提高特异性 IgG 抗体，还发现 NF-κB 和 FcγR 介导的吞噬信号通路可能在 APS 对 RSV 免疫小鼠的辅助作用中发挥重要作用。董静等的研究发现，大剂量黄芪能提升急性白血病患儿外周血单核细胞（PBMC）诱导生成的树突状细胞（DC）数量，同时强化其抗原提呈功能。韩进超等则观察到，虽然不同浓度的黄芪多糖不能诱导小鼠髓源性 DC 前体分化为 DC，但却能促进 DC 的成熟。此后，陈朝俊等的研究进一步证实，适量黄芪多糖（APS）可以上调 DC 膜表面与抗原提呈相关的 MHC-Ⅱ、HLA-DR、CD40、CD80、CD83、CD86 等分子的表达。经 APS 诱导的 DC 活化的 CIK 细胞，对肺腺癌细胞系 A549 的杀伤活性显著高于单纯的 DC-CIK 细胞（$P < 0.05$）。同时，APS 诱导活化的 DC 还能显著提高效应 T 细胞的增殖能力和对肝癌细胞的杀伤效能（$P < 0.05$）。赵克胜等的研究揭示，经液相色谱进一步分离的 APS 中，分子量在 20000~25000 的组分能明显促进正常人及肿瘤患者 PBMC 体外分泌肿瘤坏死因子（TNF）。在将 PBM 分离成黏附和非黏附细胞后，发现这一组分仍对二者产生 TNF-α、TNF-β 具有增强作用，显示出 APS 在抗肿瘤免疫机制方面的研究前景广阔。有研究表明，不同剂量的黄芪提取物均能有效提高腹腔 Mφ 的吞噬能力。郭毅等曾通过给小鼠定期灌胃黄芪水浸液并进行 γ 线照射，发现黄芪组小鼠的脾淋巴细胞增殖显著增强，与照射组相比有非常显著的差异（$P < 0.01$）。胡雅君等的研究认为，宫颈癌患者存在外周血 Th_1/Th_2 失衡，表现为 Th_2 优势应答。而黄芪注射液静脉滴注 1 周后，能显著提高 CD_4^+ IFN-γ^+ 细胞比例、T-bet mRNA 表达及培养上清 IFN-γ 浓度（$P < 0.05$），而 CD_4^+ IL-4$^+$ 细胞相关指标未见明显改变，这表明黄芪注射液能通过调整 Th_1/Th_2 平衡向 Th_1 偏移来发挥抗肿瘤作用。值得强调的是，黄芪不仅对免疫功能低下有显著的增强作用，更因其具有双向调节功能，能有效恢复紊乱的免疫功能。

（三）抗肿瘤作用

黄芪总提物（TEA）能抑制两种人肝癌细胞的增殖，并显著降低 Hep G2 细胞高水平分泌的甲胎蛋白（AFP）。同时，它还能抑制肝癌 Hep G2 细胞和 Bel-7404 细胞的 γ-GT 活性，提升白蛋白（ALB）含量。这表明黄芪总提物（TEA）具有抑制肝癌生长、甲胎蛋白（AFP）分泌及 γ-GT 活性的作用。在特定浓度下，黄芪能增加培养的人肺鳞癌细胞株、人肺腺瘤细胞株和人小细胞肺癌组织株的 IL-2 分泌，同时抑制干扰素 IFN-γ，且这种效果与黄芪的剂量相关。赵凯等研究发现在黄芪皂苷Ⅱ（astragalosideⅡ，AsⅡ）处理肾透明细胞癌 786-O 细胞后，随着时间增加，786-O 细胞活力减弱，同时浓度的增加，发现 10 μmol/L AsⅡ 就可以抑制 786-O 细胞集落的形成；

该研究还表明 As II 通过抑制 PI3K-AKT-mTOR 信号通路，促进凋亡执行蛋白 cleved caspase-3 的表达，进而杀伤 786-O 细胞。此外，黄芪多糖（APS）本身就能抑制人肺腺癌细胞 A549 的增殖，下调其 P65mRNA 和蛋白的表达，并抑制核转录因子（NF-κB）的活性，显示了 APS 自身的抗肿瘤能力。黄芪多糖还能提高肿瘤小鼠的 T、B 淋巴细胞增殖，并促进脾细胞产生如 IL-2 等细胞因子，同时刺激健康人和肿瘤患者的外周单核细胞分泌肿瘤坏死因子。

（四）保肝作用

肝纤维化是多种慢性肝病的共同病理特征。何淑芳等的研究显示，黄芪的有效部位群（EFA）能通过干扰 TGF-β/Smad 信号通路来抑制 MFB 细胞的增殖和迁移，从而发挥抗肝纤维化的作用。李成浩等通过实验研究，使用 CCl_4 诱导大鼠肝纤维化模型，并观察了黄芪提取物对谷丙转氨酶（ALT）、谷草转氨酶（AST）、血清透明质酸（HA）和肿瘤坏死因子（TNF-α），以及肝脏病理变化的影响。结果显示，黄芪提取物能显著降低大鼠肝纤维化血清中的 ALT 和 AST 活性，并减少 HA 和 TNF-α 的含量，证明了黄芪提取物的保肝和抗肝纤维化效果。在肝纤维化形成过程中，肝星状细胞（HSC）的活化起着关键作用。韩涛等的研究发现，黄芪能显著增强间质性胶原酶基因的表达水平（$P < 0.01$），而金属蛋白酶组织抑制因子基因的表达水平则无明显变化（$P > 0.05$），这表明黄芪的抗肝纤维化作用可能部分是通过提高间质性胶原酶基因的表达来实现的。

（五）抗衰老作用

黄芪的抗衰老效用主要得益于其能提升机体免疫功能，清除自由基并抵抗脂质过氧化。黄芪水煎液能改善 D-半乳糖导致的衰老大鼠脑组织中超氧化物歧化酶（SOD）和谷胱甘肽过氧化物酶（GSH-PX）的活性，同时降低脑组织中丙二醛（MDA）、一氧化氮（NO）、乙酰胆碱酯酶（TchE）的含量，展现出抗氧化能力，进而提示其具有抗衰老作用。此外，黄芪能促进胶原纤维的合成与更新，增加小鼠皮肤真皮层胶原纤维的面积，从而增厚真皮层。同时，它还能降低或缓解胶原纤维老化的交联程度，减少结构异常的胶原纤维，使胶原纤维的空间排列更加规整，从而明显减轻皮肤老化的形态学改变。杨淑惠等研究黄芪在不同生物模式下抗衰老作用，发现黄芪通过降低线虫体内脂褐素的堆积及减少紫外辐射造成果蝇损伤，以此提高线虫寿命和延缓果蝇衰老状态，同时该研究表明黄芪能够改善衰老小鼠肠道菌群紊乱，恢复肠干细胞的增殖分化活力，以延缓小鼠的衰老进展。马宝俊等通过不同的给药方式和时期对家蚕进行实验，结果发现，在嫩蛹期使用黄芪提取液浸泡蚕蛹，可分别延长雌、雄蛾的平均寿命 5.79% 和 0.32%，证实了黄芪在嫩蛹期给药能有效延长家蚕的寿命。

（六）抗菌、抗病毒作用

黄芪对多种细菌具有抑制作用，包括痢疾杆菌，肺炎双球菌，溶血性链球菌 A、B、C 型，以及金黄色、柠檬色、白色葡萄球菌等。同时，它对口腔病毒和流感仙台 BB_1 病毒的致病因素也具有一定的抑制作用，尽管没有直接的灭活效果。郭棋等的研究显示，黄芪能显著抑制柯萨奇 B_3 病毒（CvB_3）感染大鼠心肌细胞，以及正常对照心肌细胞的 Ca^{2+} 内流（$P < 0.01$，$P < 0.05$），这表明黄芪能减少病毒感染所引发的心肌 Ca^{2+} 内流量。研究发现黄芪能通过靶向内质网的钙通道或钙释放升高钙浓度，有效阻碍新型冠状病毒感染的生命周期，同时黄芪借助 cAMP 信号通路促进细胞因子白介素 29（Interleukin 29，IL-29）的释放，进而增强抗病毒蛋白 Mx 等多种免疫活性因子的表达，消灭机体内的新型冠状病毒。

（七）其他作用

除了上述作用外，黄芪还具有抗辐射、抗癌、抗肾炎、利尿和美容等多重功效。

五、临床应用

1. 治疗心肌疾病

临床应用黄芪治疗病毒性心肌炎（VMC）较广泛。VMC 是病毒损伤心肌细胞后，诱发机体产生的自身免疫反应。持续的病毒感染会造成心肌损伤加重。病毒性心肌炎被中医学归为"胸痹"范畴。李佳等综合分析大量病毒性心肌炎治疗的用药情况，黄芪的用药频次占比达 42.17%。不仅中老年为 VMC 的患病群体，小儿患病群体在临床也较常见。临床使用黄芪颗粒可减少患儿心肌炎症因子，进而减轻损伤，调节 T 淋巴水平，提高细胞免疫水平，有利于患儿预后恢复，联合西药治疗也显著有效。黄芪注射剂对急性心肌梗死也具显著疗效。既能改善急性心梗患者心功能，调节 NO、SOD 和内皮素（ET）水平而改善血管内皮功能，又可以缓解患者疲劳、自汗、胸闷等症状。

2. 治疗认知疾病

众所周知，认知活动是人不可或缺的脑部功能。认知障碍的影响因素是多方面的，轻度的认知受损若不及时治疗，则会发展成阿尔茨海默病。与丁苯酞软胶囊联合治疗，血管性痴呆患者认知能力改善效果更显著，患者生活能力也明显提高。与丁苯酞软胶囊联合治疗，血管性痴呆患者认知能力改善效果更显著，患者生活能力也明显提高。

3. 治疗癌症

癌症一直以来都是临床上病死率高的疾病，现对癌症患者仍旧以手术治疗为主，但手术风险较高。中药抗癌作用一直用于临床研究，黄芪的免疫增强作用对多种肿瘤类型有明显干预作用。老年肺癌化疗患者使用黄芪多糖注射液，可改善化疗所致骨髓移植现象并提高化疗效果。黄芪与西医学技术联用也有不同的作用，如联合 ^{131}I 放射性核素治疗手段可减少化疗的不适反应，更大程度改善分化型甲状腺癌患者生活质量、提高生存率。黄芪多糖联合红外（IR）治疗发现，黄芪可增加人鼻咽癌对 IR 的敏感性，间接使癌细胞凋亡数量增加。张乔等还对比了黄芪、苦参、皂角刺的抗肝癌效果，黄芪对癌细胞的作用强度和效果比其余二者更优。

4. 治疗糖尿病及其并发症

糖尿病是代谢紊乱性疾病，由紊乱引起的一系列并发症会使患者生活质量大幅度下降。黄芪注射剂或其复方对某些并发症均有显著治疗效果。多项临床观察表明黄芪及复方对糖尿病肾病有显著辅助治疗作用，对三期患者也有效。与其他药物联用可改善胰岛素敏感性、增加机体对胰岛素利用率，协同降糖药物降低血糖。巨噬细胞、中性粒细胞、肥大细胞等免疫细胞大量的浸润对肾脏炎症和纤维化形成有极大影响，过激的免疫应答未必对机体有益。

5. 影响自身免疫性疾病

免疫性疾病是由于免疫系统缺陷或亢进而引发。银屑病又称牛皮癣，多被认为是基因遗传调控、免疫机制介导所致。黄芪注射剂使 β-catenin mRNA 表达下降，在不同浓度下对人永生化角质形成细胞的增殖均有抑制作用。联合西药可协同治疗寻常银屑病患者免疫紊乱状态，以平衡 Th_1/Th_2 和外周血淋巴细胞 IL-2 及受体表达实现。系统性红斑狼疮（SLE）是涉及多脏器的炎性结缔组织病，狼疮性肾炎就是其常见合并症。现临床多用免疫抑制剂干预，但是对患者免疫力有长期削弱的弊端。李倩倩等综合评价了黄芪对 SLE 的影响，盲目使用黄芪会加重 SLE，这从侧面表现出黄芪应辨证运用于 SLE 患者，根据不同的证型，可采用合理的黄芪组方干预 SLE，而对于黄芪能加重 SLE 还欠确凿的证据。

六、展望

黄芪因其复杂的化学成分及药理作用得到广泛的临床应用，与其他中药联合使用治疗肿瘤、心脑血管疾病、自身免疫性疾病、神经退行性疾病、糖尿病等。现已从黄芪中挖掘出许多活性成分，具有抗肿瘤、调节免疫力、降血脂降血糖、解除疲劳及抗衰老等重要特性。但对黄芪来说，仍有很多活性成分和药理作用有待研究，应探索更多直接的药物机制，深入阐明黄芪的药理作用，发现更多适应证。现有研究对黄芪多糖、皂苷类和黄酮类化学成分研究较多，而其他成分研究较为浅显，应继续深入研究和开发其他成分。黄芪具有独特和广泛的药用价值，因此需求量很大。目前，对黄芪根部的研究较多，而地上部分的开发则相对滞后。黄芪地上部分的活性成分与地下部分并不完全相同，但在药理活性或药用特性方面并无明显差异。在一定剂量和条件下，黄芪的地上部分可以替代地下部分，但这一问题还需要更深入的研究来验证。

主要参考文献

［1］谷海媛，刘杰，马双成，等.黄芪的研究进展及其质量标志物的预测分析［J］.中国药事，2023，37（10）：1180-1192.

［2］何嘉郡，秦晨，贺廉清，等.黄芪黄酮类成分及其药理作用研究［J］.辽宁中医药大学学报，2024，26（1）：112-119.

［3］汪小莉，刘晓，夏春杰，等.防己黄芪汤药理作用及各单味药化学成分研究进展［J］.中草药，2016，47（19）：3527-3534.

［4］温燕梅.黄芪的化学成分研究进展［J］.中成药，2006，28（6）：879-883.

［5］毕志明，余庆涛，李萍，等.内蒙古黄芪地上部分的黄酮类成分［J］.中国天然药物，2007，5（4）：263-265

［6］卢彦琦，贺学礼.黄芪化学成分及药理作用综述［J］.保定师范专科学校学报，2004，17（4）：40-42.

［7］马晓丰.内蒙古黄芪的化学成分研究［D］.沈阳：沈阳药科大学，2003.

［8］邱勇波，刘锦，武飞.黄芪化学成分及药理作用研究进展［J］.中国疗养医学，2011，20（5）：435-436.

［9］Chen S.M., TSAI Y.S., LEE S.W., et al. Astragalus membranaceus modulates Th$_1$/$_2$ immune balance and activates PPAR γ in a murine asthma model［J］. *Biochem.Cell. Biol.*, 2014, 92（5）：397-405.

［10］Liu A.J., YU J., JIh.Y., et al. Extraction of a novel cold-water-soluble polysaccharide from Astragalus membranaceus and its antitumorand immunological activities［J］. *Molecules*, 2017, 23（1）：62-74.

［11］杨金泉，何海波.黄芪的药理作用研究进展［J］.医学理论与实践，2010，23（2）：148-150.

［12］Wei X., Zhang J.Astragalus mongholius and polygonum multiflorum protective function against cyclophoshamide inhibitory effecton thymns［J］. *Am.J.Chin.Med.*, 2004, 32（5）：669-680.

［13］宁康健，阮祥春，吕锦芳.黄芪对小鼠腹腔巨噬细胞吞噬能力的影响［J］.中国中药杂志，2005，30（21）：1670-1672.

［14］祝晓玲，祝彼得.黄芪注射液对贫血小鼠巨核系造血的作用及其机制的研究［J］.四川大学学报（医学版），2001，32（4）：590-592.

［15］陈国辉，黄文凤.黄芪的化学成分及药理作用研究进展［J］.中国新药杂志，2008，17（17）：1482-1485.

［16］Huang Y.C., TSAYh.J., LU M.K., et al. Astragalus membranaceus polysaccharides ameliorates obesity, hepatic steatosis, neuroinflammation and cognition impairment without affecting amyloid deposition in metabolically stressed APPswe/PS1dE9 mice[J]. *Int.J.Mol.Sci.*, 2017, 18（12）: E2746.

[17] NIE T., ZHAO S., MAO L., et al. A natural compound, formononetin derived from Astragalus membranaceus increases adipocyte thermogenesis by modulating PPAR γ activity[J]. *Br.J.Pharmacol.*, 2018, 175（9）: 1439-1450.

[18] 李惠平, 马力文, 张淑兰. 绝经前乳腺癌化疗致闭经的观察及临床意义[J]. 中华肿瘤杂志, 2006, 28（11）: 848-851.

[19] HSU S.Y., HSUEhA.J.Tissue-specific Bcl-2 protein partners inapoptosis: an ovarian paradigm[J]. *Physiol.Rev.*, 2000, 80（2）: 593-614.

[20] KIM M.R., TILLY J.L.Current concepts in Bcl-2 family member regulation of female germ cell development and survival[J]. *Biochim.Biophys.Acta.*, 2004, 1644（2/3）: 205-210.

[21] 吴璇. S1P、左归丸加黄芪干预化疗对 S180 荷瘤小鼠卵巢功能损害和抑瘤效果的研究[D]. 广州: 广州中医药大学, 2012.

[22] 丁瑞恒, 廖蕴华. 黄芪的抗氧化研究[J]. 中医杂志, 2010, 51（增刊）: 234-236.

[23] 陈晓春, 薛茜. 大鼠脑缺血再灌注损伤及黄芪对脑细胞保护作用的实验研究[J]. 陕西医学杂志, 2004, 33（11）: 974-976.

[24] 阎维维, 康毅. 黄芪注射液保护血管内皮细胞的实验研究[J]. 天津医科大学学报, 2002, 8（3）: 320-321.

[25] 查益中. 黄芪对血压的双向调节作用[J]. 中医杂志, 2000, 41（6）: 329.

[26] 汪志萍. 中药黄芪的药理及临床应用价值研究[J]. 内蒙古中医药, 2022, 41（9）: 129-131.

[27] 董立, 丛绍强, 程明丽, 等. 中药黄芪的药理作用分析及临床应用效果[J]. 中国卫生标准管理, 2024, 15（11）: 126-130.

[28] LI N.Y., YUh., LI X.L., et al. Astragalus membranaceus improving asymptomatic left ventricular diastolic dysfunction in postmenopausal hypertensive women with metabolic syndrome: a prospective, open-labeled, randomized controlled trial[J]. *Chin.Med.J.*, 2018, 131（5）: 516-526.

[29] 徐旭, 汤立达. 黄芪的心血管药理作用研究进展[J]. 中国新药杂志, 2003, 12（11）: 899-901.

[30] SCHENONE S., BONDAVALLI F., BOTTA M.Antiangiogenic agents: an update on small molecule VEGFR inhibitors[J]. *Curr.Med.Chem.*, 2007, 14（23）: 2495-2516.

[31] LAI P.K., CHAN J.Y., KWOKH.F., et al. Induction of angiogenesis in zebrafish embryos and proliferation of endothelial cells by anactive fraction isolated from the

root of Astragalus membranaceus using bioassay-guided fractionation［J］. *J.Tradit. Complement.Med.*, 2014, 4（4）: 239-245.

［32］杨振宇，郭薇.黄芪注射液对高脂血症模型大鼠冠状小动脉平滑肌的作用及机制［J］. 中国临床药学杂志，2009，18（2）: 69-74.

［33］何嘉郡，秦晨，贺廉清，等.黄芪黄酮类成分及其药理作用研究［J］.辽宁中医药大学学报，2024，26（1）: 112-119.

［34］张玉婕，吕洋，朱静华，等.基于网络药理学探讨黄芪-人参药对治疗慢性心力衰竭潜在靶点和机制［J］.辽宁中医药大学学报，2021，24（9）: 157-163.

［35］LI C X, LIU Y, ZHANG Y Z, et al. Astragalus polysaccharide: a review of its immunomodulatory effect［J］. *ArchPharm Res*, 2022, 45（6）: 367-89.

［36］ZHAO D, CHEN X, WANG L, et al. Bidirectional and persistent immunomodulation of Astragalus polysaccharide as an adjuvant of influenza and recombinant SARS-CoV-2 vaccine［J］. *Int J Biol Macromol*, 2023, 234: 123635.

［37］ZHOU R., CHENH., CHEN J., et al. Extract from Astragalus membranaceus inhibit breast cancer cells proliferation via PI3K/AKT/mTOR signaling pathway［J］. *BMC Complement.Altern.Med.*, 2018, 18（1）: 83.

［38］杨丽娟，王润田，刘京生，等.黄芪对S180肿瘤培养上清免疫抑制作用的影响［J］.中国肿瘤生物治疗杂志，2003，10（3）: 210-213.

［39］许杜娟，陈敏珠.黄芪总提物抗肿瘤作用及其机制研究［J］.中华中医药杂志，2006，21（12）: 771-772.

［40］MA Y., LIU C., QUD., et al. Antibacterial evaluation of sliver nano-particles synthesized by polysaccharides from Astragalus membranaceus roots［J］. *Biomed. Pharmacother.*, 2017, 89: 351-357.

［41］高磊，邹志强，孙荣玲.糖尿病在肝损伤患者中的危险性分析［J］.中国医药导报，2012，9（30）: 30-32.

［42］LAKSHMANAN A.P., THANDAVARAYAN R A., WATANABE K.Modulation of AT-1R/MAPK cascade by an olmesartan treatment attenuates diabetic nephropathy in streptozotocin-induced diabetic mice［J］. *Mol.Cell.Endocrinol.*, 2012, 348（1）: 104-111.

［43］李凤华.鳖甲煎丸对肝纤维化大鼠的治疗作用及其对细胞因子p38、CTGF、TIMP-1及MMP-9表达的影响［D］.石家庄: 河北医科大学，2013.

［44］刘晔，车念聪，杜宇琼，等.芪水煎对糖尿病肾病小鼠肝、肾组织细胞外基质调节因子表达的影响［J］.环球中医药，2017，10（10）: 1170-1174.

［45］周安，朱永康.中医外科疮疡初探［J］.陕西中医，2014，35（12）: 1659-1661.

［46］刘莺，吴玉泉，吴章，等.黄芪生肌膏治疗下肢慢性溃疡临床观察［J］.陕西中医，2015，36（12）: 1623-1624.

［47］崔其芳，丁彦青，徐菡.致死剂量的 γ 线照射后小鼠胸腺淋巴细胞的凋亡规律与 Bax、Bcl-2 和 Bcl-xl 表达的关系［J］.细胞与分子免疫学杂志，2004，20（6）：750-753.

［48］赵凯，尹心宝，张宗亮，等.黄芪皂苷Ⅱ对肾透明细胞癌细胞生长抑制作用及机制［J］.山东大学学报（医学版），2023，61（1）：10-6.

［49］白崇智，仲启明，武玉鹏，等.黄芪等5种中药对小鼠辐射损伤防护作用的实验研究［J］.细胞与分子免疫学杂志，2013，29（10）：1052-1054.

［50］宋洁，韩彦，董凯.黄芪对辐射损伤小鼠保护作用的研究［J］.牡丹江医学院学报，2004，25（2）：17-18.

［51］AVITZ S.I.，ROSENBAUM D.M.Apoptosis in neuro logicaldisease［J］.*Neurosurgery*，1998，42（3）：555-572.

［52］张云玲，刘东梅，吴庆四，等.黄芪提取物对 Aβ（25-35）所致阿尔茨海默病模型大鼠的学习记忆能力及海马神经元 Bcl-2 和 Bcl-xl 表达的影响［J］.安徽医科大学学报，2007，42（3）：299-302.

［53］JI L.，CHEN X.，ZHONG X.，et al.Astragalus membranaceus upregulate Cosmc expression and reverse IgAdys-glycosylation inIgA nephropathy［J］.*BMC Complement.Altern.Med.*，2014，14：195.

［54］LIAOH.，HU L.，CHENG X.，et al.Are the therapeutic effects of Huangqi（Astragalus membranaceus）on diabetic nephropathy correlated with its regulation of macrophage iNOS activity［J］.*J.Immunol.Res.*，2017：3780572.

［55］Zhou X.，Sun X.，Gong X.，et al.Astragaloside Ⅳ from Astragalus membranaceus ameliorates renal interstitial fibrosis by inhibiting inflammation via TLR4/NF-κB in vivo and in vitro［J］.*Int.Immunopharmacol.*，2017，42：18-24.

［56］白友为.黄芪注射液治疗原发性肾病综合征的疗效观察［J］.安徽医学，2004，25（4）：299-300.

［57］张家衡，柯有力，杨泳，等.防己黄芪汤对兔肺缺血再灌注损伤的保护研究［J］.中国中西医结合外科杂志，2013，19（5）：526-530.

［58］郝嘉，肖颖彬，钟前进.黄芪对氧自由基致肺损伤的保护作用［J］.现代中西医结合杂志，2004，13（5）：578-579.

［59］林妮，潘竞锵，官娜.黄芪对小鼠利尿作用机制及其物质基础的研究［J］.今日药学，2014，24（7）：481-483，488.

［60］WU J.，KE X.，MA N.，et al.Formononetin，an active compound of Astragalus membranaceus（Fisch）Bunge，inhibitshypoxia-induced retinal neovascularization via thehIF-1α/VEGF signaling pathway［J］.*Drugdes.Devel.Ther.*，2016，10：3071-3081.

［61］杨淑惠，王雨萌，尹佳婷，等.基于不同模式生物评价黄芪的抗衰老作用［J］.

南京中医药大学学报，2023，（9）：827-38.

[62] 于莹，张功，刘晶，等.基于网络药理学和分子对接方法探析黄芪预防新型冠状病毒肺炎的潜在作用机制［J］.山东大学学报（医学版），2021，59（4）：6-16.

[63] 李佳，吴建林.病毒性心肌炎的中医用药规律及病机分析［J］.江苏中医药，2017，49（6）：70-73.

[64] 陈昱林，莫雪妮，梁国隆，等.黄芪注射液治疗轻中度阿尔茨海默病临床观察［J］.亚太传统医药，2020，16（11）：136-137.

[65] 杨军锋.黄芪注射液联合丁苯酞软胶囊对血管性痴呆患者认知功能及生活能力的影响［J］.实用中西医结合临床，2018，18（1）：56-57.

[66] 郝珊瑚，纪立秋，王治国，等.黄芪注射液联合^{131}I核素治疗分化型甲状腺癌临床研究［J］.西部中医药，2020，33（3）：97-100.

[67] 张树聪，蔡治祥，王学涛，等.黄芪多糖对人鼻咽癌CNE-1细胞的放疗增敏及上皮间质转化的作用［J］.中国实验方剂学杂志，2020，26（20）：59-66.

[68] 张乔，李静，张琦，等.黄芪、苦参、皂角刺抗肝癌作用的比较研究［J］.中医药信息，2020，37（1）：48-54.

[69] 陈腾，王之，王丹丽，等.黄芪治疗糖尿病肾病临床疗效及对尿足细胞标志蛋白影响［J］.中国中西医结合肾病杂志，2019，20（8）：694-696.

[70] 李晓，马振卉，王园园，等.黄芪注射液对人角质细胞增殖和黏附功能的影响及其治疗银屑病的作用机制［J］.吉林大学学报（医学版），2020，46（6）：1202-1207.

[71] 沈立飞，王海英.黄芪注射液联合阿维A、复方氟米松软膏对银屑病患者外周血细胞因子的影响［J］.中国老年学杂志，2016，36（14）：3546-3547.

[72] 李倩倩，周佳，谭祖教，等.论治系统性红斑狼疮慎用人参、黄芪［J］.中华中医药杂志，2019，34（9）：4145-4147.

[73] 吴娇，仝芳超.黄芪的化学成分、药理作用及临床应用［J］.滨州医学院学报，2024，47（1）：68-75.

绞股蓝

绞股蓝［*Gynostemma pentaphyllum*（Thunb）Makino］，属葫芦科（Cucurbitaceae）绞股蓝属（Gynostemma BL），为多年生草质藤本攀缘植物，亦称"七叶胆""小苦药""五叶参""七叶参""公罗锅底""干茶蔓""洗漆草""遍地生根"等；在日本被称为"福音茶"和"长寿草"。绞股蓝，味苦、微甘，性凉，无毒，归肺、脾、肾经，具清热解毒、止咳化痰、补气生津和健脾安神等功效，多用于治疗咳嗽、痰喘、慢性气管炎、劳伤虚损等。绞股蓝在我国有悠久的应用历史，可追溯至春秋战国时期，当时已有将绞股蓝作为野菜食用的记载；明代永乐四年朱橚所著《救荒本草》中亦有记载；李时珍在《本草纲目》中记载绞股蓝为药用植物，并以"乌蔹莓"之名入药。

如今，绞股蓝被誉为"南方人参"和"第二参"，被广泛用作与人参相似的免疫增强剂。因其含有人参皂苷（ginsenoside）相同成分，成为近年研究的热点药用植物之一，具有抗肿瘤、降血糖、增强免疫力、保肝和抗血栓等功效，市场开发前景广阔。为更好地开发和利用绞股蓝，本章综述其化学成分及药理活性，以为深入研究该药材提供参考。

一、植物资源

绞股蓝生长于海拔 100～3200 米的山谷密林、山坡疏林或灌木丛中；喜温，适宜中性偏阴环境，生长温度保持在 20～25℃。目前全球绞股蓝共有 17 种 2 变种，分属 2 亚属 2 组，即喙果藤亚属与绞股蓝亚属；我国有 2 亚组 14 种 2 变种，其中 9 种 2 变种独产于我国。绞股蓝在全球多见于亚洲亚热带地区，如印度、孟加拉国、斯里兰卡、尼泊尔、缅甸、老挝、越南、马来西亚、印度尼西亚、朝鲜、日本及中国等。在中国，绞股蓝主要集中于秦岭至淮河以南的亚热带和热带地区，遍布江苏等 18 省。

二、炮制加工

绞股蓝（学名：*Gynostemma pentaphyllum*），又称为五叶参、南方人参等，是一种具有多种健康益处的植物。绞股蓝的炮制加工主要是为了提高其药用价值和便于储存。以下是绞股蓝的一些常见炮制加工方式：

1. 生绞股蓝

生绞股蓝指的是直接采摘新鲜的绞股蓝叶片或茎部，洗净后使用。保持了绞股蓝的天然成分和性质，适合泡茶饮用或制作成新鲜的药膳。

2. 晒干绞股蓝

晒干绞股蓝指的是将绞股蓝叶片或茎部自然晾晒至完全干燥。便于保存，且易于携带，适合泡茶或加入药膳中。

3. 切片绞股蓝

切片绞股蓝指的是将绞股蓝的根或茎切成薄片，然后进行干燥处理。增加了药材的表面积，有利于有效成分的溶出，适合泡茶或煮水饮用。

4. 炒制绞股蓝

炒制绞股蓝指的是将绞股蓝叶片或茎部用文火炒制，使其表面变色。炒制可以改变绞股蓝的性质，增强某些特定功效，适用于需要增强特定功效的情况。

5. 蜜炙绞股蓝

蜜炙绞股蓝指的是将绞股蓝叶片或茎部与蜂蜜混合，然后进行炒制。蜜炙可以增加绞股蓝的润燥作用，同时也能增强其补中益气的功效，适用于肺虚咳嗽、脾虚食少等症状。

6. 酒炙绞股蓝

酒炙绞股蓝指的是将绞股蓝叶片或茎部与适量白酒混合后炒制。酒炙可以增加绞股蓝的活血作用，有助于药物成分更好地吸收，适用于气血两虚、血瘀等症状。

三、化学成分

（一）皂苷类成分

绞股蓝中，绞股蓝皂苷（gypenosides，简称 GPS）为其核心成分。1976—1987年，日本学者竹本常松等自绞股蓝中成功分离出 84 种皂苷，其中 5 种皂苷与人参皂苷（Ginsenoside，缩写 Gin）结构一致。此外，还存在经 Gyp 水解后产生的多种次级苷、苷元，它们与 Gin 的水解产物相同。截至 2010 年，已发现的绞股蓝皂苷类成分超过 140 种，包含 16 种不同的苷元类型。其具体的苷元分类详见下文，相关结构式可参见图 9-1 及表 9-1 至表 9-16。

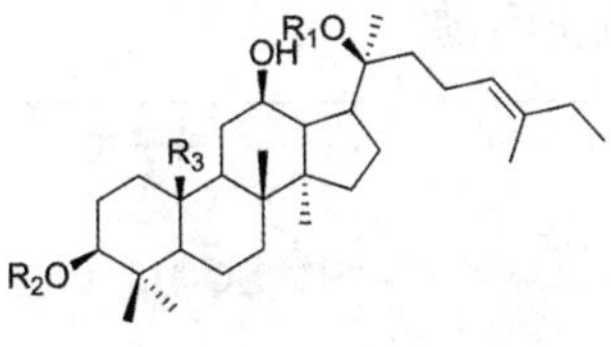

（1）

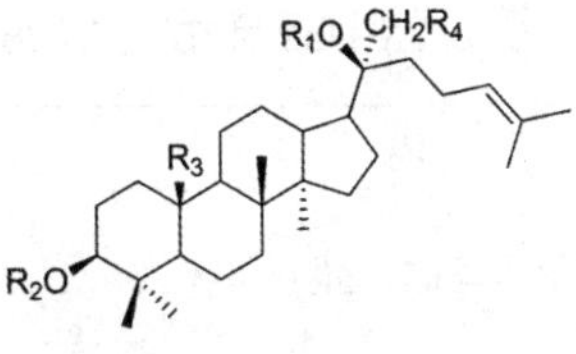

（2）

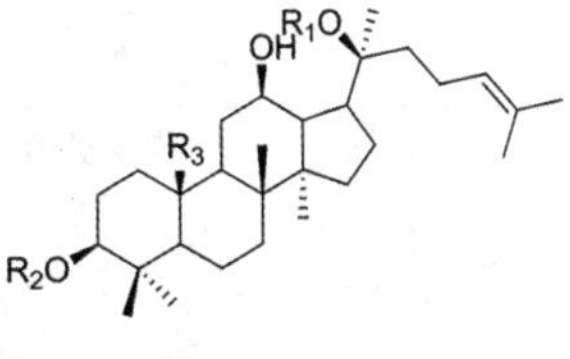

（3）

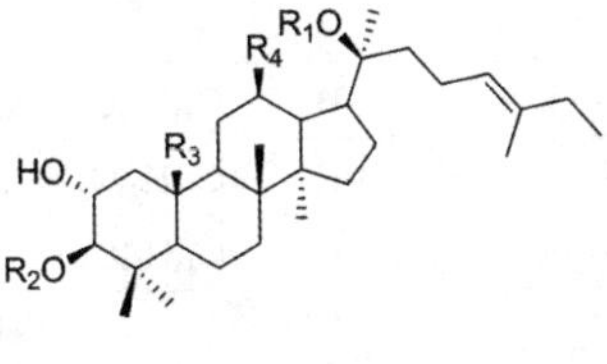

（4）

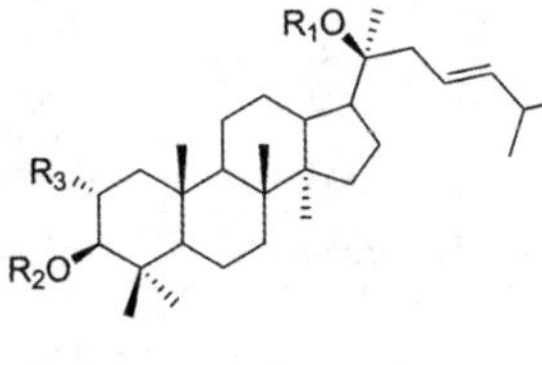

（5）

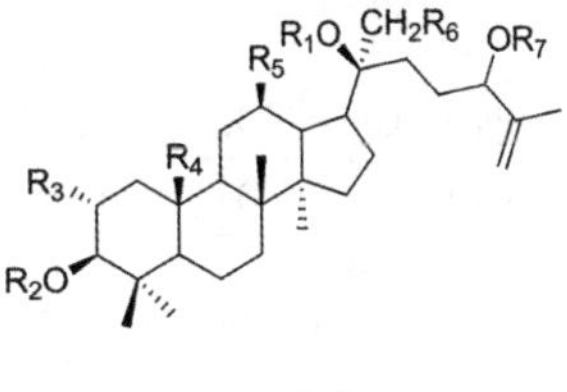

（6）

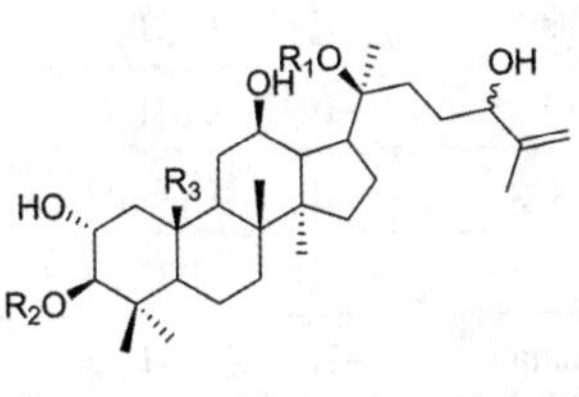

（7）

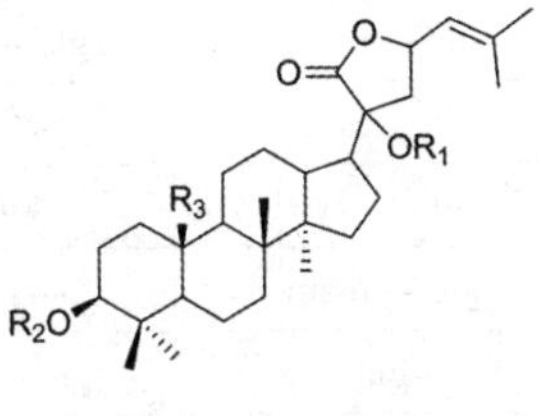

（8）

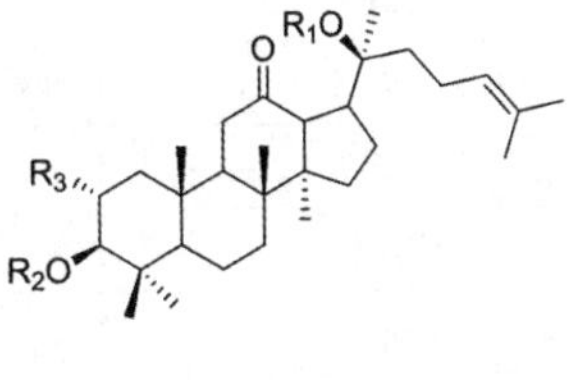

（9）

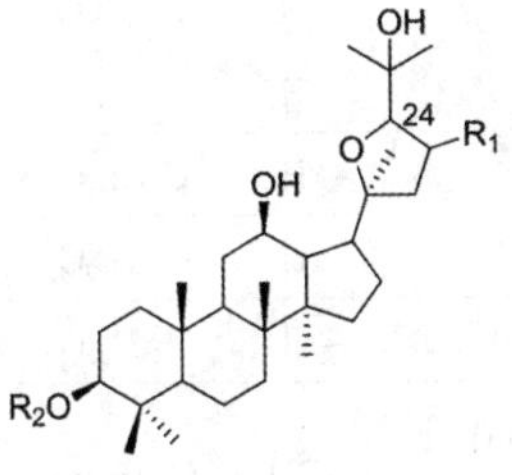

（10）

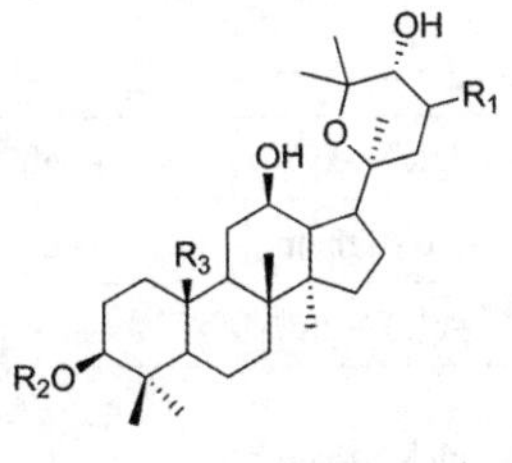

（11）

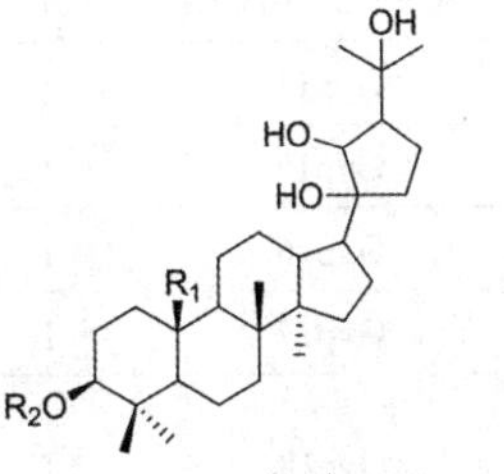

（12）

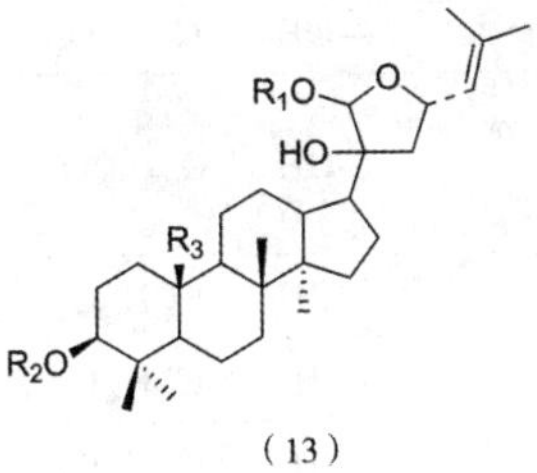

（13）

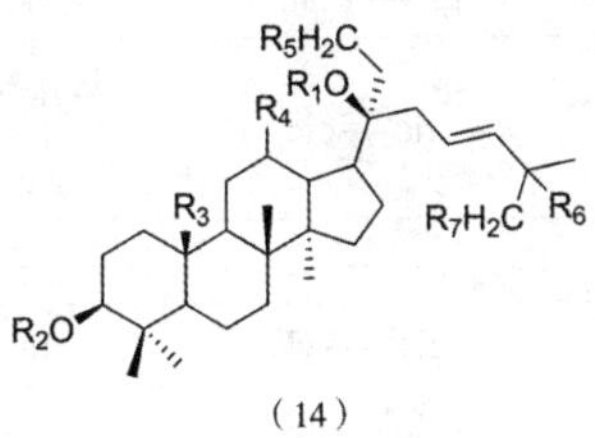

（14）

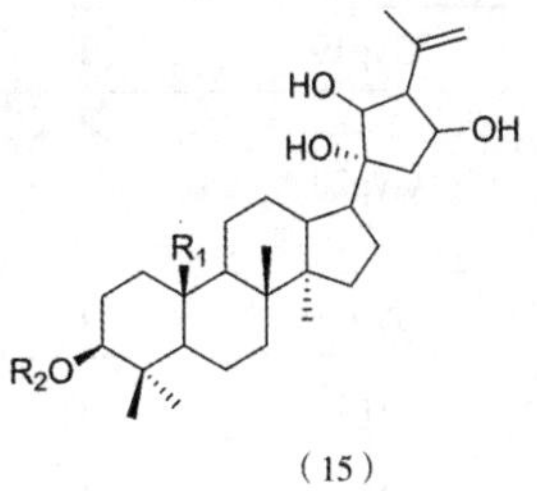

（15）

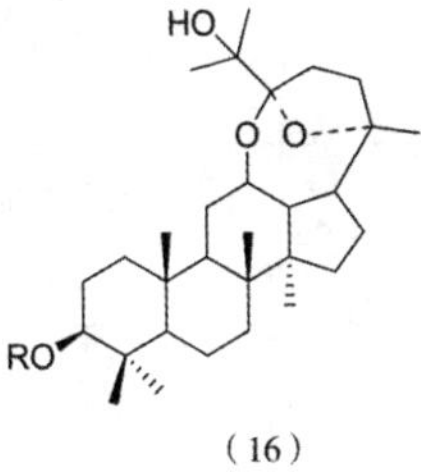

（16）

图 9-1 绞股蓝中分离得到的苷元类化合物

表 9-1　绞股蓝中的苷元 1 类型的化合物

序号	名称	苷元类型	R_1	R_2	R_3	分子式	分子量
1	Gyp1	1	--glc^6--glc	--glc^6—rham | glc^2	--H	$C_{60}H_{102}O_{27}$	1254
2	Gyp2	1	--glc^6--rham	--glc^6—rham | glc^2	--H	$C_{60}H_{102}O_{26}$	1238
3	Gyp3（Gin-Rb$_1$）	1	--glc^6--glc	--glc^2--glc	--H	$C_{54}H_{92}O_{23}$	1108
4	Gyp4（Gin-Rb$_3$）	1	--glc^6--xyl	--glc^2--glc	--H	$C_{53}H_{90}O_{22}$	1078
5	Gyp5	1	--glc^6--rham	--glc^2--glc	--H	$C_{54}H_{92}O_{22}$	1092
6	Gyp6	1	--glc	--glc^6—rham | glc^2	--H	$C_{54}H_{92}O_{22}$	1092
7	Gyp7	1	--glc^6--rham	--glc^6--rham	--H	$C_{54}H_{92}O_{21}$	1076
8	Gyp8（Gin-Rd）	1	--glc	--glc^2--glc	--H	$C_{48}H_{82}O_{18}$	946
9	Gyp9	1	--glc^6--xyl	--glc	--H	$C_{47}H_{80}O_{17}$	916
10	Gyp10	1	--glc^6--rham	--glc	--H	$C_{48}H_{82}O_{17}$	930
11	Gyp11	1	--glc	--glc^6--rham	--H	$C_{48}H_{82}O_{17}$	930
12	Gyp12（Gin-F$_2$）	1	--glc	--glc	--H	$C_{42}H_{72}O_{13}$	784
13	Gyp13（Mx）	1	--glc^6--xyl	--H	--H	$C_{41}H_{70}O_{12}$	754
14	Gyp14	1	--glc^6--rham	--H	--H	$C_{42}H_{72}O_{12}$	768
15	Gyp15	1	--glc^6--xyl	--glc^2--xyl	--H	$C_{52}H_{88}O_{21}$	1048
16	Gyp16	1	--glc^6--rham	--glc^2--xyl	--H	$C_{53}H_{90}O_{21}$	1062
17	Gyp17	1	--glc^6--glc	--glc	--H	$C_{48}H_{82}O_{17}$	930
18	Gyp18	1	--glc^6--rham	--glc^6—rham | glc^2	--OH	$C_{60}H_{102}O_{27}$	1254
19	Gyp19	1	--glc^6--rham	--glc^2--glc	--OH	$C_{54}H_{92}O_{23}$	1108
20	Gyp20	1	--glc^2--glc	--glc^6—rham | glc^2	--OH	$C_{60}H_{102}O_{28}$	1270
21	Gyp21	1	--glc^6--xyl	--H	--OH	$C_{41}H_{70}O_{13}$	770
22	Gyp58	1	--glc^6--xyl	-ara^2--glc	--H	$C_{52}H_{80}O_{18}$	992
23	Gyp75	1	--glc^6--glc	--H	--H	$C_{42}H_{72}O_{13}$	784
24	m-Gin-Rb$_1$	1	--glc^2--glc	-glc^2—glc |6″ COCH$_2$COOH	--H	$C_{57}H_{94}O_{26}$	1194
25	m-Gin-Rd	1	--glc	-glc^2—glc |6″ COCH$_2$COOH	--H	$C_{51}H_{84}O_{21}$	1032
26	m-GypV	1	--glc^6--rham	-glc^2—glc |6″ COCH$_2$COOH	--H	$C_{57}H_{94}O_{25}$	1178
27	Gyp70	1	--glc^6--xyl	--glc^2--glc	--OH	$C_{53}H_{90}O_{23}$	1094

表 9-2 绞股蓝中的苷元 2 类型的化合物

序号	名称	苷元类型	R_1	R_2	R_3	R_4	分子式	分子量
28	Gyp22	2	--glc^6--xyl	--glc^2--glc	--CH$_2$OH	--OH	$C_{53}H_{90}O_{23}$	1094
29	Gyp23	2	--H	--glc^2--glc	-- CH$_2$OH	--Oglc	$C_{48}H_{82}O_{19}$	962
30	Gyp24	2	--H	--glc^2--glc	--CHO	--Oglc	$C_{48}H_{80}O_{19}$	960
31	Gyp25	2	--H	--ara^2--glc	--CHO	--Oglc	$C_{47}H_{78}O_{18}$	930
32	Gyp26	2	--glc	--ara^2--glc	--CHO	--OH	$C_{47}H_{78}O_{18}$	930
33	Gyp27	2	--H	--glc^2--glc	--CH$_2$OH	--H	$C_{42}H_{72}O_{13}$	784
34	Gyp28	2	--H	--glc^2--glc	--CHO	--H	$C_{42}H_{70}O_{13}$	782
35	Gyp29	2	--H	-ara^2--glc	--CHO	--H	$C_{41}H_{68}O_{12}$	752
36	Gyp30	2	--glc	--glc	--CH$_2$OH	--OH	$C_{42}H_{72}O_{14}$	800
37	Gyp31	2	--H	--glc^2--glc	--CH$_2$OH	--OH	$C_{42}H_{72}O_{14}$	800
38	Gyp32	2	--H	--glc	--CH$_2$OH	--Oglc	$C_{42}H_{72}O_{14}$	800
39	Gyp33	2	--H	--glc^2--glc	--CHO	--OH	$C_{42}H_{72}O_{14}$	800
40	Gyp34	2	--glc^6-rham	--glc^2--glc	--CHO	--OH	$C_{54}H_{90}O_{23}$	1106
41	Gyp35	2	--glc^6--xyl	--glc^2--glc	--CHO	--OH	$C_{53}H_{88}O_{23}$	1092
42	Gyp36	2	--glc^6--rham	--ara^2--glc	--CHO	--H	$C_{53}H_{88}O_{21}$	1060
43	Gyp37	2	--glc^6--xyl	--ara^2--glc	--CHO	--OH	$C_{52}H_{86}O_{21}$	1046
44	Gyp41	2	--H（20R）	--glc^2--glc	--CH$_2$OH	--H	$C_{42}H_{72}O_{13}$	784
45	Gyp48	2	--H	--glc^2--rham，glc^3	--CHO	--Oglc	$C_{53}H_{90}O_{21}$	1062
46	Gyp49	2	--H	--ara^2--rham，Xyl^3	--CHO	--Oglc	$C_{52}H_{86}O_{21}$	1046
47	Gyp52	2	--H	--ara^2--rham	--CHO	--Oglc	$C_{47}H_{78}O_{17}$	914
48	Gyp55	2	--glc^6--xyl	--glc	--CH$_2$OH	--H	$C_{47}H_{80}O_{17}$	916
49	Gyp63	2	--glc^6--xyl	--glc^2--glc	--CH$_2$OH	--H	$C_{53}H_{90}O_{22}$	1078
50	Gyp79	2	--glc	--glc	--CH$_2$OH	--H	$C_{42}H_{72}O_{13}$	784
51	Gylongiposide I	2	--H	--ara^2--rham，Xyl^3	--CHO	--OH	$C_{47}H_{76}O_{16}$	884
52	Gymnemaside II	2	--glc	--glc^2--glc	-CHO	--H	$C_{48}H_{80}O_{18}$	944
53	Compd.3	2	--glc	--glc^2--glc	--CH$_2$OH	--H	$C_{48}H_{80}O_{19}$	960
54	Compd.1	2	--H	--COCH$_3$，-glc^2--rham，Xyl^3	--CH$_3$	--Oglc	$C_{55}H_{92}O_{22}$	1104

续表

序号	名称	苷元类型	R_1	R_2	R_3	R_4	分子式	分子量
55	Compd.2	2	—H	—glc²—rham | Xyl³	—CH₃	—Oglc	$C_{54}H_{92}O_{22}$	1092
56	Compd.3	2	—H	—glc²—rham | Xyl³	—H	—Oglc	$C_{53}H_{90}O_{21}$	1062
57	Compd.4	2	—H	—ara²—rham | Xyl³	—CH₂OH	—Oglc	$C_{52}H_{88}O_{21}$	1048
58	Compd.5	2	—H	—glc²—rham | Xyl³	—CH₂OH	—Oglc	$C_{53}H_{90}O_{22}$	1078
59	Compd.1	2	—glc⁶—rham	—glc²—glc	—CH₂OH	—H	$C_{55}H_{92}O_{22}$	1104
60	Compd.2	2	—glc⁶—rham	—glc²—glc	—CHO	—H	$C_{55}H_{92}O_{22}$	1092
61	Compd.3	2	—glc	—ara²—glc	—CHO	—H	$C_{53}H_{90}O_{21}$	1062

表9-3　绞股蓝中的苷元3类型的化合物

序号	名称	苷元类型	R_1	R_2	R_3	分子式	分子量
62	Gyp38	3	—H	—glc²—glc	—CH₂OH	$C_{42}H_{72}O_{14}$	800
63	Gyp30	3	—H（R）	—glc²—glc	—CH₂OH	$C_{42}H_{72}O_{14}$	800
64	Gyp40	3	—H（R）	—glc²—glc	—CHO	$C_{42}H_{70}O_{14}$	798
65	Gyp53	3	—H（R）	—ara²—glc	—CHO	$C_{41}H_{68}O_{18}$	848
66	Gyp54	3	—H	—ara²—glc	—CH₂OH	$C_{41}H_{70}O_{18}$	850
67	Gyp62	3	—glc⁶—xyl	—glc²—glc	—CH₂OH	$C_{53}H_{90}O_{23}$	1094
68	Gyp64	3	—glc⁶—xyl	—glc	—CH₂OH	$C_{47}H_{80}O_{18}$	932
69	Gyp65	3	—glc⁶—xyl	—H	—CH₂OH	$C_{41}H_{70}O_{13}$	770
70	Gyp66	3	—glc⁶—rham	—H	—CH₂OH	$C_{42}H_{72}O_{13}$	784
71	Gyp72	3	—glc	—glc⁶—rham	—CH₂OH	$C_{48}H_{82}O_{18}$	946
72	Gyp76	3	—glc		—CH₂OH	$C_{36}H_{62}O_{9}$	638

表9-4　绞股蓝中的苷元4类型的化合物

序号	名称	苷元类型	R_1	R_2	R_3	R_4	R_5	分子式	分子量
73	TN-1	4	—glc	—H	—CH₃	—OH	—H	$C_{36}H_{62}O_{9}$	638
74	TN-2	4	—glc⁶—rham	—H	—CH₃	—OH	—H	$C_{42}H_{72}O_{13}$	784

序号	名称	苷元类型	R_1	R_2	R_3	R_4	R_5	分子式	分子量
75	Gyp42	4	--glc^6--glc	--glc^2--glc	--CH$_3$	--OH	--H	$C_{54}H_{92}O_{24}$	1124
76	Gyp43	4	--glc^6--rham	--glc^2--glc	--CH$_3$	--OH	--H	$C_{54}H_{92}O_{23}$	1108
77	Gyp44	4	--glc^6--glc	--glc	--CH$_3$	--OH	--H	$C_{48}H_{82}O_{19}$	962
78	Gyp45	4	--glc^6--rham	--glc	--CH$_3$	--OH	--H	$C_{48}H_{82}O_{18}$	946
79	Gyp46	4	--glc	--glc^2--glc	--CH$_3$	--OH	--H	$C_{48}H_{82}O_{19}$	962
80	Gyp47	4	--glc^6--rham	--glc^2--glc	--CH$_3$	--OH	--OH	$C_{54}H_{92}O_{24}$	1124
81	Gyp50	4	--H	--glc^2--glc	--CH$_3$	--OH	--H	$C_{42}H_{72}O_{14}$	800
82	Gyp51	4	--H（R）	--glc^2--glc	--CH$_3$	--OH	--H	$C_{42}H_{72}O_{14}$	800
83	Gyp56	4	--glc^6--xyl	--glc^2--glc	--CH$_3$	--OH	--H	$C_{53}H_{90}O_{23}$	1096
84	Gyp57	4	--glc^6--xyl	--glc	--CH$_3$	--OH	--H	$C_{47}H_{80}O_{18}$	930
85	Gyp59	4	--glc^6--xyl	--H	--CH$_3$	--OH	--H	$C_{41}H_{70}O_{14}$	800
86	Gyp61	4	--glc^6--xyl	--glc^2--glc	--CH$_3$	--OH	--OH	$C_{53}H_{90}O_{24}$	1112
87	Gyp67	4	--glc^6--xyl	--glc^2--glc	--CH$_2$OH	--H	--H	$C_{53}H_{90}O_{23}$	1096
88	Gyp73	4	--glc^6--rham	--glc	--CH$_3$	--H	--H	$C_{48}H_{82}O_{17}$	930
89	Gyp74	4	--glc^6--glc	--H	--CH$_3$	--OH	--H	$C_{42}H_{72}O_{14}$	800
90	Gyp77	4	--glc^6--xyl	--H	--CH$_3$	--OH	--H	$C_{41}H_{70}O_{13}$	770
91	Gyp78	4	--glc^6--xyl	--H	--CH$_3$	--H	--H	$C_{41}H_{70}O_{12}$	754
92	Gynoside G	4	--glc^6--xyl	--glc	--CH$_3$	--H	--H	$C_{42}H_{72}O_{14}$	800
93	Gynoside F	4	--glc	--glc	--CH$_3$	--OH	--H	$C_{42}H_{72}O_{14}$	800
94	Compd.1	4	--glc^6--xyl	--glc^4-glc	--CH$_3$	--OH	--H	$C_{53}H_{90}O_{23}$	1096
95	Compd.2	4	--COCH$_3$ | glc^6—glc^2—	--glc	--CH$_3$	--OH	--H	$C_{50}H_{84}O_{20}$	1004

表9-5 绞股蓝中的苷元5类型的化合物

序号	名称	苷元类型	R_1	R_2	R_3	分子式	分子量
96	Gyp60	5	--H	--glc^2--glc	--CH$_2$OH	$C_{42}H_{72}O_{14}$	800
97	Gyp68	5	--H（R）	--glc^2--glc	--CH$_2$OH	$C_{42}H_{72}O_{14}$	800
98	Gyp69	5	--H（R）	--glc^2--glc	--CHO	$C_{41}H_{68}O_{18}$	848

表 9-6 绞股蓝中的苷元 6 类型的化合物

序号	名称	苷元类型	R_1	R_2	R_3	R_4	R_5	R_6	R_7	分子式	分子量
99	Gyp71	6	$--glc^6--xyl$	$--glc^2--glc$	--H	$--CH_3$	--OH	--H	--H	$C_{53}H_{99}O_{23}$	1096
100	Compd.4	6	--H	$-ara^2--glc$	--H	$--CH_3$	--H	--Oglc	--rham	$C_{52}H_{88}O_{22}$	1064
101	Compd.8	6	--H	$--ara^2—rham$ $\|$ Xyl^3	--H	--CHO	--H	--Oglc	--H	$C_{52}H_{86}O_{22}$	1062
102	Gyp TR1	6	--glc	--H	--OH	$--CH_3$	--OH	--H	--H	$C_{36}H_{62}O_{10}$	654

表 9-7 绞股蓝中的苷元 7 类型的化合物

序号	名称	苷元类型	R_1	R_2	R_3	分子式	分子量
103	Gynosideh	7	$--glc^6--xyl$	$--glc^2--xyl$	$--CH_3$	$C_{50}H_{90}O_{25}$	1090

表 9-8 绞股蓝中的苷元 8 类型的化合物

序号	名称	苷元类型	R_1	R_2	分子式	分子量
104	Compd.1	8	--rham（S）	$-ara^2--glc$	$C_{47}H_{75}O_{17}$	912
105	Compd.2	8	--rham（R）	$--glc^2--glc$	$C_{47}H_{75}O_{17}$	912
106	Compd.1	8	--H（S）	$--COCH_3$ $\|$ $^6glc^2—rham$ $\|$ Xyl^3	$C_{49}H_{78}O_{18}$	954
107	Compd.2	8	--H（R）	$--COCH_3$ $\|$ $^6glc^2—rham$ $\|$ Xyl^3	$C_{49}H_{78}O_{18}$	954
108	Compd.3	8	--H（S）	$--glc^2—rham$ $\|$ Xyl^3	$C_{47}H_{76}O_{17}$	912
109	Compd.4	8	--H（R）	$--glc^2—rham$ $\|$ Xyl^3	$C_{47}H_{76}O_{17}$	912
110	Compd.5	8	--H（S）	$--glc^2—rham$ $\|$ glc^3	$C_{48}H_{78}O_{18}$	942
111	Compd.6	8	--H（R）	$--COCH_3—rham$ $\|$ $^6glc^2—rham$ $^6\|$ $\|^4$ Xyl $COCH_3$	$C_{51}H_{80}O_{19}$	996

表 9-9 绞股蓝中的苷元 9 类型的化合物

序号	名称	苷元类型	R_1	R_2	R_3	分子式	分子量
112	Compd.1	9	$--glc^6--rham$	$--glc^2--glc$	$--OH$	$C_{60}H_{102}O_{27}$	1254
113	Compd.2	9	$--glc^6--xyl$	$--glc^2--glc$	$--OH$	$C_{60}H_{102}O_{26}$	1238
114	Compd.1	9	$--H$	rham | $^6glc^2$—rham |3 rham	$--H$	$C_{54}H_{92}O_{23}$	1108

表 9-10 绞股蓝中的苷元 10 类型的化合物

序号	名称	苷元类型	R_1	R_2	24 位	分子式	分子量
115	Compd.2	10	$--OH$ (S)	$--glc^2--xyl$	(S)	$C_{41}H_{70}O_{14}$	786
116	Gynoside A	10	$--H$ (S)	$--glc^6--xyl$		$C_{41}H_{70}O_{13}$	770
117	Gynoside B	10	$--H$	$--glc^6--glc$	(S)	$C_{42}H_{72}O_{14}$	800
118	Gynoside C	10	$--H$ (R)	$--glc^2--xyl$		$C_{41}H_{70}O_{13}$	770
119	Gynoside D	10	$--OH$ (R)	$--glc^2--xyl$	(S)	$C_{41}H_{70}O_{14}$	786

表 9-11 绞股蓝中的苷元 11 类型的化合物

序号	名称	苷元类型	R_1	R_2	分子式	分子量
120	Compd.9	11	$--OH$	$-glc^2$—Xyl | $^6Xyl^2$	$C_{46}H_{78}O_{18}$	918
121	Compd.10	11	$--OH$	$-glc^2$—glc | $^6Xyl^2$	$C_{47}H_{80}O_{19}$	948
122	Compd.11	11	$--OH$	$--xyl^2--glc$	$C_{41}H_{70}O_{14}$	786
123	Compd.12	11	$--OH$	$--glc^2--xyl$	$C_{41}H_{70}O_{14}$	786
124	Compd.13	11	$--OAc$	$--xyl^2-- xyl$	$C_{42}H_{70}O_{14}$	798
125	Compd.14	11	$--OAc$	$--glc^2--xyl$	$C_{43}H_{72}O_{15}$	828
126	Compd.15	11	$--OAc$	$-glc^2$—Xyl | $^6Xyl^2$	$C_{48}H_{80}O_{19}$	960

表 9-12　绞股蓝中的苷元 12 类型的化合物

序号	名称	苷元类型	R_1	R_2	分子式	分子量
127	Gyp1	12	--CH$_3$	--COCH$_3$ ^{6}glc^2—rham Xyl^3	$C_{60}H_{102}O_{27}$	1254
128	Gyp2	12	--CHO	—ara^2–rham Xyl^3	$C_{60}H_{102}O_{26}$	1238

表 9-13　绞股蓝中的苷元 13 类型的化合物

序号	名称	苷元类型	R_1	R_2	R_3	分子式	分子量
129	Compd.1	13	--H	—ara^2–rham Xyl^3	--CHO	$C_{46}H_{74}O_{17}$	898
130	Compd.2	13	--H	--glc^2—rham Xyl^3	--CH$_3$	$C_{47}H_{78}O_{17}$	914
131	Compd.3	13	--H	OAc --^{6}glc^2—rham Xyl^3	--CH$_3$	$C_{49}H_{80}O_{18}$	956
132	Compd.4	13	--Et	—ara^2–rham Xyl^3	--CHO	$C_{48}H_{78}O_{17}$	926
133	Compd.5	13	--Et	--glc^2—rham Xyl^3	--CH$_3$	$C_{49}H_{82}O_{17}$	942
134	Phkanoside	13	--H	–lyx^2–glc ^{3}rham	--CH$_3$	$C_{47}H_{78}O_{16}$	898

表 9-14　绞股蓝中的苷元 14 类型的化合物

序号	名称	苷元类型	R_1	R_2	R_3	R_4	R_5	R_6	R_7	分子式	分子量
135	Compd.3	14	–rham	--ara^2--glc	--CH$_3$	--H	--H	--OH	–Oglc	$C_{53}H_{90}O_{22}$	1078
136	Compd.6	14	--H	—ara^2–rhan Xyl^3	--CHO	--H	–Oglc	--OOH	--H	$C_{52}H_{86}O_{23}$	1078
137	Compd.7	14	–glc^6–xyl	--glc^2--glc	--CH$_3$	-- OH	--H	--OOH	--H	$C_{53}H_{90}O_{24}$	1110

序号	名称	苷元类型	R_1	R_2	R_3	R_4	R_5	R_6	R_7	分子式	分子量
138	Compd.1	14	--H	$-ara^2-rhan$ | Xyl^3	--CHO	--H	--OH	-OOH	--H	$C_{46}H_{76}O_{18}$	916
139	Compd.3	14	--H	$--glc^2-rham$ | Xyl^3	--CH$_3$	--Hv	-Oxyl	-OCH$_3$	--H	$C_{53}H_{90}O_{21}$	1062

表 9-15　绞股蓝中的苷元 15 类型的化合物

序号	名称	苷元类型	R_1	R_2	分子式	分子量
140	Compd.6	15	---CH$_3$	OAc | $--^6glc^2-rham$ | Xyl^3	$C_{60}H_{102}O_{27}$	1254
141	Compd.7	15	--CHO	$-ara^2-rham$ | Xyl^3	$C_{60}H_{102}O_{26}$	1238

表 9-16　绞股蓝中的苷元 16 类型的化合物

序号	名称	苷元类型	R	分子式	分子量
142	Gynoside E	16	$--glc^2--xyl$	$C_{41}H_{70}O_{13}$	770

　　2010 年—2017 年，随着研究人员对绞股蓝的不断认识，以及分离技术的不断提高，又陆续报道，从绞股蓝中发现皂苷类成分达到 50 余种皂苷，具体结构式见表 9-17。

表 9-17　绞股蓝中分离得到的皂苷类化合物

序号	名称	结构	分子式	分子量
143	Gypenoside GD$_1$		$C_{42}H_{70}O_{15}$	814

续表

序号	名称	结构	分子式	分子量
144	Gypenoside GD$_2$		C$_{54}$H$_{90}$O$_{24}$	1122
145	Gypenoside GD$_3$		C$_{42}$H$_{72}$O$_{16}$	832
146	Gypenoside GD$_4$		C$_{54}$H$_{92}$O$_{25}$	1140
147	Gypenoside GD$_5$		C$_{48}$H$_{82}$O$_{21}$	994
148	3β，20（S*），21，25-Tetrahydroxydammar-21-O-β-D-glucopyranoside		C$_{36}$H$_{64}$O$_9$	640
149	3β，20（S*），21，25-Tetrahydroxydammar-3-O-β-D-glucopyranosyl-25-O-β-D-glucopyranoside		C$_{42}$H$_{72}$O$_{13}$	684
150	3β，20（S*），21-Trihydroxydammar-24-en-3-O-β-D-glucopyranosyl-21-O-β-D-glucopyranoside		C$_{42}$H$_{72}$O$_{13}$	684

续表

序号	名称	结构	分子式	分子量
151	3β，20（S*），21-Trihydroxydammar-19-oxo-24-en-3-O-α-L-arabinopyranosyl-21-O-β-D-glucopyranoside		$C_{41}H_{68}O_{13}$	778
152	3β，20（S*），21-Trihydroxy-24-hydroperoxydammar-19-oxo-25-en-3-O-[α-L-rhamnopyranosyl-（1→2）]-[β-D-xylopyranosyl-（1→3）]-[α-L-arabinopyranosyl]-21-O-β-D-glucopyranoside		$C_{52}H_{86}O_{23}$	1078
153	3β，20（S*），21，25-Tetrahydroxydammar-19-oxo-3-O-[α-L-rhamnopyranosyl-（1→2）]-[β-D-xylopyranosyl-（1→3）]-[α-L-arabinopyranosyl]-21-O-β-D-glucopyranoside		$C_{52}H_{88}O_{22}$	1164
154	（17α，22E）-3α，12α-dihydroxy-20-oxo-21-nordammar-22，24-diene-3-O-[α-Lrhamnopyranosyl（1→2）][β-D-glucopyranosyl（1→3）]-β-Dglucopyranoside，named21-norgypenoside A.		$C_{47}H_{76}O_{17}$	912
155	（17α，22E）-3α，12α-dihydroxy-20-oxo-21-nordammar-22，24-diene-3-O-[α-L-rhamnopyranosyl-（1→2）][β-D-glucopyranosyl（1→3）]-α-L-arabinopyranoside，named21-norgypenoside B		$C_{46}H_{74}O_{16}$	882
156	gypensapogenin A		$C_{30}H_{42}O_2$	434

序号	名称	结构	分子式	分子量
157	gypensapogenin B		$C_{30}H_{42}O_2$	434
158	gypensapogenin C		$C_{30}H_{46}O_2$	438
159	3-O-β-D-glucopyranosyl-gypensa pogenind		$C_{36}H_{56}O_8$	616
160	gypensapogenind		$C_{30}H_{46}O_3$	454
161	22（S）-3-oxodammar-20，24-dien-26，22-lactone.		$C_{30}H_{45}O_3$	454
162	Damulin A		$C_{42}H_{70}O_{13}$	782

续表

序号	名称	结构	分子式	分子量
163	Damulin B		$C_{42}H_{70}O_{13}$	782
164	Gypensapogeninh（GH）		$C_{37}H_{62}O_8$	634
165	gypsapogenin A		$C_{30}H_{48}O_5$	488
166	（20S，24S）-3β，20，21β，23β，25-pentahydroxy-21，24-cyclodammarane		$C_{30}H_{52}O_5$	492
167	gypenoside XL Ⅵ		$C_{48}H_{22}O_{19}$	962

续表

序号	名称	结构	分子式	分子量
168	gypenoside L VI		$C_{53}H_{90}O_{23}$	1094
169	gypenoside L		$C_{42}H_{72}O_{14}$	800
170	gypenoside L I		$C_{42}H_{72}O_{14}$	800
171	20S−dammar−24−en−2α，3β，12β，20−tetrol		$C_{30}H_{52}O_4$	476
172	20S−Rg$_3$		$C_{37}H_{62}O_8$	634
173	gypensapogenin E		$C_{30}H_{48}O_4$	472

续表

序号	名称	结构	分子式	分子量
174	gypensapogenin F		$C_{30}H_{48}O_4$	472
175	gypensapogenin G		$C_{32}H_{50}O_5$	514
176	gypensapogenin H		$C_{37}H_{62}O_9$	650
177	gypensapogenin I		$C_{36}H_{60}O_8$	620
178	gypensapogenin J		$C_{36}H_{58}O_8$	618

序号	名称	结构	分子式	分子量
179	gypensapogenin K		$C_{32}H_{60}O_8$	622
180	gypensapogenin L		$C_{32}H_{60}O_8$	622
181	gypenoside Jh$_1$		$C_{36}H_{62}O_9$	638
182	Saponin（JS）		$C_{47}H_{76}O_{17}$	912
183	TJS-1		$C_{47}H_{76}O_{18}$	928

序号	名称	结构	分子式	分子量
184	TJS-2		$C_{47}H_{76}O_{18}$	928
185	TJS-3		$C_{47}H_{76}O_{17}$	912
186	TJS-4		$C_{47}H_{76}O_{17}$	912
187	TJS-5		$C_{48}H_{78}O_{18}$	942

（二）甾醇类成分

国内外研究人员已从绞股蓝中成功分离出约21种甾醇类化合物，具体包括（24S）-5a-cholesta-5，22-dien-3β-ol（1）、（24R）-5a-cholesta-5，22-dien-3β-ol（2）、24，24-dimethyl-5a-cholesta-7-en-3β-ol（3）、（22E）-24，24-dimethyl-

5a–cholesta–7，22–dien–3β–ol（4）、24，24–dimethyl–5a–cholesta–7，25–dien–3β–ol（5）、（24S）–14a–methyl–5a–ergost–9（11）–en–3β–ol（6）、（24R）–14a–methyl–5a–ergost–9（11）–en–3β–ol（7）、24，24–dimethyl–5a–cholesta–3β–ol（8）、（24R）–ethyl–5a–cholesta–3β–ol（9）、（24R）–5a–stigmast–7–en–22–yn–3β–ol（10）、24，24–dimethyl–5a–cholesta–7–en–22–yn–3β–ol（11）、24，24–dimethyl–5a–cholesta–7，25–dien–22–yn–3β–ol（12）、14a–methyl–5a–ergosta–9（11），24（28）–dien–3β–ol（13）、4a，14a–dimethyl–5a–ergosta–7，9（11），24（28）–trien–3β–ol（14）、（22E，24R）–5a–stigmasta–7，22–dien–3β–ol（15）、（24S）–epimer（spinasterol）（16）、isofucosterol（17）、β–sitosterol（18）、α–菠菜甾醇（19）、24–乙基–Δ7，22–胆甾二烯–3–酮［24–ethyl–5α–cholesta–7，22（E）–dien–3–one］（20）、24–乙基–Δ7，22–胆甾二烯–3β–醇［24–ethyl–5α–cholesta–7，22（E）–dien–3β–ol］（21）。这些化合物的详细结构式可参见表9–18。

表9-18　绞股蓝中分离得到的甾醇类化合物

序号	名称	结构	分子式	分子量
1	（24S）–5a–cholesta–5，22–dien–3β–ol		$C_{26}H_{46}O$	398
2	（24R）–5a–cholesta–5，22–dien–3β–ol		$C_{26}H_{46}O$	398
3	24，24–dimethyl–5a–cholesta–7–en–3β–ol		$C_{29}H_{50}O$	414
4	（22E）24，24–dimethyl–5a–cholesta–7，22–dien–3β–ol		$C_{29}H_{48}O$	412
5	24，24–dimethyl–5a–cholesta–7，25–dien–3β–ol		$C_{29}H_{48}O$	412

续表

序号	名称	结构	分子式	分子量
6	（24S）–14a–methyl–5a–ergost–9（11）–en–3β–ol		$C_{29}H_{50}O$	414
7	（24R）–14a–methyl–5a–ergost–9（11）–en–3β–ol		$C_{29}H_{50}O$	414
8	24，24–dimethyl–5a–cholesta–3β–ol		$C_{29}H_{52}O$	416
9	（24R）–ethyl–5a–cholesta–3β–ol		$C_{29}H_{52}O$	416
10	（24R）–5a–stigmast–7–en–22–yn–3β–ol		$C_{30}H_{48}O$	424
11	24，24–dimethyl–5a–cholesta–7–en–22–yn–3β–ol		$C_{30}H_{48}O$	424
12	24，24–dimethyl–5a–cholesta–7，25–dien–22–yn–3β–ol		$C_{30}H_{46}O$	422
13	14a–methyl–5a–ergosta–9（11），24（28）–dien–3β–ol		$C_{29}H_{48}O$	412

续表

序号	名称	结构	分子式	分子量
14	4a，14a–dimethyl–5a–ergosta–7，9（11），24（28）–trien–3β–ol		$C_{29}H_{46}O$	410
15	（22E，24R）–5a–stigmasta–7，22–dien–3β–ol		$C_{30}H_{50}O$	426
16	（24S）–epimer（spinasterol）		$C_{29}H_{48}O$	412
17	isofucosterol		$C_{29}H_{48}O$	412
18	β–sitosterol		$C_{29}H_{50}O$	414
19	α– 菠菜甾醇		$C_{29}H_{50}O$	414
20	24– 乙基 –Δ7，22– 胆甾二烯 –3– 酮 ［24–ethyl–5α–cholesta–7,22（E）–dien–3–one］		$C_{29}H_{46}O$	410
21	24– 乙基 –Δ7，22– 胆甾二烯 –3β– 醇 ［24–ethyl–5α–cholesta–7,22（E）–dien–3–3β–ol］		$C_{29}H_{48}O$	412

（三）黄酮类成分

国内外研究人员从绞股蓝中分离得到若干黄酮类化合物，包括槲皮素、芸香苷、商陆苷、商陆黄素、商陆素、异鼠李素，以及 3，5- 二羟基 -4'，7- 二甲氧基黄酮等。

（四）多糖类成分

绞股蓝中含有多糖类成分，备受科研人员关注。王昭晶等报道，通过传统碱提取法分析了绞股蓝的水溶性多糖，发现含粗多糖 AGM，可能由两种多糖组成，且其中一种或含结合蛋白。经高效液相色谱法确定，AGM 的单糖包括鼠李糖、木糖、岩藻糖、阿拉伯糖、葡萄糖及半乳糖等。宋淑亮等从中分离出三种多糖：GPS-2、GPS-3 和 GPS-4，推测 GPS-2 的分子量为 10800D。

（五）氨基酸类成分

绞股蓝还富含氨基酸。徐翠凤等报道，从中发现 18 种氨基酸，8 种为人体所必需，总氨基酸含量高达 $6.582\mu g/g$。

（六）微量元素

研究发现，绞股蓝含约 23 种微量元素，如铜、铁、锌、锰、钴、镍、钼、硒、锶、锂等，其中 13 种为人体所必需，5 种为常量元素，有深入研究的价值。

（七）其他类成分

绞股蓝中还含有丙二酸、苯甲醇葡萄糖苷、甜味素、叶黄素、吐叶醇、棕榈酸等多种成分。

四、药理活性

现代药理学研究显示，绞股蓝展现出降血脂、抗肿瘤、降血糖、抗衰老及增强免疫力等多重生物活性。

（一）降血脂作用

动物实验与临床研究均证实，绞股蓝总皂苷能有效预防高脂血症、高黏滞血症及动脉粥样硬化。其作用机制或与抑制脂肪细胞产生游离脂肪酸及合成中性脂肪相关，调脂成分可能涉及 GPS、G、I、J、K 及原绞股蓝皂苷等。绞股蓝皂苷能显著降低高血脂动物血清中的 LDL、TC 和 TG 浓度，同时提升血液中 HDL 浓度，进而降低内皮素 ET，最终降低动脉粥样硬化的发病风险。

（二）抗肿瘤作用

研究者在体外抗肿瘤活性筛选中发现，绞股蓝对肝癌、肺癌、食管癌、子宫癌、腹水癌、皮肤癌等多种癌细胞具有显著抑制作用，且对正常细胞无毒副作用。杨明辉等研究指出，绞股蓝总皂苷可通过下调 Bcl-2、上调 Bax 表达，促使人肝癌细胞（Huj-7）凋亡。刘世彪研究发现，绞股蓝中的皂苷类成分具有不同的抗肿瘤效果，这与其结构类型相关。其中，达玛烷型结构的皂苷类成分抗肿瘤效果最佳，尤其是其结构的 20、21位碳上连有游离羟基时，活性更为显著。

（三）降血糖的作用

据世界卫生组织（WHO）的数据显示，全球糖尿病患者已超 3 亿人。糖尿病已与肿瘤和心脑血管疾病并列，成为威胁人类生命的三大疾病，给社会和家庭带来了沉重负担。近年来，研究人员发现绞股蓝及其复方制剂具有降血糖、改善糖尿病并发症的作用，成为科研新热点。Yeo J. 等报道，绞股蓝中的多糖类成分能在一定程度上改变葡萄糖代谢酶的活性，从而降低血液中葡萄糖含量。Norberg 等报道，绞股蓝中的皂苷类成分在体内外动物实验中均表现出降血糖作用，可能是通过刺激胰岛素细胞释放胰岛素实现的。

（四）抗衰老的作用

Shang L.S. 等研究发现，绞股蓝总皂苷能保护不成熟的皮层细胞抗谷氨酸盐氧化，抑制细胞凋亡；它还能阻止脂质过氧化，减少 Ca^{2+} 内流，抑制谷氨酸盐对 Bcl-2 的下调和 Bax 的上调，降低谷氨酸引起的细胞凋亡。吴景东等研究发现，绞股蓝水提取液具有明显抗衰老作用，主要通过增强血液中 SOD 活性、降低自由基活性来实现。

（五）保肝的作用

Lin J.M. 等研究发现，绞股蓝中的总皂苷类成分能抑制大鼠肝纤维化形成，从而达到保护肝脏的作用。万丽等研究表明，绞股蓝总皂苷类成分可以显著降低大鼠血清中谷丙转氨酶（ALT）、总胆汁酸（TBA）、总胆红素（TBIL）及层黏蛋白（LN）等水平，并能显著减少白蛋白攻击所导致的胶原纤维生成，从而改善大鼠肝纤维化病理损伤，起到保肝作用。此外，绞股蓝总皂苷还能在氯仿导致的肝损伤小鼠模型中显著降低肝组织中一氧化碳含量，并提升肝组织谷胱甘肽（GSH）水平，发挥良好的保肝作用。

（六）增强机体免疫力的作用

绞股蓝总皂苷具有显著增强机体免疫力的作用，并可抑制某些机体排斥反应。周俐等报道，在低剂量环磷酰胺造成的免疫力低下小鼠模型中，其观察了绞股蓝总皂苷对特异性免疫功能的影响。实验结果显示，中、高剂量的绞股蓝皂苷提取液能显著增强免疫功能，且呈现剂量依赖性，高剂量组（200~400mg/kg）的作用略强于阳性对照药。这表明绞股蓝总皂苷能在一定程度上增强机体的特异性免疫力，可作为潜在的免疫增强剂用于临床。

五、临床应用

1. 在呼吸系统疾病中的作用

（1）哮喘

哮喘是一种由多种原因引起的，以呼气性呼吸困难为主要特征的气道可逆性气流受限的疾病。西医学对哮喘的常规治疗方案包括解痉和抗炎等。吸入性糖皮质激素是哮喘治疗的基础药物，它通过增加支气管细胞内 cAMP 的含量来舒张痉挛的气道平滑肌，还可以干扰嗜酸性粒细胞、IL-6、组胺等炎症因子的释放，发挥良好的抗炎作用。然而，随着研究的深入，发现西医治疗的长期临床效果不理想，因此临床上需要一种新的治疗方案来弥补不足。研究报道，长期口服绞股蓝提取物对卵清蛋白（ovalbumin，OVA）致敏小鼠的气道炎症具有较好的缓解作用，持续 4 周口服绞股蓝提取物观察到支气管肺泡灌洗液（bronchoalveolar lavage fluid，BALF）中的总细胞数和嗜酸性粒细胞的百分比显著减少，降低血清中 OVA 特异性 IgG1 和 IgE 水平，提高 IgG2a 水平，表明绞股蓝提取物通过降低 Th_2 细胞活性，减少气道炎症，从而缓解哮喘症状。

（2）肺炎

肺炎是一类由于肺部感染病原体而引起咳嗽、咳痰、发热等呼吸道症状的疾病。西医学治疗肺炎通常主要依赖抗生素，但由于抗生素的滥用和耐药性的产生，肺炎的治疗面临巨大挑战。中药治疗因其多靶点、多途径且不良反应低的特点，成为当前治疗肺炎的重要途径之一。绞股蓝总黄酮提取物对肺炎克雷伯菌、伤寒杆菌有较好的抑制活性。绞股蓝皂苷多糖能够显著改善 ApcMin/+ 小鼠的肠道菌群组成，降低息肉数量，改变结肠 M1 至 M2 型巨噬细胞的比例，积极恢复 E- 钙黏蛋白 /N- 钙黏蛋白的比例，并下调致癌信号分子。这些治疗还显著促进了短链脂肪酸产生细菌，并以时间依赖性方式减少了硫酸盐还原细菌，提示了绞股蓝皂苷在调节免疫系统和抗炎方面的潜在作用，这些作用可能与呼吸系统疾病的治疗有关。

（3）急性肺损伤

急性肺损伤（acute lung injury，ALI）是常见肺部疾病，严重的可危及生命。研究表明，绞股皂苷（gypenoside，GPs）能够显著减轻 LPS 诱导的急性肺损伤 ALI 小鼠的肺部炎症，并提高其存活率。通过生物信息学分析，研究识别了 20 个与 ALI 相关的中心基因，这些基因主要富集在 NF-κB 和 TNF-α 信号通路中。体外实验发现，严重的炎症反应会导致内皮细胞和上皮细胞的凋亡，而 GPs 可能通过抑制 NF-κB 和 TNF-α 通路，有效地减少这些细胞的凋亡，减轻肺部炎症和细胞损伤，这在 ALI 的修复过程中起到了重要作用。这一发现为绞股蓝治疗肺损伤并促进肺修复提供了新的思路。

（4）肺癌

肺癌具有高转移性和耐药性，肺癌患者通常采用放化疗和手术治疗，但这些治疗方法常伴有不良反应和并发症，降低了患者的生活质量和治疗信心。中西医综合治疗已成为临床应用的发展趋势。有研究表明，绞股蓝皂苷在 $100\sim400g/L$ 的剂量内能够显著抑制癌细胞生长；在 $300g/L$ 绞股蓝皂苷干预 20h 后癌细胞完全丧失增殖能力，显示其抗癌效果呈现显著的剂量效应。对绞股蓝冲剂抗肿瘤作用的临床观察显示，患者化疗后持续服用绞股蓝冲剂 30d，患者各项病理指标均有显著改善。此外，绞股蓝能够诱导 T 淋巴细胞分化为致敏 T 淋巴细胞，降低 IgG、IgM 含量。

2. 高脂血症

汪建芳通过观察绞股蓝总苷片治疗高脂血症的临床疗效，研究发现绞股蓝总苷片能有效降低血脂水平，且安全性良好。徐洪将 100 例高脂血症患者随机分成 2 组，分别给予普伐他汀片 $10\sim20mg$，1 次 /d；绞股蓝复方制剂 $10\sim20mg$，2 次 /d，治疗时间为 30d，结果显示普伐他汀组显效 20 例，有效 20 例，无效 10 例，其中 10 例出现胃肠功能紊乱等不良反应；绞股蓝组显效 35 例，有效 11 例，无效 4 例，4 例出现不良反应（均 $P<0.05$）。表明绞股蓝复方降血脂的疗效明显，安全性高，不良作用小。李水刚将 48 例高脂血症患者随机分为原剂量组和提高剂量组，均服用绞股蓝总苷胶囊，原剂量组每次 1 粒，提高剂量组每次 4 粒。彭世志等对 55 例高脂血症患者采用绞股蓝茎草泡饮治疗，连续给药 3 个月。结果显示 TG、TC 等指标有明显改善（ $P<0.01$ ），同时头晕、胸闷、肢麻等情况有明显好转。提示绞股蓝在降低血脂的同时，对伴随症状也有较好的缓解作用。

六、展望

绞股蓝作为一种多功能的植物，不仅在传统医学中有着重要的地位，同时在西医学研究中也显示出显著的治疗潜力。未来的研究应进一步探讨绞股蓝的具体作用机制，尤其是在分子水平上的治疗机制，以期在更多疾病治疗中发掘潜力。此外，通过多中心、大样本的临床试验验证其疗效和安全性，能为其在临床中的广泛应用提供坚实的科学依据。

主要参考文献

［1］张钊，李鹏婧，杨洋. 绞股蓝研究综述［J］. 食品研究与开发，2011，32（11）：193-196.
［2］边古等，禹玉华，郁书君，等. 药用植物绞股蓝研究进展［J］. 农业科学，2014，34（2）：1-5.

［3］国家中医药管理局《中华本草》编委会.中华本草［M］.上海：上海科技出版社，2000.

［4］陈建国.绞股蓝与其混淆品乌蔹莓的本草考释［J］.中草药，1990，21（9）：40-42.

［5］史琳.绞股蓝的化学成分研究［D］.沈阳：沈阳药科大学，2010.

［6］周俐，叶开和，任先达.绞股蓝总苷对免疫功能低下小鼠模型特异性免疫功能的影响［J］.中华中医院学刊，2008，26（1）：145-146.

［7］中国科学院中国植物志编辑委员会.中国植物志［M］.北京：科学出版社，2010.

［8］陈书坤.绞股蓝属植物的分类系统和分布［J］.植物分类学报，1995，33（4）：403-410.

［9］Takemoto T., Arihara S., Nakajima T., et al. Studies on the constituents of Gynostemma pentaphyllum Makino.I.Structures of Gypenoide I-X IV［J］. *Yakugaku Zasshi*，1983，103（2）：173-185.

［10］Takemoto T., Arihara S., Nakajima T., et al. Studies on the constituents of Gynostemma pentaphyllum Makino. II .Structures of Gypenoide XV-XXI［J］. *Yakugaku Zasshi*，1983，103（10）：1015-1023.

［11］Takemoto T., Arihara S., Yoshikawa K.Studies on the constituents of Cucurbitacese Plants.X IV .On the Saponin constituents of Gynostemma pentaphyllum Makino.(9)［J］. *Yakugaku Zasshi*，1986，106（8）：664-670.

［12］Yoshikawa K., Arimitsu M., Kishi K., et al. Studies on the constituents of Cucurbitaceae Plants.X VIII . On the saponin constituents of Gynostemma pentaphyllum Makino.（13）［J］. *Yakugaku Zasshi*，1987，107（5）：361-366.

［13］Kuwahara M., Kawanishi F., Komiya T., et al. Dammaranesaponins of Gynostemma pentaphyllum Makino and isolation Malonylginsenosides-Rb$_1$, -Rd, and Malonylgypenoside V［J］. *Chem.Pharm.Bull*，1989，37（1）：135-139.

［14］Yoshikawa K, Arimitsu M, Arihara S.Studies on the constituents of Cucurbitaceae Plants. X VI . On the saponin constituents of Gynostemma pentaphyllum Makino.（11）［J］. *YakugakuZasshi*，1987，107（4）：262-267.

［15］Takemoto T., Arihara S., Yoshikawa K., et al. Okuhira M.Studies on the constituents of cucurbitaceae plants. VIII . On the saponin constituens of Gynostemma pentaphyllum Makino.（4）［J］. *YakugakuZasshi*，1984，104（4）：332-339.

［16］Takemoto T., Arihara S., Yoshikawa K., et al. Studies on the constituents of cucurbitaceae plants. VII . On the saponin constituens of Gynostemma pentaphyllum Makino.（5）［J］. *YakugakuZasshi*，1984，104（7）：724-730.

［17］Takemoto T., Arihara S., Yoshikawa K., et al. Studies on the constituents of cucurbitaceae plants. VIII . On the saponin constituens of Gynostemma pentaphyllum Makino.（3）［J］. *YakugakuZasshi*，1984，104（4）：325-331.

［18］Takemoto T., Arihara S., Yoshikawa K., et al. Studies on the constituents of cucurbitaceae plants.X. On the saponin constituens of Gynostemma pentaphyllum Makino.（6）［J］. *YakugakuZasshi*, 1984, 104（9）: 939-945.

［19］Takemoto T., Arihara S., Yoshikawa K., et al. Studies on the constituents of cucurbitaceae plants. Ⅶ. On the saponin constituens of Gynostemma pentaphyllum Makino.（8）［J］. *YakugakuZasshi*, 1984, 104（11）: 1155-1162.

［20］Yoshikawa K., Takemoto T., Arihara S.Studies on the constituents of cucurbitaceae plants.XV. On the saponin constituens of Gynostemma pentaphyllum Makino.（10）［J］. *YakugakuZasshi*, 1986, 106（9）: 758-763.

［21］Yoshikawa K., Mitake M., Takemoto T., et al. Studies on the constituents of cucurbitaceae plants. Ⅻ. On the saponin constituens of Gynostemma pentaphyllum Makino.（12）［J］. *YakugakuZasshi*, 1987, 107（5）: 355-360.

［22］Hu L.H., Chen Z.L., Xie Y.Y.New triterpenoid saponins from Gynostemma pentaphyllum［J］. *Pytochemistry*, 1997, 44（4）: 667-670.

［23］Hu L.H., Chen Z.L., Xie Y.Y.New triterpenoid saponins from Gynostemma pentaphyllum［J］. *J.Nat.Prod*, 1996, 59（12）: 1143-1145.

［24］徐洪. 绞股蓝复方制剂治疗高脂血症的临床疗效［J］. 临床合理用药杂志, 2015, 8（21）: 145-146.

［25］Yoshikawa K., Takemoto T., Arihara S.Studies on the constituents of cucurbitaceae plants. Ⅻ. On the saponin constituens of Gynostemma pentaphyllum Makino.（10）［J］. *YakugakuZasshi*, 1986, 106（9）: 758-763.

［26］Yoshikawa K., Arimitsu M., Kishi K., et al. Studies on the constituents of cucurbitaceae plants.XVIII. On the saponin constituens of Gynostemma pentaphyllum Makino.（13）［J］. *YakugakuZasshi*, 1987, 107（5）: 361-366.

［27］Nagai M., Izawa K., Nagumo S., et al. Two glycosides of a novel dammaranealcohol from Gynostemma pentaphyllum［J］. Chem.Pharm.Bull, 1981, 29（3）: 779-783.

［28］Takemoto T., Arihara S., Yoshikawa K., et al. Studies on the constituents of cucurbitaceae plants. Ⅺ. On the saponin constituens of Gynostemma pentaphyllum Makino.（7）［J］. *YakugakuZasshi*, 1984, 104（10）: 1043-1049.

［29］Takemoto T., Arihara S., Yoshikawa K.Studies on the constituents of cucurbitaceae plants.XIV. On the saponin constituens of Gynostemma pentaphyllum Makino.（9）［J］. *YakugakuZasshi*, 1986, 106（8）: 664-670.

［30］刘欣. 三种常用中药的化学成分研究［D］. 南京: 中国药科大学, 2002.

［31］刘欣, 叶文才, 萧文鸾, 等. 绞股蓝的化学成分研究［J］. 中国药科大学学报, 2003, 34（1）: 21-24.

［32］Hung T.M., Thu C.V., Cuong T.D., et al. Dammarane-Type glycosides from Gynostemma pentaphyllum and their effects on IL-4-Induced eotaxin expression inhuman bronchial epithelial cells ［J］. *J.Nat.Prod*, 2010, 73：192-196.

［33］Piacente S,Pizza C.New dammarane-Type glycosides from Gynostemma pentaphyllum ［J］. J.Nat.Prod, 1995, 58（4）：512-519.

［34］Huang T.H., Razmovski-Naumovski V., Salam N.K., et al. A novel LXR-a activator identified from the natural product Gynostemma pentaphyllum ［J］. *Biochemical Pharmacology*, 2005, 70（9）：1298-1308.

［35］Yin F., Hu L.H.Six new triterpene saponins witha21, 23-Lactone skeleton from Gynostemma pentaphyllum ［J］. *Helvetica Chimica Acta*, 2005, 88（5）：1126-1134.

［36］Fang Z.P., Zeng X.Y.Structure of gypentonoside from Gynostemma pentaphyllum Makino ［J］. *Acta Pharmaceutica Sinica*, 1996, 31（9）：680-683.

［37］Yin F., Hu L.H., Pan R.X.Novel dammarane-type glycosides from Gynostemma pentaphyllum ［J］. *Chem.Pharm.Bull*, 2004, 52（12）：1440-1442.

［38］Liu X., Ye W.C., Mo Z.Y., et al. Five new ocotillone-type saponins from Gynostemma pentaphyllum ［J］. *J.Nat.Prod*, 2004, 67：1147-1151.

［39］Liu X., Yu R.M., Hsiao W.L., et al. Three new dammarane glycosides from Gynostemma pentaphyllum ［J］. *Chinese Chemical Letters*, 2004, 15（1）：46-48.

［40］Yin F., Zhang Y.N., Yang Z.Y., Hu L.H.Nine new dammaranesaponins from Gynostemma pentaphyllum ［J］. *Chemistry and Biodiversity*, 2006, 3：771-782.

［41］Lee C., Lee J.W., Jin Q.H., et al. Isolation and characterization of dammaran-type saponins from Gynostemma pentaphyllum and their inhibitory effects on IL-6induced STAT3 activation ［J］. *J.Nat.Prod*, 2015, 78：971-976.

［42］Wang J., Yang J.Y., Zhou P.P., et al. Further new gypenosides from jiaogulan （Gynostemma pentaphyllum）［J］. *Journal of Agricultural and Food Chemistry*, 2017, 65（29）：5926-5934.

［43］Yang F., Shih.M., Zhang X.W., et al. Two novel anti-inflammatory21-nordammarane saponins from tetraploid jiaogulan（Gynostemma pentaphyllum）［J］. *J.Agric.Food.Chem*, 2013, 61：12646-12652.

［44］Li N., Wu C.F., Xu X.Y., et al. Triterpenes possessing an unprecedented skeleton isolated from hydrolysate of total saponins from Gynostemma pentaphyllum ［J］. *European Journal of Medicinal Chemistry*, 2012, 50：173-178.

［45］Li N., Tuo Z.D., Xing S.S., et al. A new dammarane-type triterpene with PTP1B inhibitory activity from Gynostemma pentaphyllum ［J］. *Bull.Korean.Chem.Soc*, 2014, 35（10）：3122-3124.

［46］Nguyen P.H., Gauhar R., Hwang S.L., et al. New dammarane–type glucosides as potential activators of AMP–activated protein kinase（AMPK）from Gynostemma pentaphyllum［J］. *Bioorganic and Medicinal Chemistry*，2011，19：6254–6260.

［47］Zhang X.S., Zhao C., Tang W.Z., et al. Gypensapogeninh, a novel dammarane–type triterpene induces cell cycle arrest and apoptosis on prostate cancer cells［J］. *Steroids*，2015，1（4）：276–283.

［48］Shi L., Tand.H., Yan T.C., et al. Cytotoxic triterpenes from the acid hydrolyzate of Gynostemma pentaphyllum saponins［J］. *Journal of Asian Natural Products Research*，2018，20（2）：182–187.

［49］Chend.J., Liuh.M., Xing S.F., et al. Cytotoxic activity of gypenosides and gynogenin against non–small cell lung carcinoma A549 cells［J］. *Bioorganic and Medicinal Chemistry Letters*，2014，24：186–191.

［50］Zhang X.S., Bi X.L., Wan X., et al. Protein tyrosine phosphatase 1B inhibitory by dammarane–type triterpenes from hydrolysate of total Gynostemma pentaphyllum saponins［J］. *Bioorganic and Medicinal Chemistry Letters*，2013，23：297–300.

［51］Zhang X.S., Cao J.Q., Zhao C., et al. Novel dammarane–type triterpenes isolated from hydrolysate of total Gynostemma pentaphyllum saponins［J］. *Bioorganic and Medicinal Chemistry Letters*，2015，25：3095–3099.

［52］Xing S.F., Jang M.H., Wang Y.R., et al. A new dmmarane–type saponin from Gynostemma pentaphyllum induces apoptosis in A 594 human lung carcinoma cells［J］. *Bioorganic and Medicinal Chemistry Letters*，2016，26：1754–1759.

［53］Liu J., Yang P.Y., Shih.M., et al. A novel Gynostemma pentaphyllum saponin and its adipogenesis inhibitory effect through modulating Wnt/ β –catenin pathway and cell cycle in mitotic clonal expansion［J］. *Journal of Functional Foods*，2015，17：552–562.

［54］Liu J., Li Y.F., Shih.M., et al. Components characterization of total tetraploid jiaogulan（Gynostemma pentaphyllum）saponin and its cholesterol–lowering properties［J］. *Journal of Functional Foods*，2016，23：542–555.

［55］Akihisa T., Kanari M., Tamura T., et al.（24R）and（24S）–14a–ergost–9（11）–en–3 β –ols from Gynostemma pentaphyllum［J］. *Phytochemistry*，1989，28（4）：1271–1273.

［56］Akihisa T., Miharah., Fujikawa T., et al. 24, 24–dimethyl–5a–cholestan–3 β –ol, asterol from Gynostemma pentaphyllum［J］. *Phytochemistry*，1988，27（9）：2931–2033.

［57］Akihias T., Tamura T., Matusumoto T., et al. solation of acetylenic sterols from ahigher plant.Further evidence that marine sterols are not unique［J］. *J.Org.Chem*，1989，54（3）：606–610.

［58］Akihisa T., Tamura T., Matsumoto T.14a–methyl–5a–ergosta–9（11），24

（28）–dien–3β–ol，a sterol from Gynostemma pentaphyllum［J］. *Phytochemistry*，1987，26（8）：2412–2413.

［59］Akihisa T.，Kokke W.C.M.C.，Yokota T.，et al. 4a，14a–dimethyl–5a–ergosta–7，9（11），24（28）–trien–3β–ol，from phaseolus vulgaris and Gynostemma pentaphyllum［J］. *Phytochemistry*，1990，29（5）：1647–1651.

［60］Marino A.，Eiberti M.G.，Cataldo A.，et al. Sterols from Gynostemma pentaphyllum［J］. *Soc，Ital.Biol.Sper*，1989，65（4）：317–319.

［61］蒋小虎. 中药山辣子皮、绞股蓝化学成分研究［D］.贵阳：贵阳中医学院，2014.

［62］许泽龙. 中药酸羧藤和绞股蓝的化学成分研究［D］.重庆：重庆大学，2013.

［63］王昭晶，罗巅辉. 碱提绞股蓝水溶性多糖的研究［J］.食品研究与开发，2006，27（5）：92–94.

［64］宋淑亮. 绞股蓝多糖的分离纯化及其药理活性研究［D］.济南：山东中医药大学，2006.

［65］徐翠凤，罗嘉梁，王碧兰. 绞股蓝化学成分分析［J］.林产化工通讯，1994，2：3–6.

［66］王绍辉，陈道金，刘同祥. 绞股蓝化学成分、药理作用及其体内代谢的研究进展［J］.世界科学技术—中医药现代化，2015，17（11）：2389–2392.

［67］Megalli S.，Davies N.M.，Rougogalis B.D.Anti–hyperlipidemic and hypoglycemic effects of Gynostemma pentaphyllum in the zucker fatty rat［J］. *J.Pharm.Pharmaceut .Sci*，2006，9（3）：281–291.

［68］Megallis S.，Aktan F.，Davies N.M.，et al. Phytopreventative anti–hyperlipidemic effects of Gynostemma pentaphyllum in rats［J］. *J.Pharm.Pharmaceut .Sci*，2005，8（3）：507–515.

［69］田健，董晓辉，于信民，等. 绞股蓝总皂苷对实验性高脂血症大鼠内皮素的影响［J］.中国煤炭工业医学杂志，2005，8（8）：906–908.

［70］朴香兰，吴倩. 绞股蓝研究进展［J］.时珍国医国药，2010，21（7）：1758–1760.

［71］杨明辉，郭晓兰，袁国华，等. 绞股蓝总皂苷对肝细胞癌细胞凋亡的诱导作用［J］.世界科学技术—中医药现代化，2006，8（4）：53–56.

［72］刘世彪. 绞股蓝结构和发育与其总皂苷积累相关性的研究［D］.陕西：西北大学，2005.

［73］WHO.Global Report on diabetes.Available athttp：//www.who.int/diabetes /global–report/en/.Accessed July15，2016.

［74］Yeo J.，Kang Y.J.，Jeon S.M.，et al. Potential hypoglycemic effect of an ethanol extract of Gynostemma pentaphyllum in C57BL/KsJ–db/db mice［J］. *J.Med.Food*，2008，11（4）：709–716.

［75］Norberg A.，Hog N.K.，LiepinshE.，et al. A novel insulin–releasing substance， phanoside，from the plant Gynostemma pentaphyllum［J］. *The Journal of Biological Chemistry*，2004，279（40）：41361–41367.

［76］Shang L.S.，Liu J.C.，Zhou Q.J.，et al. Gypenosides protect primary cultures of rat cortical cells against oxidative neurotoxicity［J］. *Brain Research*，2006，11（2）：163–174.

［77］吴景东. 绞股蓝提取液对自然衰老影响的实验研究［J］. 辽宁中医药大学学报，2008，10（6）：163–174.

［78］Lin J.M.，Lin C.C.，Chiuh.F.，et al. Evaluation of the anti–inflammatory and liver–protective effects of Anoectochilus formosams，Gamoderma lucidum and Gynostemma pentaphyllum in rats［J］. *The American Journal of Chinese Medicine*，1993，21：59–69.

［79］万丽，万兴旺，胡晋红. 绞股蓝总皂苷对免疫性肝纤维化大鼠肝功能和肝纤维化的影响［J］. 第二军医大学学报，2003，24（12）：1319–1321.

［80］张亦琳，延永，张琴. 绞股蓝总黄酮的提取工艺及抑菌性质［J］. 陕西农业科学，2022，68（7）：43–48.

［81］樊湘红，王瑰萱，陈利萍，等. 绞股蓝镇咳、平喘的药理研究［J］. 中国现代医学杂志，1993，（3）：19，18.

［82］李利，朱星星，张毅，等. 氢气在呼吸系统疾病中的作用及研究进展［J］. 海军军医大学学报，2024，45（1）：74–79.

［83］姜彬慧，杨万春，赵余庆. 绞股蓝抗肿瘤作用研究现状［J］. 中药材，2003，（9）：683–686.

［84］李水刚. 绞股蓝总苷胶囊治疗高血脂48例［J］. 河南中医，2015，35（7）：1688–1689.

［85］彭世志，宁贤基，邓燕艺，等. 绞股蓝治疗高脂血症55例［J］. 实用中医药杂志，2005，（4）：209.

人 参

人参作为传统中药，拥有逾 2000 年的药用历史，以其大补元气、回阳救逆的显著功效，被誉为最有价值的天然药物之一。人参是五加科多年生草本植物，人工栽培者称为"园参"，野外自然长成者则称为"林下参"。入药后，人参可补元气、复脉固脱、补脾益肺、生津安神，对于体虚欲脱、脾虚食少、惊悸失眠、心力衰竭等临床症状有显著疗效，因而被誉为"百药之王"。其临床应用广泛，不仅可用于预防疾病、促进机体康复、益智健脑、增强体力、抗疲劳，还具有抗癌、治疗糖尿病及改善心血管功能等多重作用。

一、植物资源

人参主要生于阴坡密林下腐殖土层较厚、湿润、少光且通风良好的地方。人参种类颇多，应用最普遍的为亚洲或高丽人参（*Panax Ginseng* C.A.Meyer）、西洋参（*Panax quinquefolius* L.）、人参三七或田七 [*Panax notoginseng*（Burkill）F.H.Chen ex C.Y.Wu et K.M.Feng] 和日本人参（*Panax Japonicus* C.A.Meyer）。

二、炮制加工

（一）古代炮制方法

南北朝刘宋时期的《本草经集注》中写道："二月，八月上旬采根，竹刀刮，暴干，勿令见风。"《雷公炮炙论》中采用"去四边芦头并黑"法，唐代《外台秘要》中用"切焙法"即"挫入药中，培干"，宋代《本草图经》主张"制炭、焙、微炒"，元代《世医得效方》又用"蜜制法"，明代首次记载用蒸制而得到"紫团参"，到了清代用"五灵脂制、川乌制"等特殊炮制法。

（二）现代炮制方法

现代人参主要炮制品主要是生晒参和红参，其炮制方法采用的是晒干和蒸制。

1. 生晒参

从收获鲜参中，选取须芦齐全、无伤、无水锈、无腐烂的人参进行浸泡（时间不能太长，以防成分损失），软化泥土，然后进行冲洗，将清洗干净后的人参放于 50 ~ 60℃干燥室内进行干燥，或者在日光下反复晒至干燥到全干为止。

2. 红参

与生晒参相比，红参多经过了蒸制一步，即选取合格的人参进行浸泡软化泥土，然后进行冲洗，最后进行蒸制、晒干即可得红参。干燥后的红参呈红棕色透明角质状，气味浓香，质地紧密坚固。人参经过蒸制，在降低水分的同时，还能够"杀酶保苷"，从而减少皂苷类成分的损失，提高红参的保存时间。

三、化学成分

人参中主要成分包括糖类、皂苷类、挥发性成分等，有机酸及其酯，酶类，蛋白质、甾醇及其苷、含氮化合物、多肽类、黄酮类、木质素、无机元素，以及维生素类等。在这诸多化学成分中，主要的有效成分是人参皂苷和人参多糖。

（一）皂苷类成分

人参根和根茎所含人参皂苷（ginsenosides，简称 G）的比例为3%～5%。其特征性成分为达玛烷型（dammarane-type）四环三萜及其皂苷。基于苷元结构差异，这些皂苷大体上可归为原人参二醇型（protopanaxadiol-type），内含 20（S）- 和 20（R）-protopanaxadiol 两种异构体（见图 10-1 和图 10-2），以及原人参三醇型（protopanaxatriol-type，即 II 型），包括 20（S）- 和 20（R）-protopanaxatriol 两种异构体（见图 10-3 和图 10-4）。此外，人参中还含有齐墩果酸型（oleanolic acid-type，即 III 型）苷元结构的皂苷（见图 10-5）。

20(S)-protopanaxadiol
（1）

20(R)-protopanaxadiol
（2）

20(S)-protopanaxatriol
（3）

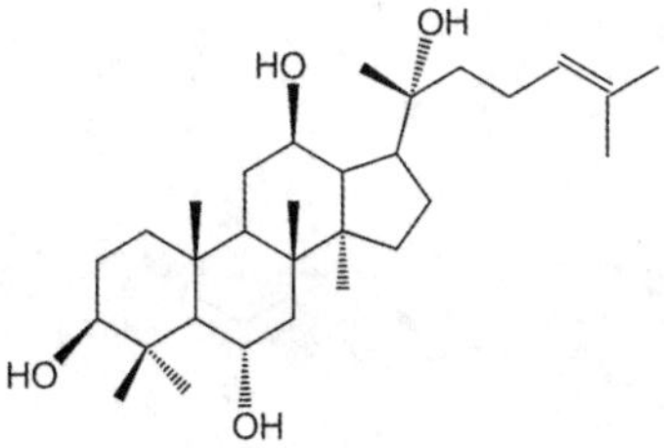

20(R)-protopanaxatriol
（4）

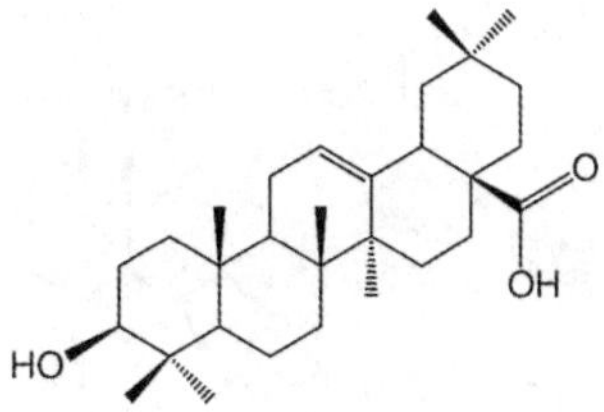

oleanolic acid
（5）

图 10-1　人参中的主要苷元结构

迄今为止，已从人参中分离并鉴定出超过 100 种皂苷类化合物，这些已报道的皂苷类化合物基于 27 种不同的苷元，其具体结构式见图 10-2。

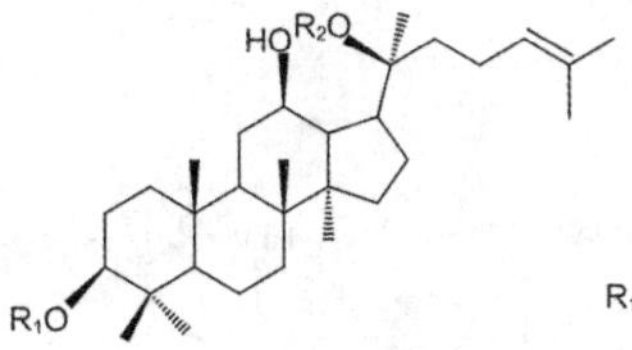

（1） 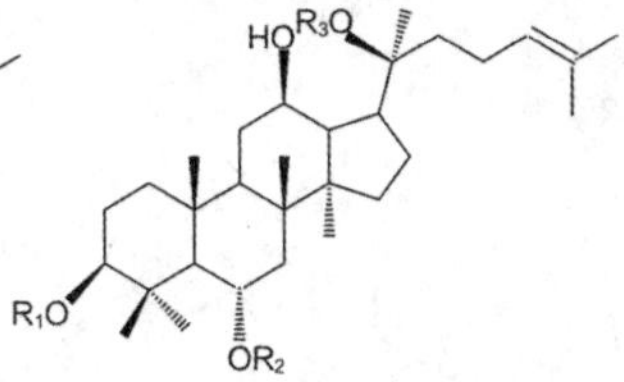　　　　　　　　　（2） 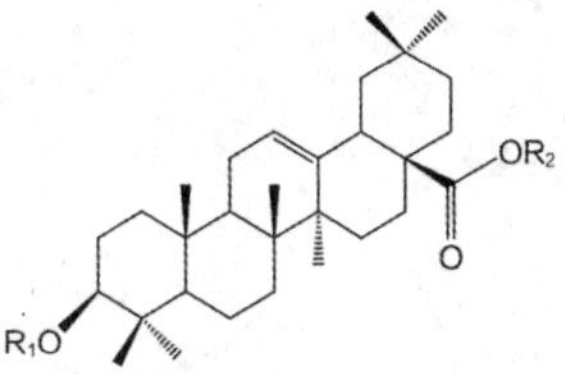　　　　　　　　　（3）

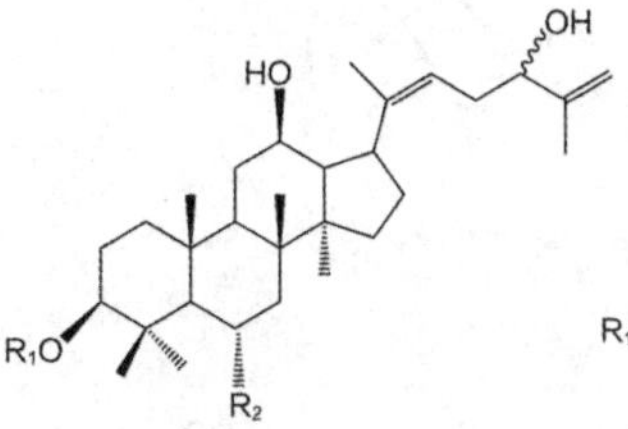

（4） 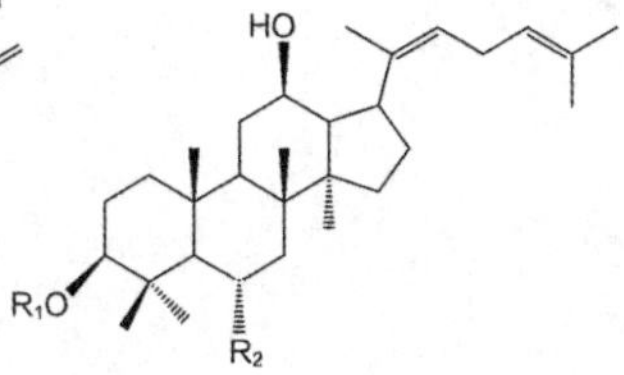　　　　　　　　　（5） 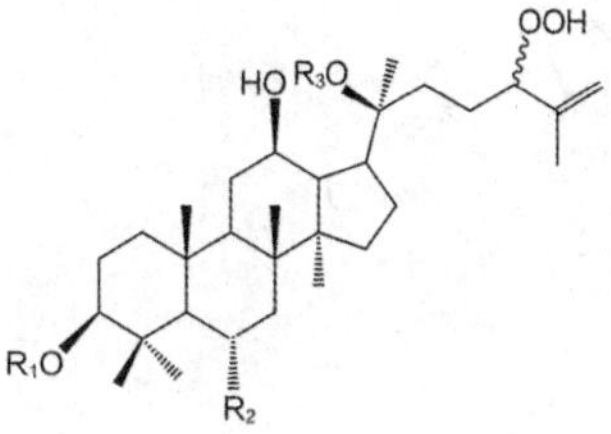　　　　　　　　　（6）

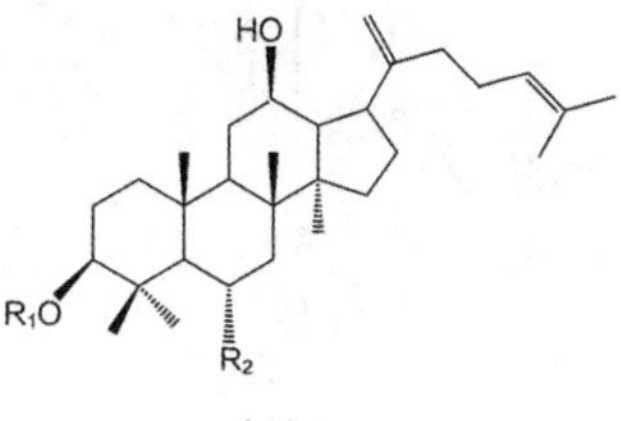

（7） 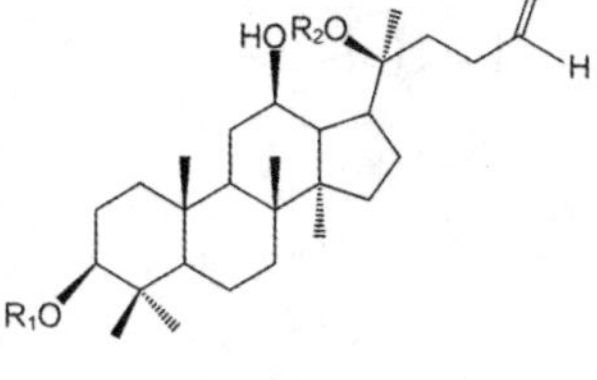　　　　　　　　　（8） 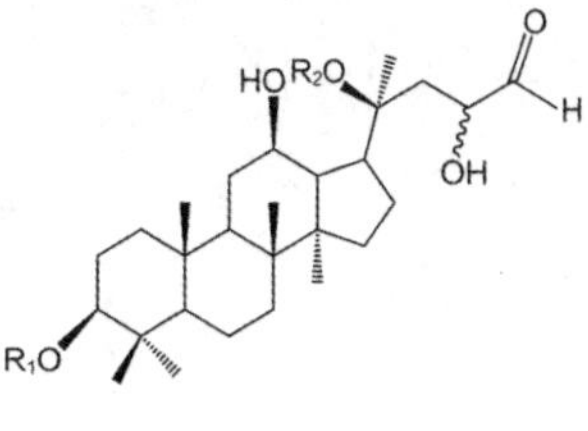　　　　　　　　　（9）

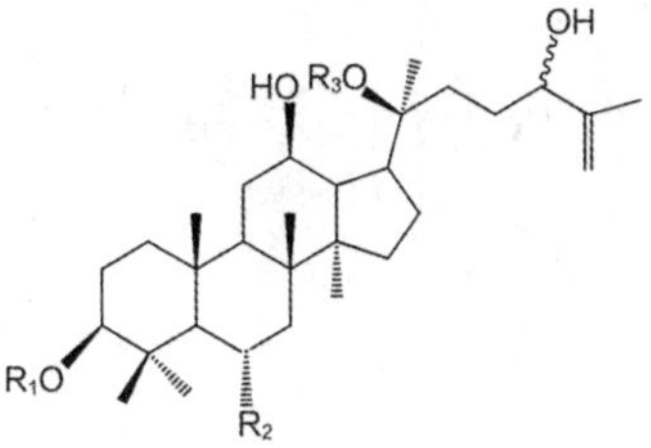

（10） 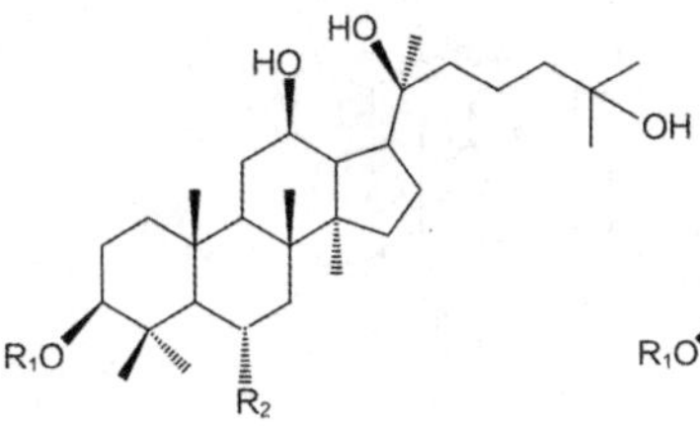　　　　　　　　（11） 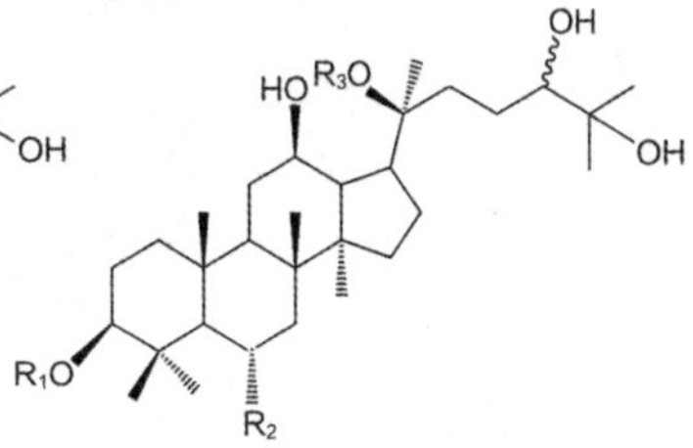　　　　　　　　　（12）

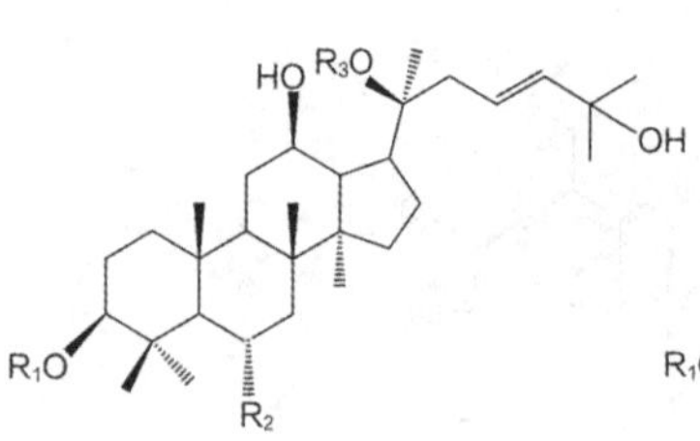

（13） 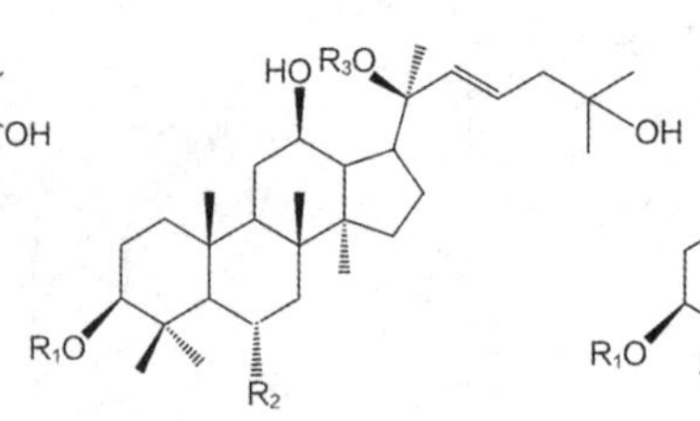 （14） 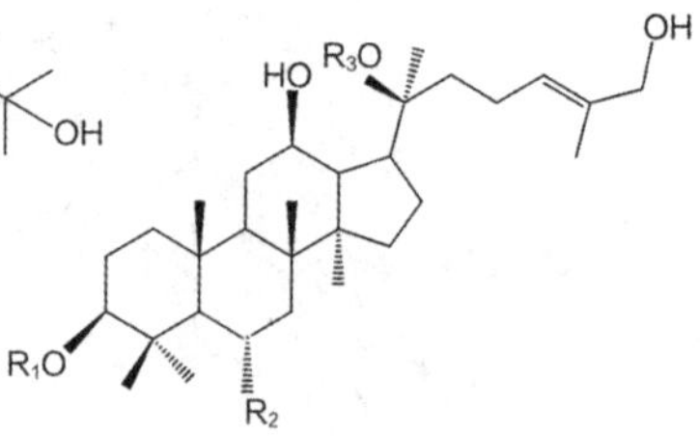 （15）

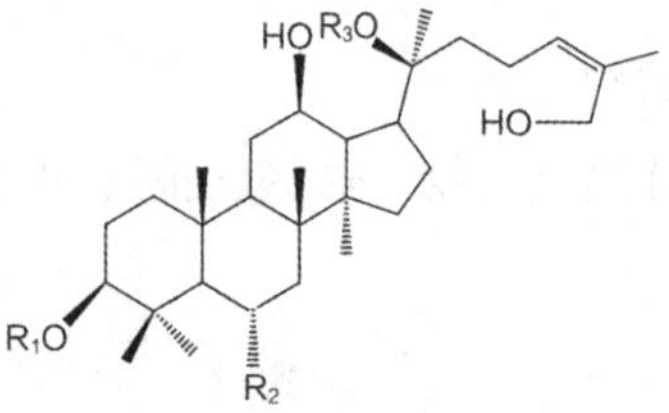

（16） 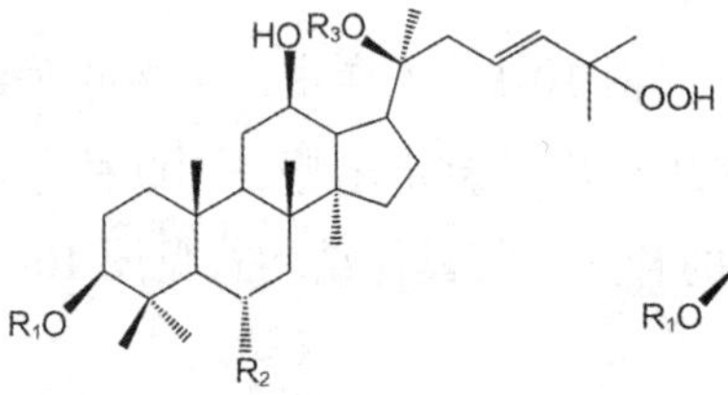 （17） 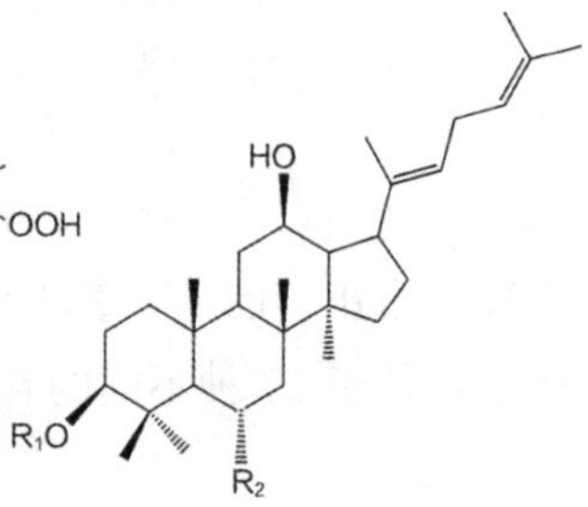 （18）

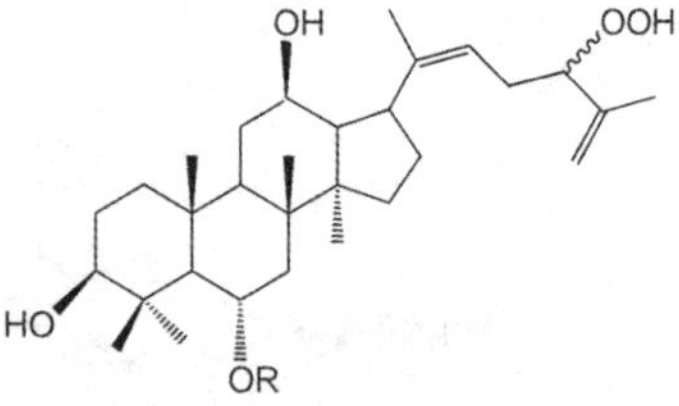

（19） 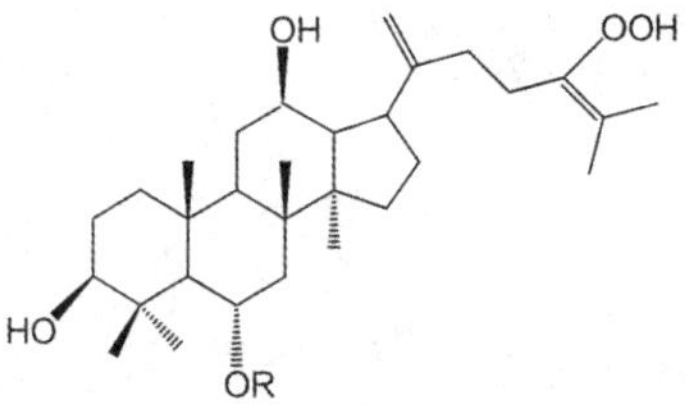 （20） 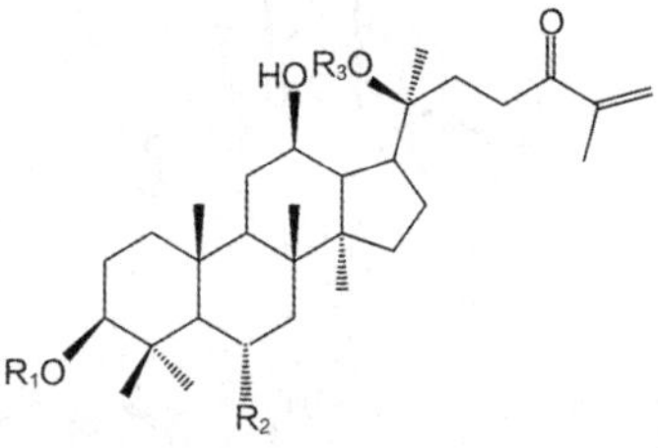 （21）

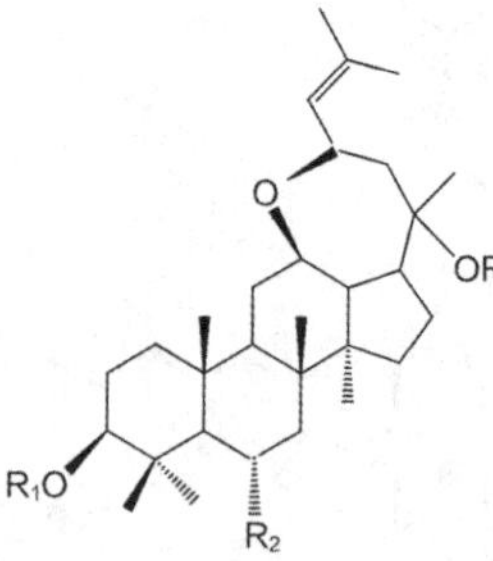

（22） 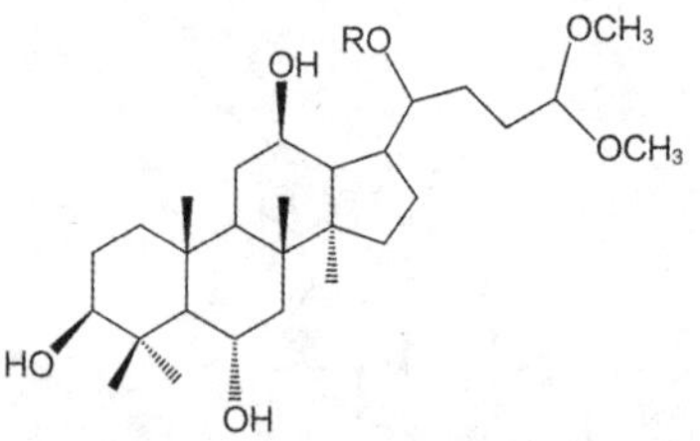 （23） 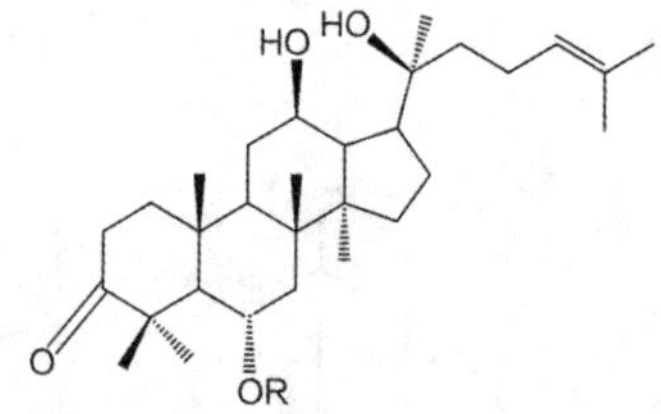 （24）

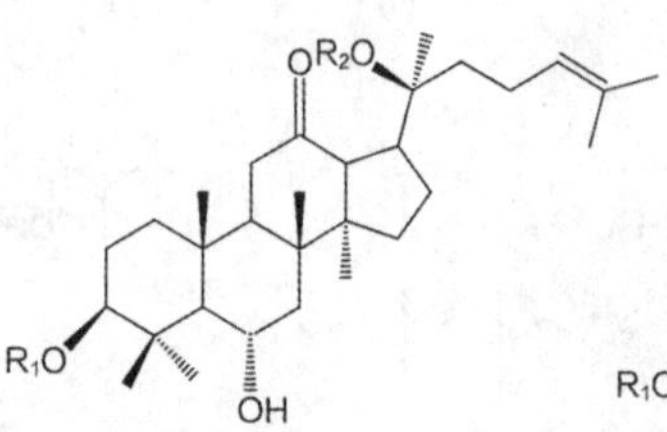

（25） 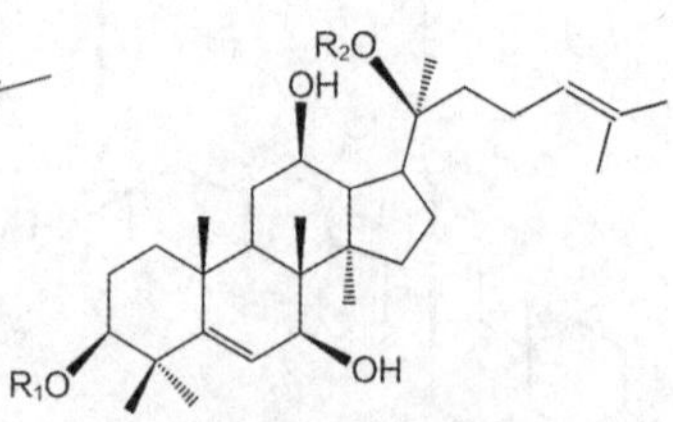 （26） 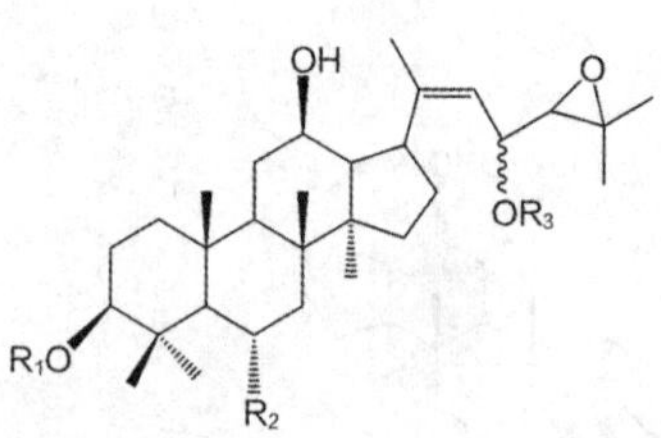 （27）

图 10-2 人参中的 27 种苷元

人参中的苷元 1 类型的化合物见表 10-1。

表 10-1　人参中的苷元 1 类型的化合物

序号	名称	苷元类型	R_1	R_2	分子式	分子量
1	Ginsenoside Rb_1	1	Glc (2, 1) Glc	Glc (6, 1) Glc	$C_{54}H_{92}O_{23}$	1108
2	Ginsenoside Rb_2	1	Glc (2, 1) Glc	Glc (6, 1) Ara (p)	$C_{53}H_{90}O_{22}$	1078
3	Ginsenoside R_c	1	Glc (2, 1) Glc	Glc (6, 1) Ara (f)	$C_{53}H_{90}O_{22}$	1078
4	Ginsenoside R_d	1	Glc (2, 1) Glc	Glc	$C_{48}H_{82}O_{18}$	946
5	m-ginsenoside Rb_1	1	Glc (2, 1) Glc-6-malonyl	Glc (6, 1) Glc	$C_{57}H_{94}O_{26}$	1194
6	m-ginsenoside Rb_2	1	Glc (2, 1) Glc-6-malonyl	Glc (6, 1) Ara (p)	$C_{56}H_{92}O_{25}$	1164
7	m-ginsenoside Rc	1	Glc (2, 1) Glc-6-malonyl	Glc (6, 1) Ara (f)	$C_{56}H_{92}O_{25}$	1164
8	m-ginsenoside Rd	1	Glc (2, 1) Glc-6-malonyl	Glc	$C_{51}H_{84}O_{21}$	1032
9	m-ginsenoside Ra_3	1	Glc (2, 1) Glc-6-malonyl	Glc (6, 1) Glc (3, 1) Xyl	$C_{62}H_{102}O_{30}$	1326
10	m-notoginsenoside R_4	1	Glc (2, 1) Glc-6-malonyl	Glc (6, 1) Glc (6, 1) Xyl	$C_{62}H_{102}O_{30}$	1326
11	Ginsenoside Ra_4	1	Glc (2, 1) Glc-6-butenoyl	Glc (6, 1) Ara (p) (4, 1) Xyl	$C_{62}H_{102}O_{27}$	1278
12	Ginsenoside Ra_5	1	Glc (2, 1) Glc-6-Ac	Glc (6, 1) Ara (p) (4, 1) Xyl	$C_{60}H_{99}O_{27}$	1251
13	Ginsenoside Ra_6	1	Glc (2, 1) Glc-6-butenoyl	Glc (6, 1) Glc	$C_{58}H_{96}O_{24}$	1176
14	Ginsenoside Ra_7	1	Glc (2, 1) Glc-6-butenoyl	Glc (6, 1) Ara (p)	$C_{57}H_{93}O_{23}$	1145
15	Ginsenoside Ra_8	1	Glc (2, 1) Glc-4-butenoyl	Glc (6, 1) Ara (f)	$C_{57}H_{94}O_{23}$	1146
16	Ginsenoside Ra_9	1	Glc (2, 1) Glc-6-butenoyl	Glc (6, 1) Ara (f)	$C_{57}H_{94}O_{23}$	1146
17	Ginsenoside Rs_1	1	Glc (2, 1) Glc-6-Ac	Glc (6, 1) Ara (p)	$C_{55}H_{92}O_{23}$	1120

续表

序号	名称	苷元类型	R₁	R₂	分子式	分子量
18	Ginsenoside Rs$_2$	1	Glc (2, 1) Glc–6–Ac	Glc (6, 1) Ara (f)	$C_{55}H_{90}O_{23}$	1127
19	ginsenoside Rs$_3$	1	Glc (2, 1) Glc–6–Ac	H	$C_{44}H_{74}O_{14}$	826
20	20 (R) –Ginsenoside Rg$_3$	1	Glc (2, 1) Glc	H	$C_{42}H_{72}O_{13}$	784
21	Ginsenoside Ra$_1$	1	Glc (2, 1) Glc	Glc (6, 1) Ara (p) (4, 1) Xyl	$C_{58}H_{98}O_{25}$	1194
22	Ginsenoside Ra$_2$	1	Glc (2, 1) Glc	Glc (6, 1) Ara (f) (2, 1) Xyl	$C_{58}H_{98}O_{26}$	1210
23	Ginsenoside Ra$_3$	1	Glc (2, 1) Glc	Glc (6, 1) Glc (3, 1) Xyl	$C_{59}H_{100}O_{27}$	1240
24	Ginsenoside Rb$_3$	1	Glc (2, 1) Glc	Glc (6, 1) Xyl	$C_{53}H_{90}O_{22}$	1078
25	Ginsenoside F$_2$	1	Glc	Glc	$C_{42}H_{72}O_{13}$	784
26	20 (S) –Ginsenoside Rg$_3$	1	Glc (2, 1) Glc	H	$C_{42}H_{72}O_{13}$	784
27	20 (S) –Ginsenoside Rh$_2$	1	Glc	H (20S)	$C_{36}H_{62}O_{8}$	622
28	20 (R) –Ginsenoside Rh$_2$	1	Glc	H (20R)	$C_{36}H_{62}O_{8}$	622

人参中的苷元 2 类型化合物见表 10-2。

表 10-2 人参中的苷元 2 类型的化合物

序号	名称	苷元类型	R₁	R₂	R₃	分子式	分子量
29	Floralginsenoside P	2	Glc (2, 1) Glc	H	Glc (6, 1) Ara (p)	$C_{53}H_{90}O_{23}$	1094
30	Ginsenoside Re	2	H	Glc (2, 1) Rha	Glc	$C_{48}H_{82}O_{18}$	946
31	Ginsenoside Rf	2	H	Glc (2, 1) Glc	H	$C_{42}H_{72}O_{14}$	800
32	Ginsenoside Rg$_1$	2	H	Glc	Glc	$C_{42}H_{72}O_{14}$	800

续表

序号	名称	苷元类型	R₁	R₂	R₃	分子式	分子量
33	Ginsenoside Rg$_2$	2	H	Glc (2, 1) Rha	H	$C_{42}H_{72}O_{13}$	784
34	20-O-Glucosylginsenoside Rf	2	H	Glc (2, 1) Glc	Glc	$C_{48}H_{82}O_{19}$	962
35	Ginsenoside Rh$_1$	2	H	Glc	H	$C_{36}H_{62}O_9$	638
36	20 (R) -Ginsenoside Rg$_2$	2	H	Glc (2, 1) Rha	H	$C_{42}H_{72}O_{13}$	784
37	20 (R) -Ginsenoside Rh$_1$	2	H	Glc	H	$C_{36}H_{62}O_9$	638
38	Koryoginsenoside R$_1$	2	H	Glc-6-butenyl	Glc	$C_{46}H_{76}O_{15}$	868
39	Ginsenoside Re$_6$	2	H	Glc	6-butenyl- Glc	$C_{46}H_{76}O_{15}$	868
40	Ginsenoside Re$_1$	2	H	Glc	Glc (3, 1) [alpha-D] Glc	$C_{48}H_{82}O_{19}$	962
41	Ginsenoside Re$_2$	2	H	Glc (3, 1) [alpha-D] Glc	Glc	$C_{48}H_{82}O_{19}$	962
42	Ginsenoside Re$_3$	2	H	Glc	Glc (4, 1) [alpha-D] Glc	$C_{48}H_{82}O_{19}$	962
43	Ginsenoside F$_1$	2	H	H	Glc	$C_{36}H_{62}O_9$	638
44	Ginsenoside F$_3$	2	H	H	Glc (6, 1) Ara (p)	$C_{41}H_{70}O_{13}$	770
45	Floralginsenoside M	2	H	Glc (2, 1) Rha	Glc (6, 1) Ara (f)	$C_{53}H_{90}O_{22}$	1078
46	Floralginsenoside N	2	H	Glc (2, 1) Rha	Glc (6, 1) Ara (p)	$C_{53}H_{90}O_{22}$	1078
47	Ginsenoside F$_5$	2	H	H	Glc (6, 1) Ara (f)	$C_{41}H_{70}O_{13}$	770
48	Ginsenoside Re$_4$	2	H	Glc	Glc (6, 1) Ara (f)	$C_{47}H_{80}O_{18}$	932
49	Ginsenoside-La	2	Glc	H	Glc	$C_{42}H_{72}O_{14}$	800
50	Saponin II	2	Glc	H	H	$C_{36}H_{62}O_9$	638
51	Saponin III	2	formyl	H	Glc	$C_{37}H_{62}O_{10}$	666

人参中的苷元 3 类型的化合物见表 10-3。

表10-3　人参中的苷元 3 类型的化合物

序号	名称	R₁	R₂	分子式	分子量
52	Ginsenoside Ro	GlcA (2, 1) Glc	Glc	$C_{48}H_{76}O_{19}$	956
53	Polyacetyleneginsenoside-Ro	6-[C₁₇H₂₅O₃]-GlcA (2, 1) Glc	Glc	$C_{65}H_{100}O_{21}$	1216

人参中的苷元 4 类型的化合物见表 10-4。

表10-4　人参中的苷元 4 类型的化合物

序号	苷元类型	名称	R₁	R₂	分子式	分子量
54	4	Ginsenoside Rh₁₅	Glc (2, 1) Glc	H	$C_{42}H_{70}O_{13}$	782
55	4	Ginsenoside Rh₅ (a)	H	O-Glc	$C_{36}H_{60}O_{9}$	636
56	4	Ginsenoside Rh₁₄	H	O-Glc (2, 1) Rha	$C_{42}H_{70}O_{13}$	782

人参中的苷元 5 类型的化合物见表 10-5。

表10-5　人参中的苷元 5 类型的化合物

序号	苷元类型	名称	R₁	R₂	分子式	分子量
57	5	Ginsenoside Rh₁₆	Glc	OH	$C_{36}H_{60}O_{8}$	620
58	5	Ginsenoside Rs₄	Glc (2, 1) Glc-6-Ac	OH	$C_{44}H_{72}O_{13}$	808
59	5	Ginsenoside Rs₆	H	O-Glc	$C_{38}H_{60}O_{8}$	644
60	5	Ginsenoside Rg₄	H	O-Glc (2, 1) Rha	$C_{42}H_{70}O_{12}$	766
61	5	Ginsenoside Rh₃	Glc	H	$C_{36}H_{60}O_{7}$	604
62	5	Ginsenoside Rz₁	Glc (2, 1) Glc	H	$C_{42}H_{70}O_{12}$	766

人参中的苷元 6 类型的化合物见表 10-6。

表 10-6　人参中的苷元 6 类型的化合物

序号	名称	苷元类型	R_1	R_2	R_3	分子式	分子量
63	Floralginsenoside C	6	H	O–Glc	Glc	$C_{41}H_{70}O_{15}$	802
64	Floralginsenoside A	6	H	OH	Glc (6, 1) Ara (p)	$C_{42}H_{72}O_{16}$	832
65	Floralginsenoside Tc (24R or 24S)	6	Glc (2, 1) Glc	H	Glc (6, 1) Ara (p)	$C_{53}H_{90}O_{24}$	1110
66	Floralginsenoside Td (24S or 24R)	6	Glc (2, 1) Glc	H	Glc (6, 1) Ara (p)	$C_{53}H_{90}O_{24}$	1110
67	Ginsenoside SL$_1$	6	H	O–Glc	H	$C_{36}H_{62}O_{11}$	670
68	Ginsenoside I (24S or 24R)	6	Glc (2, 1) Glc	H	Glc (24S or 24R)	$C_{48}H_{82}O_{20}$	978
69	Ginsenoside II (24R or 24S)	6	Glc (2, 1) Glc	H	Glc (24R or 24S)	$C_{48}H_{82}O_{20}$	978
70	Floralginsenosideh	6	Glc (2, 1) Glc–6–Ac	OH	Glc	$C_{50}H_{84}O_{21}$	1020
71	Floralginsenoside J	6	H	Glc (2, 1) Rha	Glc	$C_{48}H_{82}O_{20}$	978
72	Floralginsenoside Ka	6	H	OH	Glc	$C_{36}H_{62}O_{11}$	670

人参中的苷元 7 类型的化合物见表 10-7。

表 10-7　人参中的苷元 7 类型的化合物

序号	名称	苷元类型	R_1	R_2	分子式	分子量
73	Ginsenoside Pk$_1$	7	Glc (2, 1) Glc	H	$C_{42}H_{70}O_{12}$	766
74	Ginsenoside Pk$_2$	7	Glc	H	$C_{36}H_{60}O_7$	604
75	Ginsenoside Pk$_3$	7	H	O–Glc	$C_{36}H_{60}O_8$	620
76	Ginsenoside Rs$_5$	7	O–Glc (2, 1) Glc–6–Ac	OH	$C_{44}H_{72}O_{13}$	808

续表

序号	名称	苷元类型	R_1	R_2	分子式	分子量
77	Ginsenoside Rs₇	7	H	O-Glc-6-Ac	$C_{38}H_{62}O_9$	662
78	Ginsenoside Rg₆	7	H	O-Glc（2，1）Rha	$C_{42}H_{70}O_{12}$	766
79	Ginsenoside Rh₄	7	H	O-Glc	$C_{36}H_{60}O_8$	620

人参中的苷元 8 类型的化合物见表 10-8。

表10-8　人参中的苷元 8 类型的化合物

序号	名称	苷元类型	R_1	R_2	分子式	分子量
80	Floralginsenoside Kb	8	Glc（2，1）Glc	Glc	$C_{45}H_{76}O_{19}$	920

人参中的苷元 9 类型的化合物见表 10-9。

表10-9　人参中的苷元 9 类型的化合物

序号	名称	苷元类型	R_1	R_2	分子式	分子量
81	Floralginsenoside Kc	9	Glc（2，1）Glc	Glc	$C_{45}H_{76}O_{20}$	936

人参中的苷元 10 类型的化合物见表 10-10。

表10-10　人参中的苷元 10 类型的化合物

序号	名称	苷元类型	R_1	R_2	R_3	分子式	分子量
82	Ginsenoside Rg₇（24β）	10	Glc	H	Glc（24-beta）	$C_{42}H_{72}O_{14}$	800
83	Ginsenoside V（24β）	10	Glc（2，1）Glc	H	Glc（6，1）Glc（24-beta）	$C_{54}H_{92}O_{24}$	1124

续表

序号	名称	苷元类型	R_1	R_2	R_3	分子式	分子量
84	Ginsenoside M7ed	10	H	OH	Glc	$C_{36}H_{62}O_{10}$	654
85	Floralginsenoside La（24α）	10	H	O-Glc（2，1）Rha	Glc（24-alpha）	$C_{48}H_{82}O_{19}$	962
86	Floralginsenoside Lb（24β）	10	H	O-Glc（2，1）Rha	Glc（24-beta）	$C_{48}H_{82}O_{19}$	962

人参中的苷元 11 类型的化合物见表 10-11。

表 10-11 人参中的苷元 11 类型的化合物

序号	名称	苷元类型	R_1	R_2	R_3	分子式	分子量
87	Ginsenoside Rf₂（20R）	11	H	O-Glc（2，1）Rha（20R）		$C_{42}H_{72}O_{14}$	800

人参中的苷元 12 类型的化合物见表 10-12。

表 10-12 人参中的苷元 12 类型的化合物

序号	名称	苷元类型	R_1	R_2	R_3	分子式	分子量
88	Ginsenoside Rh₁₂	12	H	H	Glc	$C_{36}H_{64}O_{10}$	656

人参中的苷元 13 类型的化合物见表 10-13。

表 10-13 人参中的苷元 13 类型的化合物

序号	名称	苷元类型	R_1	R_2	R_3	分子式	分子量
89	Ginsenoside Rh₁₃	13	H	H	Glc	$C_{36}H_{62}O_{9}$	638
90	Ginsenoside ST₂	13	H	O-Glc	H	$C_{36}H_{62}O_{10}$	654

人参中的苷元 14 类型的化合物见表 10-14。

表 10-14　人参中的苷元 14 类型的化合物

序号	名称	苷元类型	R_1	R_2	R_3	分子式	分子量
91	Floralginsenoside B	14	H	O-Glc	Glc	$C_{42}H_{72}O_{16}$	832
92	Floralginsenosided	14	H	OH	Glc（6，1）Ara（f）	$C_{41}H_{70}O_{15}$	802
93	Floralginsenoside E	14	Glc（2，1）Glc	H	H	$C_{42}H_{72}O_{15}$	816
94	Koryoginsenoside R_2	14	Glc（2，1）Glc	H	Glc（6，1）Glc	$C_{54}H_{92}O_{24}$	1124
95	Ginsenoside Rh_{20}	14	H	O-Glc（2，1）Rha	H	$C_{42}H_{72}O_{14}$	800

人参中的苷元 15 类型的化合物见表 10-15。

表 10-15　人参中的苷原苷元 15 类型的化合物

序号	名称	苷元类型	R_1	R_2	R_3	分子式	分子量
96	Ginsenoside Km	15	H	OH	Glc	$C_{36}H_{62}O_{10}$	654
97	Ginsenoside Re_5	15	H	O-Glc（2，1）Glc	H	$C_{42}H_{72}O_{15}$	816

人参中的苷元 16 类型的化合物见表 10-16。

表 10-16　人参中的苷元 16 类型的化合物

序号	名称	苷元类型	R_1	R_2	R_3	分子式	分子量
98	Ginsenoside Ki	16	H	OH	Glc	$C_{36}H_{62}O_{10}$	654

人参中的苷元 17 类型的化合物见表 10-17。

表 10-17 人参中的苷元 17 类型的化合物

序号	名称	苷元类型	R_1	R_2	R_3	分子式	分子量
99	Floralginsenoside F	17	Glc	H	Glc	$C_{42}H_{72}O_{15}$	816
100	Ginsenoside Rh$_6$	17	H	H	Glc	$C_{36}H_{62}O_{11}$	670
101	Floralginsenoside O	17	Glc (2, 1) Glc	H	Glc (6, 1) Ara (f)	$C_{53}H_{90}O_{24}$	1110
102	Floralginsenoside G	17	Glc (2, 1) Glc-6-Ac	H	Glc	$C_{50}H_{84}O_{21}$	1020
103	Floralginsenoside I	17	H	O-Glc (2, 1) Rha	Glc	$C_{48}H_{82}O_{20}$	978
104	Floralginsenoside K	17	Glc (2, 1) Glc	OH	Glc	$C_{48}H_{82}O_{21}$	994

人参中的苷元 18 类型的化合物见表 10-18。

表 10-18 人参中的苷元 18 类型的化合物

序号	名称	苷元类型	R_1	R_2	R_3	分子式	分子量
105	Isoginsenoside–Rh$_3$	18	Glc	H		$C_{36}H_{60}O_7$	604
106	Ginsenoside Rg$_5$	18	Glc (2, 1) g=Glc	OH		$C_{42}H_{70}O_{12}$	766
107	(20E)–Ginsenoside F$_4$	18	H	O-Glc (2, 1) Rha		$C_{42}H_{70}O_{12}$	766

人参中的苷元 19 类型的化合物见表 10-19。

表 10-19 人参中的苷元 19 类型的化合物

序号	名称	苷元类型	R	分子式	分子量
108	Ginsenoside SL$_2$	19	Glc (2, 1) Rha	$C_{42}H_{70}O_{14}$	798
109	Ginsenoside ST$_1$	19	Glc	$C_{36}H_{62}O_{10}$	654

人参中的苷元 20 类型的化合物见表 10-20。

表 10-20　人参中的苷元 20 类型的化合物

序号	名称	苷元类型	R	分子式	分子量
110	Ginsenoside SL$_3$	20	Glc（2，1）Rha	$C_{42}H_{70}O_{14}$	798

人参中的苷元 21 类型的化合物见表 10-21。

表 10-21　人参中的苷元 21 类型的化合物

序号	名称	苷元类型	R$_1$	R$_2$	R$_3$	分子式	分子量
111	Floralginsenoside Ta	21	H	OH	Glc	$C_{36}H_{60}O_{10}$	652
112	Ginsenoside Ⅲ	21	Glc（2，1）Rha	H	Glc	$C_{48}H_{80}O_{19}$	960

人参中的苷元 22 类型的化合物见表 10-22。

表 10-22　人参中的苷元 22 类型的化合物

序号	名称	苷元类型	R$_1$	R$_2$	R$_3$	分子式	分子量
113	12, 23-Eproxyginsenoside Rg$_1$	22	H	O-Glc	Glc	$C_{42}H_{70}O_{14}$	798
114	Ginsenoside La	22	Glc	H	Glc	$C_{42}H_{70}O_{13}$	782
115	Ginsenoside Rh$_9$	22	H	OH	Glc	$C_{36}H_{60}O_9$	636
116	Ginsenoside Rh$_{18}$	22	H	O-Glc（2，1）Rha	Glc	$C_{48}H_{80}O_{18}$	944

人参中的苷元 23 类型的化合物见表 10-23。

表 10-23　人参中的苷元 23 类型的化合物

序号	名称	苷元类型	R	分子式	分子量
117	Floralginsenoside Tb	23	Glc	$C_{35}H_{62}O_{11}$	658

人参中的苷元 24 类型的化合物见表 10-24。

表 10-24　人参中的苷元 24 类型的化合物

序号	名称	苷元类型	R	分子式	分子量
118	Ginsenoside Rh$_{17}$	24	Glc (2, 1) Rha	$C_{42}H_{70}O_{13}$	782

人参中的苷元 25 类型的化合物见表 10-25。

表 10-25　人参中的苷元 25 类型的化合物

序号	名称	苷元类型	R$_1$	R$_2$	分子式	分子量
119	Ginsenoside Rh$_8$	25	H	Glc	$C_{36}H_{60}O_{9}$	636

人参中的苷元 26 类型的化合物见表 10-26。

表 10-26　人参中的苷元 26 类型的化合物

序号	名称	苷元类型	R$_1$	R$_2$	分子式	分子量
120	Ginsenoside Rh$_7$	26	H	Glc	$C_{36}H_{60}O_{9}$	636

人参中的苷元 27 类型的化合物见表 10-27。

表 10-27　人参中的苷元 27 类型的化合物

序号	名称	苷元类型	R_1	R_2	R_3	分子式	分子量
121	Ginsenoside Rh_7	26	H	Glc	H	$C_{36}H_{60}O_9$	636
122	Ginsenoside Rg_{11}	27	Glc（2，1）Glc	H	H	$C_{42}H_{70}O_{14}$	798
123	23-O-methylginsenoside Rg_{11}	27	Glc（2，1）Glc	H	CH_3	$C_{43}H_{72}O_{14}$	812
124	notoginsenoside T_2	27	H	O-Glc	CH_3	$C_{42}H_{73}O_{13}$	785

（二）聚炔

聚炔是一种单键和三键交替的有机化合物。在人参中发现的聚炔包含 panaxynol、panaxydol，以及 ginsenoynes A 至 E 和 Panaxytriol。

（三）倍半萜

人参中的倍半萜类物质包括 β–panasinsene、african–2–ene、β–elemene、calarene、（E）–β–farnesene、α–humulene、α–neoclovene、2-epi–（E）–β–caryophyllene、β–neoclovene、β–selinene、bicyclogermacrene、spathulenol、humuleneepoxide Ⅱ，以及 ginsenol、hexadecanoic acid 和 falcarinol。

（四）酚类成分

人参中含有的酚类物质包括 salicylic acid、vanillic acid、ascorbic acid、p–coumaric acid、ferulic acid、caffeic acid、gentisic acid、p–hydroxybenzoic acid、maltol、cinnamic acid、protocatechuic acid、syringic acid 和 quercetin。近期研究显示，6 年生人参的果实、叶和根中，主要酚类物质为 chlorogenic acid、gentisic acid、p–coumaric acid、m–coumaric acid 和 rutin。

（五）多糖类成分

多糖为水溶性，其中的酸性多糖（MW10000 ～ 150000dalton）有免疫调节与抗增殖作用，包含多种糖基和糖醛酸。研究显示，酸性多糖"Ginsan"具备免疫刺激活性。以下按名称、单糖组成和分子量，对已报道的人参多糖进行统计。

人参根、叶和果实中提取到的多糖见表 10–28。

表10-28 人参根、叶和果实中提取到的多糖

序号	名称	单糖组成	分子量
1	GL-B Ⅲ	Rha, Ara, Man, Gal, Glc, GalA, GlcA (3 : 4 : 2 : 10 : 1 : 7 : 4)	
2	GL-3	Rha, Ara, Gal, Glc, GalA, GlcA (27.0 : 11.8 : 24.1 : 12.5 : 12.8 : 11.5)	4.2×10^4
3	GL-4	Rha, Ara, Xyl, Man, Gal, Glc, GalA, GlcA (10.9 : 22.6 : 3.0 : 4.8 : 33.5 : 6.0 : 9.8 : 9.1)	8.6×10^4
4	GL-5	Rha, Ara, Gal, Glc, GalA, GlcA (11.6 : 27.5 : 25.9 : 25.0 : 5.6 : 4.3)	7.8×10^3
5	GLA-3	Ara, Man, Gal, Glc, GalA (19.3 : 4.6 : 3.4 : 5.7 : 66.9)	5.0×10^3
6	GLA-4	Ara, Man, Gal, Glc, GalA (29.3 : 8.5 : 5.6 : 8.5 : 47.8)	3.2×10^3
7	GLA-5	Ara, Glc, GalA (18.5 : 27.8 : 53.7)	8.0×10^3
8	GL-NⅠa	Ara, Ga, Glc (1.2 : 1.0 : 0.5)	
9	GL-NⅠb	Ara, Gal, Glc (0.8 : 1.0 : 1.6)	
10	GL-AⅠa	Rha, Ara, Gal, GalA, GlcA (0.3 : 1.0 : 1.0 : 0.2 : 0.1)	
11	GL-AⅠb	Rha, Ara, Gal, GalA, GlcA (1.2 : 0.8 : 1.0 : 1.1 : 0.5)	
12	GL-P Ⅰ	Rha, Gal, Glc, GalA, GlcA (38.8 : 18.8 : 5.6 : 34.3 : 2.4)	5.0×10^4
13	GL-P Ⅱ	Rha, Gal, Glc, GalA, GlcA (30.9 : 27.0 : 2.5 : 32.7 : 5.8)	
14	GL-P Ⅲ	Rha, Ara, Fuc, Gal, Glc, GalA, GlcA (19.0 : 4.0 : 17.4 : 25.0 : 3.3 : 28.0 : 2.5)	
15	GL-P Ⅳ	Rha, Ara, Fuc, Xyl, Gal, Glc, GalA, GlcA (7.2 : 4.2 : 4.0 : 1.6 : 27.8 : 11.1 : 36.8 : 7.0)	
16	GL-4 Ⅱ b2	2-MeFuc, Rha, Fuc, 2-MeXyl, Ara, Xyl, Api, Man, AceA, Gal, Glc, Dha, Kdo, GalA, GlcA (5.2 : 16.5 : 3.9 : 3.8 : 8.8 : 0.5 : 4.3 : 1.4 : 1.6 : 10.2 : 1.6 : 4.1 : 5.4 : 25.1 : 7.8)	1.1×10^4
17	PA	Ara, Gal, Rha, GalA, GlcA (11 : 22 : 1 : 6 : 1)	1.6×10^5

续表

序号	名称	单糖组成	分子量
18	PB	Ara, Gal, Rha, GalA, GlcA（3：7：2：8：1）	5.5×10^4
19	S－ⅠA	Ara, Gal, GalA（8：8：1）	5.6×10^4
20	S－ⅡA	Ara, Gal, Glc, GalA（15：10：2：5）	1.0×10^5
21	GR-3	Rha, Ara, Gal, Glc, GalA, GlcA（15：8.2：10：4.5：49.3：12.5）	8.6×10^4
22	GR-4	Rha, Ara, Gal, GalA, GlcA（12.3：20.5：25.6：33.3：8.3）	9.0×10^4
23	GR-5	Ara, Glc, GalA, GlcA（16.6：67.3：8.0：8.0）	7.5×10^4
24	GRA-3	Rha, Ara, Gal, Glc, GalA, GlcA（18.4：8.6：9.6：4.3：46.9：12.2）	3.6×10^4
25	GRA-4	Rha, Ara, Gal, GalA, GlcA（11.8：16.2：21.6：40.3：10.0）	8.6×10^4
26	GRA-5	Ara, Gal, Glc, GalA, GlcA（9.6：5.6：70.9：7.2：6.5）	8.6×10^4
27	WGPN	Gal, Glc, Ara（3.3：95.3：1.3）	
28	WGPA-N	Gal, Glc, Ara（18.0：66.3：15.7）	
29	WGPA-1RG	Gal, Glc, Ara, Rha, Man, GalA, GlcA（56.2：3.5：34.0：0.2：2.5：1.8：1.9）	1.0×10^5
30	WGPA-2RG	Gal, Glc, Ara, Rha, Man, GalA, GlcA（44.4：2.9：40.9：4.1：0.4：5.3：2.0）	1.1×10^5
31	WGPA-1HG	Gal, Glc, Ara, Rha, Man, GalA, GlcA（15.2：7.6：7.1：1.6：3.6：62.4：2.6）	3.5×10^3
32	WGPA-2HG	Gal, Glc, Ara, Rha, Man, GalA, GlcA（5.1：1.9：4.6：3.0：0.2：83.6：1.6）	6.5×10^3
33	WGPA-3HG	Gal, Glc, Ara, Rha, GalA, GlcA（3.5：1.3：2.2：1.5：90.9：0.5）	1.6×10^4
34	WGPA-4HG	Gal, Glc, GalA,（5.9：2.0：92.1）	4.5×10^4
35	Heteropolysaccharide F	Ara, Rha, Xyl, Glc, Gal, GalA（5.9：4.3：0.3：1.0：17.4：0.7）	1.9×10^6

（六）氨基酸类成分

人参中含天冬氨酸、苏氨酸、丝氨酸、谷氨酸等 20 余种氨基酸。

（七）微量元素

经电感耦合高频率等离子体原子发射光谱法分析，人参中含 30 种微量元素，其中 K 含量居首，其后依次为 P、Ca、Mg、Na 和 Fe。

（八）生物碱

人参中已发现的生物碱包括 1-carbomethoxy-β-carboline、N9-formylharman、harman、norharman、perlolyrine、4-methyl-5-thiazoleethanol 及 spinacine。

四、药理作用

（一）改善心血管功能

人参善于温补心阳，宁心安神，畅通气血，在现代临床可应用于心血管系统疾病，如心律失常、冠心病、心力衰竭等。人参单体皂苷作为人参的主要活性物质，可有效改善心肌缺血、抑制心肌细胞肥大、抑制心肌细胞凋亡、保护心肌缺血再灌注，促进血管再生和抗心律失常。

（二）降血糖作用

人参单方及配方治疗消渴，早在宋代的医书中便有记载。中药药理学与西医学证实，人参提取物及皂苷类成分可以改善胰岛素敏感性，促进外周组织和靶器官对葡萄糖的利用，调节肠道菌群，抑制氧化应激，调节脂质代谢，抑制炎症反应等，从多靶点、多效应、多环节、多途径降低血糖。其在维持糖代谢平衡方面，具有不良反应小、药效持久、降糖平稳等优点。

（三）调节神经系统功能

人参对神经系统具有抑制作用，同时又有兴奋神经系统的作用，其作用大小与人参所含用量和成分有很大的关系。人参有益智和抗衰老的功效，在现代临床常被用于帕金森病、抑郁症、阿尔茨海默病、认知障碍、缺血性脑卒中等疾病的治疗。其有效成分为人参皂苷单体，通过抑制 Aβ 沉积、增加神经营养因子表达、抗炎症、抗氧化应激，激活特定通路、信号分子及表达相关蛋白等方面，治疗神经退行性疾病和神经系统疾病。

（四）抗肿瘤作用

人参具有提高免疫功能、抗疲劳、抗炎等多种生理功能，被广泛用于各种恶性肿瘤的治疗。研究结果表明，人参的主要有效成分为人参皂苷、人参多糖和人参炔醇及其肠道菌群代谢产物等，其作用机制是通过抑制肿瘤细胞增殖、侵袭和转移，诱导肿瘤细胞凋亡，阻断肿瘤血管生成等不同途径实现的。

（五）免疫调节作用

人参对免疫分子具有调节作用，被广泛用于自身免疫性疾病的临床治疗。人参皂苷 Rg_1 能增加正常小鼠脾脏、胸腺的重量，并提升巨噬细胞的吞噬功能；还可经由体液免疫和细胞免疫两种途径，加强小鼠对弓形虫 SAG_1 抗原诱导的免疫反应，表明 Rg_1 可视为一种具有潜力的弓形体病疫苗。人参总皂苷对粒细胞巨噬细胞系造血祖细胞（CFU–GM）的增殖有显著刺激作用，并能大幅促进胸腺细胞和脾细胞的 GM–CSF 蛋白及其 mRNA 的表达，从而推动 CFU–GM 的增殖与分化。

（六）抗疲劳作用

人参具有抗疲劳作用，通过小鼠的强迫游泳及血清生化实验，证实人参总多糖（WGP）及部分人参果胶（WGPA）展现出抗疲劳活性，其作用机制主要包括：①通过直接的抗氧化过程或调整几种抗氧化酶的活性，以减少对细胞膜及细胞内线粒体膜的损害，从而降低氧化应激引起的疲劳。②加速脂肪动员，节省糖原，维持血糖浓度的稳定，以减少能源耗竭导致的疲劳。③降低疲劳代谢产物乳酸的积累，以减轻毒性物质对中枢神经的抑制。

（七）改善呼吸功能

人参皂苷 Rb_1 对肺缺血再灌注损伤具有明显保护作用，这表现在肺组织中 SOD 含量升高，丙二醛（MDA）含量降低，肺动脉压（Ppa）下降，以及肺组织病理变化的改善等方面；还可以减少 TNF–α 因子的释放，抑制 NO、ET 的升高，从而保护细胞免受低氧损伤，减轻肺血管收缩程度和炎症反应。

（八）改善造血功能

在对人参叶、侧根和主根总皂苷的溶血试验中，发现叶的总皂苷具有溶血作用，主根略显轻微溶血，而侧根则无溶血作用。此外，人参总皂苷能促进冷冻骨髓造血细胞的复苏和增殖，提高骨髓细胞冷冻损伤的可恢复性。在造血祖细胞增殖分化研究中，人参多糖被证实能促进胸腺细胞和脾细胞，以及人粒单系造血祖细胞的增殖和分化。

（九）激素调节作用

研究证明，人参具有类雄激素样和类雌激素样双向调节作用；还可以替代糖皮质激素治疗，其有效成分人参皂苷具有类糖皮质激素甾体样结构以及激素样效果，可由糖皮质激素受体途径介导生效，在协同增强糖皮质激素效用的同时，还能上调受体表达水平，抑制糖皮质激素抵抗作用。

（十）改善生殖功能

研究显示，红参提取物能增强大鼠的氧化应激反应，有助于恢复大鼠的睾丸功能障碍。人参皂苷能抗氧化，保护小鼠精原细胞免受活性氧的损伤。低浓度的 Rb_1 对精子运动参数有显著的促进作用，而高浓度则表现为抑制作用。

五、临床应用

（一）治疗心血管疾病

人参对高血压、心肌营养不良、冠状动脉粥样硬化、心绞痛心律失常、冠心病、心力衰竭等都有一定的治疗作用，可以减轻各种症状，小剂量能升高血压，大剂量能降低血压。

（二）治疗糖尿病

人参能改变糖尿病患者的一般情况，但不改变血糖过高的程度，人参可使轻度糖尿病患者尿糖减少，停药后可维持 2 周以上，中度糖尿病患者服用后，虽然降低血糖作用不明显，但多数全身症状有所改善，如消渴、虚弱等症状消失或减轻。

（三）治疗神经衰弱

人参对神经系统有显著的兴奋作用，能提高机体活动能力，减轻机体疲劳，对不同类型的神经衰弱患者有一定的疗效，可使患者体重增加，消除和减轻全身无力、头痛、失眠等症状。

六、展望

人参是一种著名的补药，具有刺激血管、调节神经、改善骨髓造血功能、促进代谢、增强免疫力等作用。然而，人参切不可乱用，如果使用不当可引起一些不良反应，因此，在临床治疗中，一定要慎重使用人参，根据患者的实际情况予以选择。

主要参考文献

［1］何智斌.人参的炮制综述［J］.世界最新医学信息文摘，2018，18（76）：132-133，136.

［2］冯华芳，杨勇，张家睿，等.人参炮制和提取工艺研究进展［J］.酿酒科技，2024，（4）：92-97.

［3］王越，孙佳明，张辉.人参蒸炖炮制的研究［J］.长春中医药大学学报，2015，31（6）：1130-1131.

［4］郭秀丽，高淑莲.人参化学成分和药理研究进展［J］.中医临床研究，2012，4（14）：26-27.

［5］杨珊，赵暖暖，杨鑫，等.人参活性成分及药理作用研究进展［J］.中医药导报，2023，29（1）：105-107，116.

［6］杨秀伟.人参中三萜类化学成分的研究［J］.中国现代中药，2016，18（1）：7-15.

［7］李珂珂，杨秀伟.人参茎叶中1个新三萜类天然产物［J］.中草药，2015，46（2）：169-173.

［8］杨秀伟，富力.人参中三萜类化学成分的生物学活性和药理学作用［J］.中国现代中药，2016，18（1）：36-55.

［9］Chung I., Lim J., Ahn M., et al. Comparative phenolic compound profiles and antioxidative activity of the fruit, leaves and roots of Korean ginseng（Panax ginseng Meyer）according to cultivation years［J］. *J.Ginseng Res.*, 2016, 40: 68-75.

［10］曹瑀莹，李劲恒，袁硕，等.人参抗心律失常作用机制的研究进展［J］.中草药，2021，52（10）：3157-3166.

［11］吕丽娜，姜丽红.人参皂苷 Rg_1 对心血管系统的药理作用研究进展［J］.现代中药研究与实践，2020，34（6）：83-86.

［12］范致星，黄逸凡，杨简.人参皂苷对心肌缺血再灌注损伤的保护作用及机制研究进展［J］.巴楚医学，2023，6（3）：110-114.

［13］王巍，苏光悦，胡婉琦，等.近10年人参皂苷对心血管疾病的药理作用研究进展［J］.中草药，2016，47（20）：3736-3741.

［14］张金山，刘艳，张立会，等.人参提取物及皂苷类成分对2型糖尿病作用机制的研究进展［J］.中药药理与临床，2023，39（7）：114-119.

［15］徐杰，董金香，王蓓，等.人参皂苷 Rg_3 治疗肥胖诱导的2型糖尿病研究进展［J］.中华中医药学刊，2021，39（7）：102-106.

［16］王勖.浅谈人参的药理作用与临床应用［J］.双足与保健，2018，27（4）：185，189.

［17］贝雪怡，姜宁，姚彩虹，等.人参皂苷 Rg_1 和 Rb_1 改善慢性不可预测应激致大鼠抑郁、焦虑样行为的作用比较［J］.中国比较医学杂志，2024，34（7）：68-78.

［18］王娟，申丰铭，张峥嵘，等.人参皂苷 Rg_1 对慢性应激小鼠抑郁样行为、海马突触蛋白及胶质细胞的作用［J］.生物学杂志，2021，38（3）：26-30.

［19］杨岩涛，赵佳柱，肖佳妹，等.人参皂苷治疗阿尔茨海默病的药理作用研究进展［J］.中国药理学通报，2021，37（12）：1638-1643.

［20］王琼，王逸，韩春勇，等.人参皂苷 Rg_1、Rb_1 及其代谢产物益智作用的研究进展［J］.中草药，2014，45（13）：1960-1965.

［21］宋佳，何俊桓，王仙婷，等.人参皂苷神经药理作用研究进展［J］.人参研究，2021，33（6）：52-56.

［22］Kim K., Leed., Leeh., et al. Beneficial effects of Panax ginseng for the treatment and prevention of neurodegenerative diseases: pastfindings and future directions［J］. *J.Ginseng Res.*，2017，42：1-9.

［23］胡倩华，卢鑫，范志坤，等.人参皂苷 Rg_3 治疗结肠癌的作用机制研究进展［J］.中药药理与临床，2023，39（9）：123-129.

［24］王冬雪，吴新民，蔺冬梅，等.人参皂苷抗胃癌作用研究进展［J］.特产研究，2022，44（3）：118-123，128.

［25］Zhang L，Jia Y，Lin X，et al. AD-1，a novel ginsenoside derivative，shows anti-lung cancer activity via activation of p38 MAPK pathway and generation of reactive oxygen species［J］. Biochim Biophys Acta，2013，1830（8）：4148-4159.

［26］赵琛，苏光悦，赵余庆.人参皂苷及其衍生物抗结肠癌作用及机制的研究进展［J］.中草药，2015，46（16）：2477-2483.

［27］杨钰冰，王亚菁.人参皂苷抗结直肠癌作用及机制的研究进展［J］.江苏预防医学，2024，35（3）：358-361.

［28］赵璐，许佳豪，张玲.人参皂苷抗肿瘤作用机制的研究进展［J］.中国现代应用药学，2023，40（14）：2016-2022.

［29］牛瑞娟，马思佳，唐亮，等.人参皂苷 Rh_1 免疫调节作用的研究进展［J］.国际老年医学杂志，2022，43（3）：368-371.

［30］张佩佩，申玉芹，林泓兵，等.人参多糖免疫调节作用研究进展［J］.新乡医学院学报，2021，38（9）：890-892，896.

［31］黄容容，钱颖，向明.人参皂苷 Rh_2 免疫调节作用研究进展［J］.中国免疫学杂志，2019，35（23）：2936-2941.

［32］王超楠，赵大庆，王隶书，等.人参及复方人参制剂免疫双向调节机制及应用研究进展［J］.时珍国医国药，2021，32（1）：177-180.

［33］肖瑶，金丹.人参及人参皂苷改善炎症性肠病免疫机制相关的研究进展［J］.中

国免疫学杂志，2020，36（3）：382-385.

［34］郑怡菲，李涛，赵余庆.人参有效成分抗疲劳作用机制的研究进展［J］.药物评价研究，2023，46（11）：2496-2504.

［35］王学芳，任红贤，封颖璐.人参皂苷单体的抗疲劳作用研究进展［J］.解放军医药杂志，2019，31（12）：114-116.

［36］李凤林.人参茎叶皂苷药理作用的研究进展［J］.贵州农业科学，2013，41（2）：54-57.

［37］孙建芳，张学军，苏姗娜，等.人参皂苷 Rb_1 减轻脂多糖诱导急性肺损伤的作用研究［J］.包头医学院学报，2024，40（6）：20-24.

［38］徐尚福，潘丽，袁毅，等.人参皂苷 Rg_1 对 $CD133^+$ 和 $CD34^+$ 脐血造血干细胞增殖分化的影响［J］.中华中医药学刊，2020，38（11）：37-40，260-262.

［39］林贺.基于不同病理状态下人参类性激素样双向调节作用评价及机制研究［Z］.长春：长春中医药大学，2019-05-22.

［40］师哲，李勇.人参皂苷对糖皮质激素受体途径调节作用研究进展［J］.中华中医药学刊，2021，39（11）：162-165.

［41］于佳鑫，蔡政国，郭倩梦，等.人参皂苷 Rg_1 对小鼠生精改善作用的研究［J］.吉林医药学院学报，2024，45（2）：97-100.

［42］黄寅虎，汪子铃，杜坤航，等.人参皂苷 Rg_1 减轻热应激致小鼠睾丸损伤的机制研究［J］.陆军军医大学学报，2024，46（10）：1123-1131.

［43］赵培彰，杨桢，何湛湛，等.人参干预动脉粥样硬化中细胞焦亡的作用机制探讨［J］.中国中医基础医学杂志，2024，30（7）：1240-1246.

［44］郭优勤，魏桂林，钟秋明，等.浅谈人参的临床应用［J］.中国现代药物应用，2011，5（7）：128-129.

第十一章

沙 棘

　　沙棘为内蒙古、藏族习用药材，为胡颓子科植物沙棘 *Hippophae rhamnoides* L. 的干燥成熟果实。秋冬二季果实成熟或冻硬时采收，除去杂质，干燥或蒸后干燥。其性酸、涩、温，归脾、胃、肺、心经，能健脾消食、止咳祛痰、活血散瘀。多用于脾虚食少、食积腹痛、咳嗽痰多、胸痹心痛、瘀血经闭、跌仆瘀肿。沙棘在藏医中习用，藏名为达尔布、达尔物、达布、大尔卜，被《如意宝树》《四部医典》等藏医药经典收录。同时，沙棘也为蒙医习用药材，在内蒙古被称为其察日嘎纳·达日布，又名达日布、拉刺尔，在《无误蒙药鉴》有记载，该书描述其："树高约两层房，叶背白色、细长，果实黄色、似皮囊、味酸。"沙棘作为药食两用植物，广泛用于藏药、蒙药和中药，自 1977 年起被《中国药典》收录。

　　现今，沙棘主要用于心血管和消化系统疾病的防治。心血管疾病为全球性重大健康威胁。为更好地利用沙棘，本章综述其化学成分及药理活性，旨在为深入研究提供参考。

一、植物资源

　　《中国植物志》记载，我国沙棘属包括 4 个种及 5 个亚种：沙棘 L.（含中国沙棘、中亚沙棘、云南沙棘、江孜沙棘及内蒙古沙棘这 5 亚种）、柳叶沙棘、西藏沙棘和肋果沙棘。

　　沙棘在我国药用资源丰富，主要分布在欧亚大陆东经 2°～115°，北纬 27°～68.5°的区域内。我国内蒙古、河北、山西、陕西、甘肃、宁夏、青海、新疆、四川、云南、贵州、西藏、辽宁等十多个省区均有其身影，全国种植面积约 67 公顷，占全球 90% 以上。新疆主产中亚沙棘和内蒙古沙棘亚种。位于塔里木盆地西北的乌什县于 2004 年被誉为"中国沙棘之乡"。该县有 15 万亩野生沙棘林，年产鲜果超 6000 吨。沙棘生态及经济价值高，它耐寒、耐旱、耐盐碱、耐瘠薄，繁衍及固氮能力强，还有改良土壤和保持水土之效。

二、炮制加工

《河北省中药饮片炮制规范》（2003 年版）收载的新鲜沙棘果为胡颓子科植物沙棘的新鲜成熟果实，秋、冬两季果实成熟或冻硬时采收。除去杂质、晒干。

三、化学成分

（一）黄酮类化合物

沙棘中主要包含 48 个黄酮类成分，其详细结构式可参见表 11-1。这些成分的苷元类型可主要分为黄酮醇（Flavonols，1）、二氢黄酮醇（Flavanonols，2）、黄烷醇（即儿茶素，Catchins，3）、白花青素类（Leucocyanidin，4），相关结构参见图 11-1 及表 11-1。

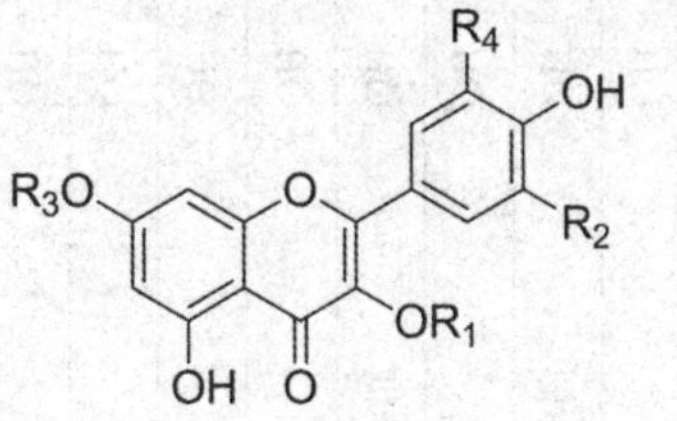

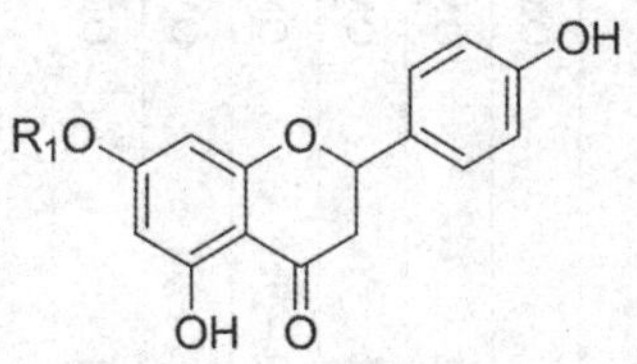

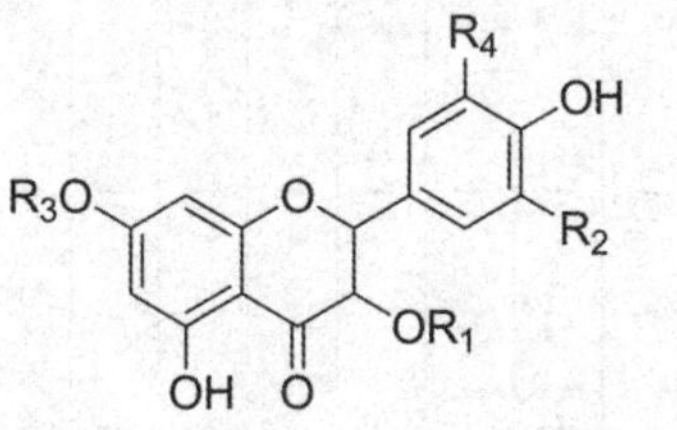

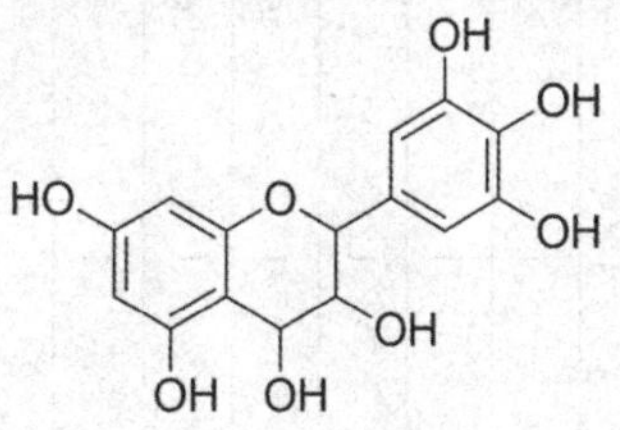

图 11-1 沙棘中黄酮的苷元结构

表11-1 沙棘中的黄酮类成分

序号	名称	苷元类型	R₁	R₂	R₃	R₄	分子式	分子量
1	异鼠李素	1	H	OMe	H	H	$C_{16}H_{12}O_7$	316
2	异鼠李素-3-O-β-D-葡萄糖苷	1	葡萄糖	OMe	H	H	$C_{22}H_{22}O_{12}$	478
3	异鼠李素-3-芸香糖苷	1	芸香糖	OMe	H	H	$C_{28}H_{32}O_{16}$	624
4	异鼠李素-3-O-β-D-葡萄糖苷	1	glc-（1→6）-glc	OMe	H	H	$C_{28}H_{32}O_{17}$	640
5	异鼠李素-3-葡萄糖半乳糖苷	1	glc-（1→6）-gal	OMe	H	H	$C_{28}H_{32}O_{17}$	640
6	异鼠李素-3-巢菜糖苷	1	巢菜糖	OMe	H	H	—	—
7	异鼠李素-3-O-β-D-葡萄糖-7-O-β-D-鼠李糖苷	1	葡萄糖	OMe	鼠李糖	H	$C_{28}H_{32}O_{16}$	624
8	异鼠李素-3-槐二糖-7-鼠李糖苷	1	槐二糖	OMe	鼠李糖	H	$C_{34}H_{42}O_{21}$	786
9	异鼠李素-3-鼠李糖苷	1	鼠李糖	OMe	H	H	$C_{22}H_{22}O_{11}$	462
10	异鼠李素-7-O-α-L-鼠李糖苷	1	H	OMe	鼠李糖	H	$C_{22}H_{22}O_{11}$	462
11	槲皮素	1	H	OH	H	H	$C_{15}H_{10}O_7$	302
12	槲皮素-3-O-β-D-葡萄糖苷	1	β-D-葡萄糖	OH	H	H	$C_{21}H_{20}O_{12}$	464
13	芦丁	1	芸香糖	OH	H	H	$C_{27}H_{30}O_{16}$	610
14	槲皮素-3-O-α-L-鼠李糖苷	1	β-D-鼠李糖	OH	H	H	$C_{21}H_{20}O_{11}$	448
15	槲皮素-7-O-α-L-鼠李糖苷	1	H	OH	鼠李糖	H	$C_{21}H_{20}O_{11}$	448
16	槲皮素-3-甲醚	1	Me	OH	H	H	$C_{16}H_{12}O_7$	316
17	槲皮素-3-O-β-D-半乳糖苷	1	半乳糖	OH	H	H	$C_{21}H_{20}O_{12}$	464
18	槲皮素-3-巢菜糖苷	1	巢菜糖	OH	H	H		
19	山柰酚	1	H	H	H	H	$C_{15}H_{10}O_6$	286
20	山柰酚-3-O-β-D-葡萄糖苷	1	葡萄糖	H	H	H	$C_{21}H_{20}O_{11}$	448

续表

序号	名称	苷元类型	R₁	R₂	R₃	R₄	分子式	分子量
21	杨梅黄酮	1	H	OH	H	OH	$C_{15}H_{10}O_8$	318
22	柚皮素	2	H	—	—	—	$C_{15}H_{12}O_5$	272
23	柚皮苷	2	rha−(1→2)−glc	—	—	—	$C_{27}H_{32}O_{14}$	580
24	（−）表儿茶素（L−EC）	3	H	OH	H	H	$C_{15}H_{14}O_6$	290
25	（−）表没食子儿茶素（L−EGC）	3	H	OH	H	OH	$C_{15}H_{14}O_7$	306
26	（−）表儿茶素没食子酸酯（L−ECG）	3		OH	H	H	$C_{22}H_{18}O_{10}$	442
27	无色飞燕草素（Leucodelphinidin）	4	—	—	—	H	$C_{15}H_{14}O_8$	322
28	山柰酚−3−O−β−D−葡萄糖−7−O−[（6R，2E）2，6−二甲基−6−羟基−2，7−辛二烯酰（1→4）−α−L−鼠李糖	1	β−D−葡萄糖	H	（6R，2E）2，6−二甲基−6−羟基−2，7−辛二烯酰（1→4）−L−鼠李糖	H	$C_{37}H_{44}O_{17}$	760
29	Hippophins C	1	（6−O−E−sinapoyl）−β−D−glucosyl（1→2）−β−D−glucoside	H	［（2E）−2，6−dimethyl−6−hydroxy−2，7−octadienoyl（1→3）］−a−L−rhamnoside	H	$C_{54}H_{64}O_{26}$	1128
30	Hippophins D	1	（6−O−E−sinapoyl）−β−D−glucosyl（1→2）−β−D−glucoside	H	［（2E）−2，6−dimethyl−6−hydroxy−2，7−octadienoyl（1→2）］−a−L−rhamnoside	H	$C_{54}H_{64}O_{26}$	1128
31	Hippophins E	1	（6−O−E−feruloyl）−β−D−glucosyl（1→2）−β−D−glucoside	H	［（2E）−2，6−dimethyl−6−hydroxy−2，7−octadienoyl（1→3）］−a−L−rhamnoside	H	$C_{53}H_{62}O_{25}$	1098

续表

序号	名称	苷元类型	R_1	R_2	R_3	R_4	分子式	分子量
32	Hippophins F	1	(6-O-E-feruloyl)-β-D-glucosyl(1→2)-β-D-glucoside	H	[(2E)-2,6-dimethyl-6-hydroxy-2,7-octadienoyl](1→2)-α-L-rhamnoside	H	$C_{53}H_{62}O_{25}$	1098
33	Kaempferol-3-O-(6-O-E-sinapoyl)-β-D-glucosyl(1→2)-β-D-glucoside-7-O-α-L-rhamnoside	1	(6-O-E-sinapoyl)-β-D-glucosyl(1→2)-β-D-glucoside	H	α-L-rhamnoside	H	$C_{53}H_{50}O_{24}$	1070
34	Hippophins K	1	[(2E)2,6-dimethyl-6-hydroxy-2,7-octadienoyl(1→6)]-β-D-gluco-side(1→2)-β-D-glucoside	H	α-L-rhamnoside	H	$C_{43}H_{54}O_{22}$	922
35	Hippophins L	1	β-D-glucoside(1→2)-β-D-glucoside	H	(3-O-trans-sinapoyl)-α-L-rhamnoside	H	$C_{44}H_{50}O_{24}$	962
36	Hippophins M	1	(6-O-3,4,5-trimethoxycinnamoyl)-β-D-glucoside(1→2)-β-D-glucoside	H	α-L-rhamnoside	H	$C_{45}H_{51}O_{24}$	976
37	isorhamnetin(3-O-[(6-O-E-sinapoyl)-β-D-glucopyranosyl-(1→2)]-β-D-glucopyranosyl-7-O-α-L-rhamnopyranoside)	1	[(6-O-E-sinapoyl)-β-D-glucopyranosyl-(1→2)]-β-D-glucopyranosyl	H	α-L-rhamnopyranoside	OMe	$C_{45}H_{52}O_{25}$	992
38	Quercetin-3-O-[(6-O-E-sinapoyl)-β-D-glucopyranosyl-(1→2)]-β-D-glucopyranosyl-7-O-α-L-rhamnopyranoside	1	[(6-O-E-sinapoyl)-β-D-glucopyranosyl-(1→2)]-β-D-glucopyranosyl	H	α-L-rhamnopyranoside	OH	$C_{44}H_{50}O_{25}$	978

续表

序号	名称	苷元类型	R₁	R₂	R₃	R₄	分子式	分子量
39	Kaempferol-3-O-[[(6-O-E-sinapoyl)-β-D-glucopyranosyl-(1→2)]-β-D-glucopyranosyl]-7-O-a-L-rhamnopyranoside	1	[[(6-O-E-sinapoyl)-β-D-glucopyranosyl-(1→2)]-β-D-glucopyranosyl	H	a-L-rhamnopyranoside	H	$C_{44}H_{50}O_{24}$	962
40	山柰素-3-O-β-D-(6''-对羟基桂皮酰基)葡萄糖苷	1	(6''-对羟基桂皮酰基)葡萄糖苷	H	H	H	$C_{38}H_{28}O_{13}$	596
41	怪柳黄素-3-O-β-D-葡萄糖苷-7-O-a-L-鼠李糖苷	1	β-D-葡萄糖苷	H	a-L-鼠李糖苷	OH	$C_{28}H_{32}O_{16}$	624
42	丁香亭-3-O-β-D-芸香糖苷	1	芸香糖	OMe	H	OMe	$C_{29}H_{34}O_{17}$	654
43	山柰酚-7-O-a-L-鼠李糖苷	1	H	H	a-L-鼠李糖苷	H	$C_{21}H_{20}O_{10}$	432
44	3-O-a-L-arabinopyranosyl-kaempferol-7-O-a-L-rhamnoside	1	a-L-arabinopyranosyl	H	a-L-arabinopyranosyl	H	$C_{26}H_{28}O_{15}$	580
45	3-O-β-D-glucosyl-kaempferol-7-O-a-L-rhamnoside	1	β-D-glucosyl	H	a-L-rhamnoside	H	$C_{26}H_{28}O_{16}$	596
46	3-O-β-D-Glucosyl-kaempferol-7-O-{2-O-[2(E)-2,6-dimethyl-6-hydroxy-2,7-octadienoyl]}-a-L-rhamnoside	1	β-D-Glucosyl	H	{2-O-[2(E)-2,6-dimethyl-6-hydroxy-2,7-octadienoyl]-a-L-rhamnoside	H	$C_{37}H_{44}O_{17}$	760
47	3-O-β-D-Sophorosyl-kaempferol-7-O-{3-O-[2(E)-2,6-dimethyl-6-hydroxy-2,7-octadienoyl]}-a-L-rhamnoside	1	β-D-Sophorosyl	H	{3-O-[2(E)-2,6-dimethyl-6-hydroxy-2,7-octadienoyl]-a-L-rhamnoside	H	$C_{43}H_{54}O_{22}$	922
48	3-O-β-D-Sophorosyl-kaempferol-7-O-{2-O-[2(E)-2,6-dimethyl-6-hydroxy-2,7-octadienoyl]}-a-L-rhamnoside	1	β-D-Sophorosyl	H	{2-O-[2(E)-2,6-dimethyl-6-hydroxy-2,7-octadienoyl]-a-L-rhamnoside	H	$C_{43}H_{54}O_{22}$	922

（二）三萜和甾体类化合物

目前，从沙棘叶和果实中共分离得到 25 种三萜和甾体类化合物，分别为熊果酸（1）、齐墩果酸（2）、β–谷甾醇（3）、豆甾醇（4）、α–香树精（5）、β–香树精（6）、胆固醇（7）、羽扇豆醇（8）、乌苏酸（9）、2α–羟基乌苏酸（10）、19α–羟基乌苏酸（11）、Dulcioic acid（12）、胡萝卜苷（13）、2α–羟基熊果酸（14）、洋地黄皂苷（15）、3-O–［β–D-glucopyranosyl（1→2）–β–Dglucopyranosyl-（1→3）］–［a–L-rhamnopyranosyl–（1→2）］–a–L-arabinopyranosyl–13-ene-19-one-28-oicacid-28-O–β–D-glucopyranosyl ester（16）、3-O–［β–D-glucopyranosyl（1→2）–β–D-glucopyranosyl–（1→3）］–［a–L-rhamnopyranosyl–（1→2）］–a–L-arabinopyranosyl-13-ene-19-one-30-hydroxyolean-28-oicacid-28-O–β–D-glucopyranosyl ester（17）、3-O–［β–D-glucopyranosyl（1→2）–β–D-glucopyranosyl-（1→3）］–［a–L-rhamnopyranosyl–（1→2）］–β–D-glucopyranosyl-13-ene-19-one-28-oicacid-28-O–β–D-glucopyranosyl ester（18）、3-O–［β–D-glucopyranosyl（1→2）–β–D-glucopyranosyl-（1→3）］–［a–L-rhamnopyranosyl–（1→2）］–β–D-glucopyranosyl-13-ene-19-one-30-hydroxyolean-28-oicacid28-O–β–D-glucopyranosyl ester（19）、麦角甾烯二醇（20）、环–羊毛甾–二醇（21）、豆甾二烯酮（22）、麦角甾烯醇（23）、maslinic（2-a-hydroxyleanolic）（24）、4-乙基胆甾–7–环–β–醇（25）、紫云英苷（26）、高二根醇（27），以及橡醇（28），部分化合物的结构式见表 11-2。

表 11-2 沙棘中的黄酮类成分

序号	名称	结构	分子式	分子量
1	熊果酸		$C_{30}H_{48}O_3$	456
2	齐墩果酸		$C_{30}H_{48}O_3$	456
3	β–谷甾醇		$C_{29}H_{50}O$	414

续表

序号	名称	结构	分子式	分子量
4	豆甾醇		$C_{29}H_{48}O$	412
5	α-香树精		$C_{30}H_{50}O$	426
6	β-香树精		$C_{30}H_{50}O$	426
7	胆固醇		$C_{27}H_{46}O$	386
8	羽扇豆醇		$C_{30}H_{50}O$	426
9	乌苏酸		$C_{30}H_{48}O_3$	456
10	2α-羟基乌苏酸		$C_{30}H_{48}O_4$	472

续表

序号	名称	结构	分子式	分子量
11	19α-羟基乌苏酸		$C_{30}H_{48}O_4$	472
12	Dulcioic acid		$C_{30}H_{48}O_3$	456
13	胡萝卜苷		$C_{35}H_{60}O_6$	576
14	2α-羟基熊果酸		$C_{30}H_{48}O_4$	472
15	洋地黄皂苷		$C_{56}H_{92}O_{29}$	1228

续表

序号	名称	结构	分子式	分子量
16	3-O-［β-D-glucopyranosyl（1→2）-β-Dglucopyranosyl-（1→3）]-[a-L-rhamnopyranosyl-（1→2）]-a-L-arabinopyranosyl-13-ene-19-one-28-oicacid28-O-β-D-glucopyranosyl ester		$C_{59}H_{94}O_{27}$	1234
17	3-O-［β-D-glucopyranosyl（1→2）-β-D-glucopyranosyl-（1→3）]-[a-L-rhamnopyranosyl-（1→2）]-a-L-arabinopyranosyl-13-ene-19-one-30-hydroxyolean-28-oicacid28-O-β-D-glucopyranosyl ester		$C_{59}H_{94}O_{28}$	1250
18	3-O-［β-D-glucopyranosyl（1→2）-β-D-glucopyranosyl-（1→3）]-[a-L-rhamnopyranosyl-（1→2）]-β-D-glucopyranosyl-13-ene-19-one-28-oicacid28-O-β-D-glucopyranosyl ester		$C_{60}H_{96}O_{28}$	1264
19	3-O-［β-D-glucopyranosyl（1→2）-β-D-glucopyranosyl-（1→3）]-[a-Lrhamnopyranosyl-（1→2）]-β-D-glucopyranosyl-13-ene-19-one-30-hydroxyolean-28-oicacid 28-O-β-D-glucopyranosyl ester		$C_{60}H_{96}O_{29}$	1280
20	麦角甾烯二醇	—	—	—
21	环-羊毛甾-二醇	—	—	—
22	豆甾二烯酮	—	—	—
23	麦角甾烯醇	—	—	—
24	maslinic（2a-hydroxyleanolic）	—	—	—
25	24-乙基胆甾-7-环-β-醇	—	—	—

（三）氨基酸和蛋白质

沙棘果肉、果汁、种子均含蛋白质，分别为 2.89%、0.9%~1.2% 和 24.38%，相较其他植物鲜果，沙棘果蛋白质含量较高。沙棘种子中的蛋白质由 13 种氨基酸构成，果肉和果汁中含 18 种氨基酸，包括人体不能合成的 8 种，且含有大量非蛋白质成分。沙棘叶蛋白质含量为 13.0%~19.0%，还含多种氨基酸，具体含量（mg/100g）：天门冬氨酸 27.82、苏氨酸 9.00、丝氨酸 6.67、谷氨酸 16.14、苷氨酸 1.97、丙氨酸 8.54、缬氨酸 8.79、蛋氨酸 0.72、异亮氨酸 7.28、酪氨酸 2.63、苯丙氨酸 7.23、赖氨酸 3.21、组氨酸 0.97、精氨酸 0.32 和脯氨酸 24.44。

另有报道指出，沙棘油含 13 种单羟基和 4 种双羟基氨基酸，以及 7 种单、双和三环氧酸，其中 15，16- 环氧 -9，12- 二烯十八氨基酸是主要的环氧氨基酸。

（四）维生素类成分

沙棘属植物含有维生素 A、B_1、B_2、C、B_{12}、E-α、E-δ、F、P 等。其中，维生素 C 含量为 1120~1438mg/100g，维生素 E 为 $33.2×10^6$mg/100g，胡萝卜素为 $7.45×10^6$mg/100g，且不含黄曲霉素 B。吕荣深对中国 8 个沙棘种类和亚种的维生素 C 含量进行了系统分析，结果显示，生态环境相似的中国沙棘和云南沙棘，其维生素 C 含量介于 1129.0~1269.5mg/g；而内蒙古沙棘与中亚沙棘的维生素 C 含量明显较低，范围为 385.0~471.5mg/100g；西藏沙棘的维生素 C 含量更低，仅为 159.8mg/100g；江孜沙棘与肋果沙棘的维生素 C 含量更低；柳叶沙棘则含有高达 1709.5mg/100g 的维生素 C。

沙棘中维生素 A 的含量亦相当丰富。以塞拜疆产沙棘为例，每百克果实中含总胡萝卜素 4.5mg，果汁中含 2.0mg，干燥果渣中含 40.0mg，沙棘油中则含有 168~215mg。依纳捷夫等在沙棘果皮中发现胡萝卜素含量为 233.0mg/100g，比果肉高出 64.0mg/100g。此外，从沙棘中可提取出 9 种类胡萝卜素，包括 α- 胡萝卜素、β- 胡萝卜素、番茄红素、顺式番茄红素和玉米黄素等 5 种。

（五）挥发油类成分

成熟新鲜的中国沙棘经水蒸气蒸馏后得浅黄色油状物，收率为 175mg/kg，冷却后为半固体。薄层色谱分析（TLC）显示，该油中含较多游离脂肪酸和烃类成分。经 5% 碳酸钠处理，得游离酸（约 30%）和中性油（约 70%）。游离酸制成甲酯后，经气相色谱（GC）分析与标准品对照，鉴定出 13 种有机酸：乙酸（0.02%）、丁酸（0.03%）、己酸（1.06%）、辛酸（0.08%）、葵酸（0.02%）、月桂酸（0.58%）、肉豆蔻酸（2.27%）、棕榈烯酸（8.49%）、棕榈酸（11.55%）、油酸（1.68%）、亚油酸（2.79%）、亚麻酸（0.68%）、硬脂酸（0.15%）。除去有机酸后的中性油部分，在石油醚和丙酮混合溶液中冷却，析出大量白色片状晶体，经鉴定为多种高级饱和烷烃混合物。沙棘中性油去除高级烷烃后，为浅黄色油状物。采用 GC-MS 分析其化学成分，在 89 个峰中鉴定出 82 个化合物。至今，已从中国沙棘、柳叶沙棘及肋果沙棘中鉴定出 200 多种挥发性成分。

（六）微量元素

沙棘果实、籽核、叶和果渣中含大量微量元素。陈体恭等对甘肃渭源中国沙棘各部分进行了测定，发现有害元素如 Cu、Pb、As、Cd 等远低于国家标准。袁庆华等用湿消解法与直接稀释法测定了宁夏南部山区的醋柳果汁中 Cu、Zn、Fe、Mn 含量，具体为：Fe（2.56mg/100g），Cu（0.04mg/100g），Zn（0.18mg/100g），Mn（0.05mg/100g）。

（七）有机酸和糖类

沙棘果实含多种有机酸，包括苹果酸、柠檬酸、琥珀酸、酒石酸及草酸等，总量为3.86%～4.52%。沙棘果中糖类以葡萄糖和果糖为主，含量为 8.5%～10.5%。

（八）磷脂类成分

沙棘果实含有 100 多种类脂成分，其中磷脂含量较高，主要包括卵磷脂、脑磷脂、磷脂酰基醇、磷脂酰甘油、磷脂酸等化合物，总含量约占沙棘果实的 0.5%。

（九）其他类成分

郑瑞霞从中国沙棘中分离出沙棘脑苷（1）、5- 羟甲糠醛（2）、5- 羟甲糠醛的二聚体（3）、二十八烷酸（4）、棕榈酸（5）和棕榈酸甘油酯（6）等；另有报道从沙棘中分离出另一种肌醇类化合物，即 L-2-O-CH$_3$- 肌醇（7）；付文婷等从新疆中亚沙棘中首次分离出三个化合物：6，9-Dihydroxy-4，7-megastigmadien-3-O-ne（8）、原儿茶酸（9）和奎宁酸（10）；Ken Yasukawa 等从沙棘中分离出（＋）-Catechin（11）、（＋）-Gallocatechin（12）和（－）-Epigallocatechin（13），具体结构式见表 11-3。

表 11-3　沙棘中分离得到的其他类型的化合物

序号	名称	结构	分子式	分子量
1	沙棘脑苷		$C_{40}H_{77}NO_{10}$	731
2	5- 羟甲糠醛		$C_6H_6O_3$	126

续表

序号	名称	结构	分子式	分子量
3	5-羟甲糠醛的二聚体		$C_{12}H_{10}O_5$	234
4	二十八烷酸	$CH_3(CH_2)_{26}COOH$	$C_{28}H_{58}O_2$	424
5	棕榈酸	$CH_3(CH_2)_{14}COOH$	$C_{16}H_{32}O_2$	256
6	棕榈酸甘油酯		$C_{19}H_{38}O_4$	330
7	L-2-O-CH₃-肌醇		$C_7H_{14}O_6$	194
8	6,9-Dihydroxy-4,7-megastigmadien-3-O-ne		$C_{13}H_{20}O_3$	224
9	原儿茶酸		$C_7H_6O_4$	154
10	奎宁酸		$C_7H_{12}O_6$	192
11	(+)-Catechin		$C_{15}H_{14}O_6$	290
12	(+)-Gallocatechin		$C_{15}H_{14}O_7$	306
13	(-)-Epigallocatechin		$C_{15}H_{14}O_7$	306

四、药理作用

（一）改善心血管功能

沙棘及其提取物对心血管有显著保护作用，其机制在于调节缺血心肌组织内的相关蛋白表达，能有效改善心功能，并缓解胸闷、心悸、气短等症状。此外，西医学研究显示，沙棘中的总黄酮类成分能降压、软化血管、改善血液循环、降低血液中甘油三酯等，从而有效预防血管动脉粥样化，降低血液黏稠度，恢复血管弹性，增加冠状动脉血流量，进而增强心功能。

（二）抗肿瘤作用

沙棘在抗肿瘤方面发挥重要的作用。黎勇等报道，沙棘汁在大鼠体内的实验显示，其能保护大鼠免受 NDMA 的毒害，效果优于同等浓度的 Vc，能显著推迟肿瘤发生、延长存活时间，从而降低癌变风险。另有报道，小鼠连续 7 天口服沙棘汁后，脾细胞对白细胞介素 -2（IL-2）的反应性和 IL-2 的分泌均显著增加，并可明显提高 NK 细胞活性；沙棘汁对 S180 腹水肉瘤的增殖也有一定抑制作用，且对 HL-60、YAC-1 和 NS-1 肿瘤细胞的 DNA 也具有明显抑制作用。

（三）抗氧化作用

沙棘富含抗氧化成分，尤其是维生素 C、维生素 E、β - 胡萝卜素和黄酮类成分，这些活性成分能有效清除人体内自由基，阻断氧化作用，显著提升 SOD 活性，具有较好的抗氧化性能。实验发现，沙棘提取物能明显降低老龄鼠脑组织脂褐素含量和血清中脂质过氧化物水平，表明沙棘具有显著的抗氧化作用。

（四）调节血脂血糖

沙棘中黄酮类成分、多糖和油脂均具有降低血糖的作用。研究表明沙棘黄酮可以改善小鼠对胰岛素敏感性，并能够抑制高热膳食诱导的小鼠血清脂质含量升高，促进肝脏中脂质分解。沙棘多糖可以改善异常糖代谢情况和氧化应激水平，并调控 Nrf 2/Keap 1/HO-1 通路改善胰岛素抵抗的作用。同一来源的黄酮类化合物能调节脂质代谢，具有较好的减肥降血脂功效。研究表明，沙棘叶提取物有助于改善高血脂大鼠的体质量增长，并降低血清中三酰甘油、总胆固醇、低密度脂蛋白水平，起到辅助降血脂的功效。

（五）抗溃疡作用

沙棘果提取物具有显著的抗溃疡作用。在实验性胃溃疡研究中发现，沙棘油可用于预防和治疗幽门结扎型、应激性和利血平性胃溃疡，有效降低胃溃疡发生率，抑制胃酸分泌。沙棘油口服液和沙棘油软胶囊均具有消食化滞、和胃降逆及活血化瘀等功效，可用于治疗嗳气逆酸、脘腹胀痛、胸闷和纳呆等症状。

（六）免疫调节作用

沙棘中黄酮类成分占比较高，能增加小鼠白细胞溶菌酶和吞噬功能，促进抗体生成，提高血清抗体水平，增加血液 T 细胞比例，并增强伴刀豆球蛋白 A 激活的淋巴细胞活性。沙棘冻干粉能提升小鼠巨噬细胞的吞噬功能，进而促进淋巴细胞转化，降低血清胆固醇含量。研究结果显示，沙棘对特异性和非特异性免疫功能均有增强作用。

（七）抗辐射的作用

Prakashi 等在研究沙棘的抗辐射作用时发现，给小鼠服用沙棘乙醇提取物（RH-3）后接受致死性 $^{60}Co\gamma$ 辐射，小鼠存活率超 80%。此外，沙棘果汁和沙棘油也展现出显著的抗辐射效果，能保护和恢复造血器官功能，减轻急性和慢性放射性损伤，减少放射性元素对人体组织的危害。

（八）改善呼吸系统功能

中医学认为，沙棘具有止咳平喘、理肺化痰的功效。沙棘中的黄酮类成分能消炎并促进毛细血管循环，对慢性咽炎、支气管炎、哮喘、咽喉肿痛及咳嗽等呼吸系统疾病有良好的预防和治疗作用。特别是沙棘中的槲皮素，祛痰、止咳、平喘效果显著，已成为临床治疗急慢性支气管炎的重要药物成分。

五、临床应用

（一）治疗心血管疾病

沙棘对心血管系统疾病具有积极的治疗作用，具有显著的心脏保护活性，包括抑制血小板活化（尤其是血小板聚集）、降低胆固醇浓度和血压，以及抗氧化活性。沙棘黄酮主要有异鼠李素、槲皮素、山奈酚、杨梅素、芦丁、没食子酸、儿茶素等黄酮苷元及其苷类，对心血管系统疾病的药理作用包括抗血栓形成、降血脂、减轻动脉粥样硬化、保护血管内皮细胞等。

（二）治疗糖尿病

糖尿病是一种以高血糖为特征的代谢性疾病，高血糖则是由于胰岛素分泌缺陷或其生物作用受损，或两者兼有引起的。近年来，沙棘中富含的生物活性物质尤其是黄酮类化合物，被证明对胰岛素抵抗型顽固高血糖患者来说，有着非常好的降糖作用。

（三）治疗呼吸系统疾病

沙棘具有祛痰止咳平喘的功效，广泛应用于治疗慢性咽炎、支气管炎、哮喘、咳嗽痰多等多种呼吸系统疾病。临床上沙棘糖浆单独使用治疗支气管炎引起的咳嗽痰多效果较佳，与布地奈德联合用药治疗小儿毛细支气管炎效果显著。

（四）治疗消化系统疾病

沙棘可提高胃动素水平来促进胃肠运动，从而起到消食化滞的作用，临床上与莫沙必利联用提高血清神经肽 Y 和瘦素水平，可改善功能性消化不良症状。沙棘干乳剂可治疗功能性消化不良、小儿厌食的辅助药物，通过临床应用扩大用药范围，在治疗儿童功能性便秘方面也有显著疗效。

六、展望

沙棘是天然药用植物，基础性研究成果丰硕，在食品和保健品方面的开发应用较多，但是在医药领域的开发应用还乏善可陈。近年来，沙棘的不同部位或所含的主要生物活性物质被许多学者研究，并证明其可以用于预防和治疗多种疾病，如降血压、降血脂、降血糖、抗氧化、抗辐射、抗肿瘤等。然而，这些研究的结果是有局限性的，研究对象多为实验动物，对人体本身的临床研究较少，且在研究中采用的样本量小、持续时间短。未来可以开展进一步地深入研究，让沙棘使全国受益，走向世界。

主要参考文献

［1］赵磊，李师羽，李晓微，等.沙棘的质量控制研究进展［J］.特产研究，2024，46（3）：154-160.

［2］许甜，吴萌，葛世辉，等.沙棘果、叶的研究进展［J］.今日药学，2024，34（6）：466-472.

［3］董敏，张晶晶，田丁阳，等.中药沙棘的心血管药理作用研究进展［J］.中医临床研究，2024，16（2）：67-71.

［4］王宁宁，郑文惠，张凯雪，等.沙棘的化学成分、药理作用研究进展及其质量标志物的预测分析［J］.中国中药杂志，2021，46（21）：5522-5532.

［5］王颖，张智锋，任婧楠，等.沙棘活性成分及功能特性的研究进展［J/OL］.现代食品科技，1-10.

［6］黎祥研，唐金凤，郭敏敏，等.沙棘叶多酚研究进展［J］.山东化工，2023，52（1）：65-67.

[7] 林玉友, 王洪江, 张海旺, 等. 沙棘果实成分及影响因素研究进展 [J]. 辽宁林业科技, 2022, (6): 52-56.

[8] 宁志雪, 牛广财, 朱立斌, 等. 沙棘活性成分、生理功能及开发利用研究进展 [J]. 食品与机械, 2021, 37 (11): 221-227, 240.

[9] 赵飞亚, 张铃声, 陶爱恩. 沙棘多糖提取工艺、结构特征及其药理活性研究进展 [J]. 中国实验方剂学杂志, 2024, 30 (11): 290-298.

[10] 屈凝伊, 赵轶轩, 梁丽, 等. 沙棘果不同极性部位体外及体内抗氧化作用研究 [J]. 辽宁中医药大学学报, 2024, 26 (3): 13-17.

[11] 田建华. 沙棘叶多酚提取物及其抗氧化活性研究 [J]. 食品工程, 2023, (2): 48-50.

[12] 赵志强, 朱叙丞, 冯真颖, 等. 沙棘果多糖的理化特征及其体外抗氧化活性 [J]. 食品工业科技, 2023, 44 (13): 30-38.

[13] 吴翠芳, 刘雅宣, 李宇辉, 等. 沙棘中黄酮类化合物提取及抗氧化活性 [J]. 安徽科技学院学报, 2024, 38 (1): 88-96.

[14] 田建华. 沙棘叶多酚提取物及其抗氧化活性研究 [J]. 食品工程, 2023, (2): 48-50.

[15] 李东香, 关荣发, 黄海智, 等. 3 种新疆沙棘黄酮的提取优化及抗氧化活性对比 [J]. 中国食品学报, 2023, 23 (4): 157-167.

[16] 林继辉, 陈琳榕, 冯庆玲, 等. 沙棘果总黄酮提取工艺及抗氧化性研究 [J]. 云南民族大学学报 (自然科学版), 2024, 33 (2): 178-185.

[17] 闫昌誉, 丁肇俊, 李晓敏, 等. 沙棘叶醇提物的化学成分与降糖活性研究 [J]. 药学学报, 2023, 58 (2): 396-404.

[18] 任李成城, 刘振华, 董琦, 等. 沙棘黄酮类成分及其药理作用的研究进展 [J]. 中国药物化学杂志, 2023, 33 (8): 598-617.

[19] 李月, 刘青, 王悦, 等. 沙棘叶的应用及现代研究进展 [J]. 中国中药杂志, 2021, 46 (6): 1326-1332.

[20] 艾孜古丽·木拉提. 沙棘黄酮改善高热能膳食诱导小鼠糖脂代谢紊乱及认知障碍作用与机制研究 [D]. 咸阳: 西北农林科技大学, 2022.

[21] 王秋丹, 赵凯迪, 林长青. 沙棘多糖对胰岛素抵抗 $HepG_2$ 细胞氧化应激的保护作用与机制 [J]. 食品与机械, 2022, 38 (3): 167-172.

[22] 林奕然, 冯哲轩, 胡思, 等. 沙棘叶黄酮类化合物提取方法、纯化技术及其药理作用研究进展 [J]. 中南农业科技, 2024, 45 (5): 252-258.

[23] 牛志波. 沙棘 [J]. 河北林业, 2024, (2): 32-33.

[24] 陈奕璇, 郭佳琦, 关文强, 等. 沙棘综合开发利用研究进展 [J]. 食品研究与开发, 2023, 44 (19): 201-207.

［25］李纪彤，褚金国，丁丁.沙棘多糖抗衰老的研究进展［J］.实用老年医学，2024，38（3）：228-231.

［26］张丹丹.蒙药沙棘的研究进展［J］.中国民族医药杂志，2022，28（4）：61-62.

［27］Zhag Q.，Zhang C.，Luo X.，et al. Protein stabilized seabuckthorn fruit oil Nanoemulsion：Preparation，characterization and performance research［J］. *Food Bioscience*，2022，46：101597.

［28］何长廷，昂青才旦，才曾卓玛，等.沙棘资源、药用状况及其对心血管疾病药理作用概述［J］.中国野生植物资源，2023，42（4）：1-7，17.

［29］吴紫洁，阮成江，李贺，等.12个沙棘品种的果实可溶性糖和有机酸组分研究［J］.西北林学院学报，2016，31（4）：106-112.

［30］丁肇俊，叶健文，马佳琪，等.沙棘叶化学成分及药理作用研究进展［J］.世界中医药，2023，18（5）：714-720.

［31］黄建.沙棘黄酮对地塞米松注射液诱导大鼠糖尿病的影响［A］.中国免疫学会.第十三届全国免疫学学术大会摘要汇编［C］.北京：中国免疫学会，2018：1.

［32］李娜，王佳乐，刘建国，等.沙棘营养成分及药理活性研究现状［J］.中国果菜，2020，40（5）：20-25，31.

［33］梁国栋，赵粉荣.蒙药沙棘概况及其现代研究开发现状［J］.中国民族医药杂志，2019，25（2）：41-44.

［34］朱丹荣，钱娟，董娜，等.沙棘糖浆联合布地奈德雾化吸入治疗小儿毛细支气管炎的临床研究［J］.内蒙古医科大学学报，2020，42（2）：153-155.

［35］梁国栋，吴启进，娜黑芽.沙棘糖浆对食积症模型小鼠的消食化滞作用［J］.药学研究，2020，39（9）：501-503.

［36］林海，梁国栋.沙棘糖浆联合枸橼酸莫沙必利片治疗儿童功能性消化不良的临床研究［J］.内蒙古医科大学学报，2020，42（6）：645-647.

［37］黄丽红，屈元婷，张珊旗.沙棘干乳剂、复方消化酶联合应用治疗功能性消化不良临床效果分析［J］.牡丹江医学院学报，2021，42（6）：50-52，86.

［38］罗世杰，金瑄，郭亚雄，等.沙棘干乳剂治疗儿童食积型功能性便秘临床研究［J］.现代中医药，2020，40（4）：99-101.

第十二章

山 药

山药（*Dioscorea opposita Thunb.*）是薯蓣科（*Dioscoreaceae*）多年生缠绕草质藤本植物，以根茎入药，被誉为"四大怀药"之一。古籍《神农本草经》首载，称其为薯蓣，并归入上品。典籍记述其功效："主治伤中，补虚羸，除寒热邪气，补中，益气力，长肌肉，强阴。久服耳目聪明，轻身，不饥，延年。"现代研究显示，山药能调节免疫功能、改善消化、降血糖、降血脂，且有延缓衰老、抗肿瘤、抗突变及促进肾脏修复等药理作用。山药位列原卫生部公布的药食兼用植物名录，也是我国保健食品的重要原料。

一、植物资源

山药作为世界上重要的粮食作物，是全球十大块茎类作物之一。因其巨大的食用和药用价值，被许多国家广泛种植，多作为一年生作物使用。全球已知的 600 多种薯蓣属植物中，大约 60 种的块茎具有食用和药用双重功能，且在不同地域，山药的基原物种特性各异。我国是山药的重要驯化地。经过长期驯化栽培，现主要有薯蓣、参薯、褐苞薯蓣和山薯四种被开发利用。此外，在浙江，野山药（日本薯蓣）被民间用作为中药；而在台湾地区，恒春山药（戟叶薯蓣）也有药用。山药适应性强，分布广泛，国内从广西至陕西，从河北至云南均有其身影；国外则分布于朝鲜、日本等地。它可在海拔 70～1600 米的丘陵或高山生长。山药偏好温暖、向阳的环境，同时也具有一定的耐寒性，最适宜在土层深厚、疏松肥沃且排水良好的土壤中生长。土壤的 pH 值以 6.5～7.5 为宜。

二、炮制加工

（一）生山药

取毛山药或光山药除去杂质，分开大小个，泡润至透后，切厚片，干燥。

（二）清炒山药

取净山药片置锅内，用文火炒至微黄色，取出放凉。

（三）麸炒山药

取麸皮，撒入热锅内，待冒烟时，加入山药片，迅速翻动，用中火炒至淡棕黄色，取出，筛去麸皮，晾凉。每 100kg 山药片用麦麸 10kg。

（四）土炒山药

将土粉（伏龙肝）置炒制容器中，中火加热，炒至灵活状态时投入山药片拌炒，至表面均匀挂土粉时取出，筛去土粉，放凉。

（五）蜜麸制山药

将拌匀的麸皮、蜂蜜、白酒置于锅内，中火炒至冒烟时倒入山药片翻炒，以山药片发黄为度。取出放凉、筛去麸皮。每 100kg 山药片用麸皮 20kg、生蜂蜜 1kg、白酒 500mL（同麸炒山药）。

（六）米炒山药

将置于热锅的米炒至冒烟时投入山药片，炒至米呈焦黄色，山药片挂火色。取出放凉，筛去米。每 100kg 山药片用米 30kg。

（七）酒山药

取山药片，加黄酒拌匀，吸尽。用文火炒至山药片表面呈微黄色，取出，晾凉，筛去碎屑，即得。每 1000g 净药材用黄酒 100g。

三、化学成分

（一）皂苷和皂苷元类成分

山药中含有的皂苷包括 β–胡萝卜苷，皂苷元则包括薯蓣皂苷元（Diosgenin）和 Apigenin，具体详见表 12–1。

（二）甾醇类成分

山药中包含的甾醇类成分：β–谷甾醇，胆甾醇、麦角甾醇、油菜甾醇。（24S）–24–乙基胆甾 –3β，5α，6β–三醇，豆甾 –4–烯 –3α，6β–二醇，（22E）–5α，8α–epidioxyergosta–6，22–dien–3β–ol，（3β，7α）–7–methoxystigmast–5–en–3–ol。

（三）多酚

山药中发现有多种多酚类成分，如丹皮酚（Paeonol），山药素 I、II、III、IV 和 V （表 12-2）。山药中还含有 3，5-dihydroxy-4-methoxybibenzyl，3，3′，5-trihydroxy-2′-methoxybibenzyl，10，11-dihydro-dibenz［b，f］oxepin-2，4-diol，10，11-dihydro-4-methoxy-dibenz［b,f］oxepin-2-ol, tristin, 2′, 3, 5-trihydroxybibenzyl, 2′, 4-dihydroxy-3，5-dimethoxybibenzyl，3，4-dimethoxy-2′-hydroxybibenzyl，3，5-dimethoxy-2，7-phenanthrenediol，hircinol，9，10-dihydro-7-methoxy-2，5-phenanthrenediol，（1*E*，4*E*，6*E*）-1，7-bis（4-hydroxyphenyl）-1，4，6-heptatrien-3-one，（4*E*，6*E*）-7-（4-hydroxy-3-methoxyphenyl）-1-（4-hydroxyphenyl）-4，6-heptadien-3-one，（4*E*，6*E*）-1,7-bis（4-hydroxyphenyl）-4,6-heptadien-3-one，（3*R*，5*R*）-3,5-dihydroxy-1，7-bis（4-hydroxyphenyl）-3，5-heptanediol，以五种不同的骨架类型表示如下（图 12-1，表 12-3 至表 12-7）。

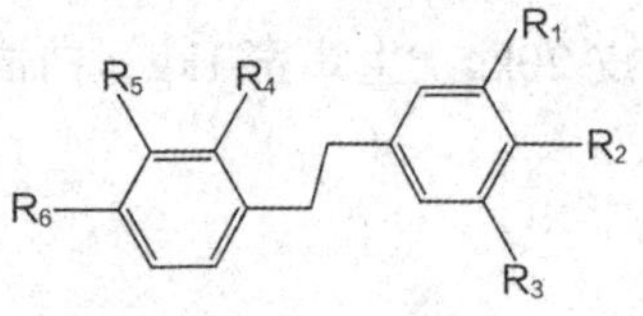

（1） 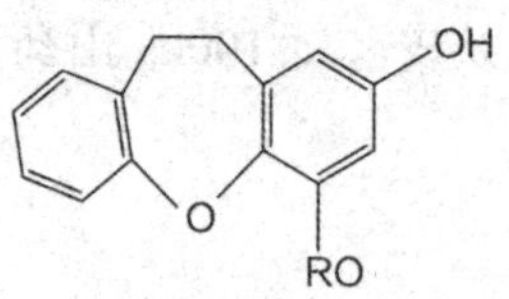　　　　　　　　（2） 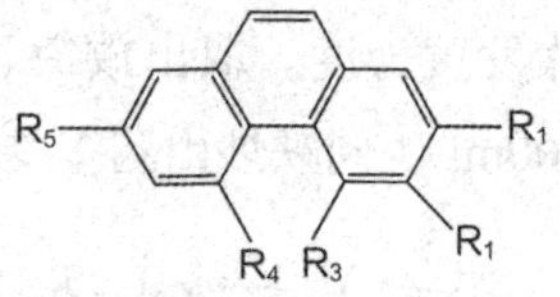　　　　　　　　（3）

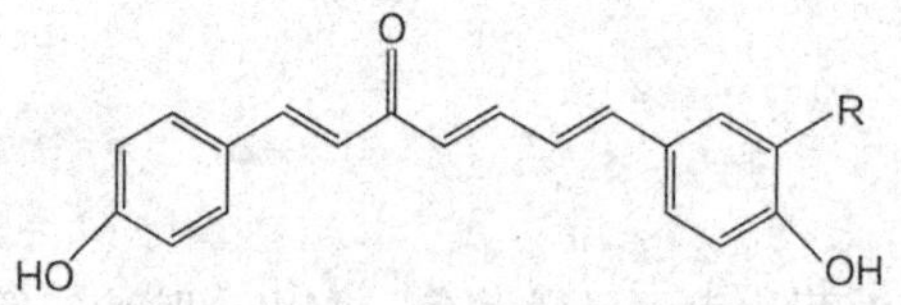

（4） 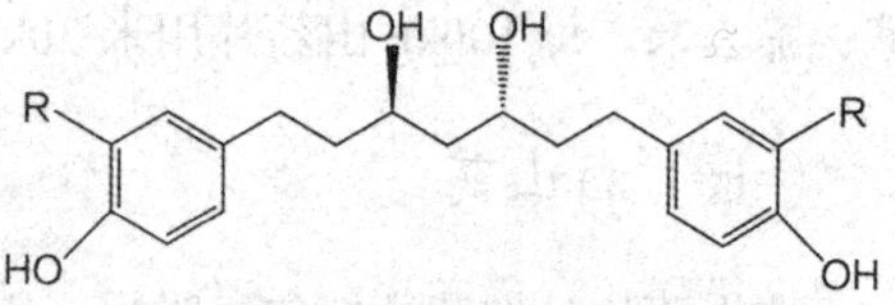　　　　　　　　　　　（5）

图 12-1　五种不同的骨架类型

表 12-1　山药中的皂苷和皂苷元类化合物

序号	名称	结构式	分子式	分子量
1	β-胡萝卜苷	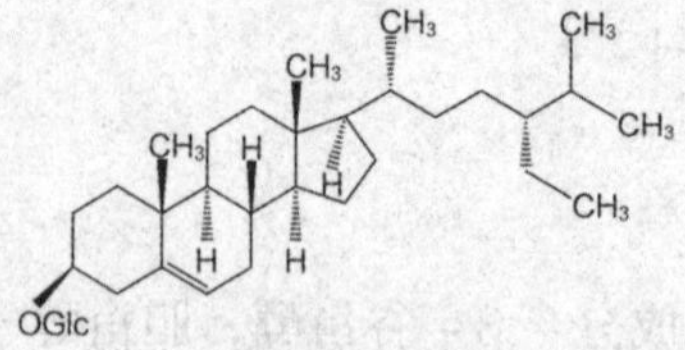	$C_{35}H_{60}O_6$	576

续表

序号	名称	结构式	分子式	分子量
2	Diosgenin		$C_{27}H_{42}O_3$	414
3	Apigenin		$C_{15}H_{10}O_5$	270

表 12-2　山药中的山药素类化合物和丹皮酚

序号	名称	结构式	分子式	分子量
1	山药素 I		$C_{17}H_6O_4$	274
2	山药素 II		$C_{16}H_{18}O_4$	274
3	山药素 III		$C_{15}H_{16}O_3$	244
4	山药素 IV		$C_{15}H_{16}O$	212
5	山药素 V		$C_{17}H_{20}O_4$	288
6	Paeonol		$C_9H_{10}O_3$	166

表12-3 山药中的骨架1类型的多酚类化合物

序号	名称	R_1	R_2	R_3	R_4	R_5	R_6	分子式	分子量
1	3，5-dihydroxy-4-methoxybibenzyl	OH	OCH₃	OH	H	H	H	$C_{15}H_{16}O_3$	244
2	3,3',5-trihydroxy-2'-methoxybibenzyl	OH	H	OH	OCH₃	OH	H	$C_{15}H_{16}O_4$	260
3	tristin	OH	H	OH	H	OCH₃	OH	$C_{15}H_{16}O_4$	260
4	2'，3，5-trihydroxybibenzyl	OH	H	OH	OH	H	H	$C_{14}H_{14}O_3$	230
5	2'-4-dihydroxy-3,5-dimethoxybibenzyl	OCH₃	OH	OCH₃	OH	H	H	$C_{16}H_{18}O_4$	274
6	3，4-dimethoxy-2'-hydroxybibenzyl	OCH₃	OCH₃	OH	OH	H	H	$C_{16}H_{18}O_4$	274

表12-4 山药中的骨架2类型的多酚类化合物

序号	名称	R	分子式	分子量
7	10，11-dihydro-dibenz［b，f］oxepin-2，4-diol	H	$C_{14}H_{12}O_3$	228
8	10，11-dihydro-4-methoxy-dibenz［b，f］oxepin-2-ol	CH₃	$C_{15}H_{14}O_3$	242

表12-5 山药中的骨架3类型的多酚类化合物

序号	名称		R_1	R_2	R_3	R_4	R_5	分子式	分子量
9	3，5-dimethoxy-2，7-phenanthrenediol		OH	OCH₃	H	OCH₃	OH	$C_{16}H_{14}O_4$	270
10	hircinol	9，10-dihydro	OH	H	OCH₃	OH	H	$C_{15}H_{14}O_3$	242
11	9，10-dihydro-7-methoxy-2，5-phenanthrenediol	9，10-dihydro	OH	H	H	OH	OCH₃	$C_{15}H_{14}O_3$	242

表12-6 山药中的骨架4类型的多酚类化合物

序号	名称		R	分子式	分子量
12	（1E,4E,6E）-1,7-bis（4-hydroxyphenyl）-1，4，6-heptatrien-3-one		H	$C_{19}H_{16}O_3$	292
13	（4E,6E）-7-（4-hydroxy-3-methoxyphenyl）-1-（4-hydroxyphenyl）-4，6-heptadien-3-one	1，2-dihydro	OCH₃	$C_{20}H_{20}O_4$	324
14	（4E，6E）-1，7-bis（4-hydroxyphenyl）-4，6-heptadien-3-one	1，2-dihydro	H	$C_{19}H_{18}O_3$	294

表 12-7　山药中的骨架 5 类型的多酚类化合物

序号	名称	R	分子式	分子量
15	（3R,5R）-3,5-dihydroxy-1,7-bis（4-hydroxyphenyl）-3,5-heptanediol	H	$C_{19}H_{24}O_4$	316
16	（3R,5R）-1,7-bis（4-hydroxy-3-methoxyphenyl）-3,5-heptanediol	OCH_3	$C_{21}H_{28}O_6$	376

（四）多糖类成分

山药多糖是山药的重要活性成分，近年来备受研究关注。其组成和结构相当复杂，研究者们已分离出多种不同的山药多糖，包含均多糖、杂多糖及糖蛋白，它们的相对分子质量差异极大，从数千至数百万不等，且多糖含量和糖基构成也各具特色。

从安徽产的山药块茎中，研究者提取到了性质各异的多糖系列。其中，热水提取物中的多糖以葡萄糖为主，而冷水提取物则以甘露糖为主导。进一步分析发现，某一组分的主要单糖包括葡萄糖、甘露糖和半乳糖。对热提法获得的山药多糖 RP 的深入研究显示，其结构以带分枝的 1,4- 连接的吡喃葡萄糖苷骨架为基础，并含有少量 1,3- 连接的岩藻糖。另一种从山药块茎中提取的多糖 RDPS- Ⅰ，由葡萄糖、半乳糖和甘露糖组成，其糖基的摩尔比为 1∶37∶11，平均相对分子质量为 42200。该多糖已被证实具有免疫调节和抗肿瘤作用，其确切的分子量最终确定为 41000，糖基摩尔比修正为 1∶4∶1。

通过气相色谱法测定单糖衍生物，我们分析了薯蓣、山薯、参薯和褐苞薯蓣等四种山药类多糖的糖基摩尔比。结果显示，薯蓣多糖中的单糖主要是甘露糖，而山薯、参薯和褐苞薯蓣多糖中的单糖则主要是半乳糖。此外，从怀山药中提取的粗多糖 RDP 经纯化分离后，得到了均一的多糖 RP。通过红外光谱分析其结构，发现具有 β- 糖苷键，而纸色谱（PC）分析则显示其单糖组成为葡萄糖、D- 甘露糖、D- 半乳糖，比例为 11∶4∶84。

（五）含氮化合物

山药中含有多种含氮化合物，如尿囊素、3,4- 二羟基苯乙胺、trans-N-p-coumaroyltyramine 和 cis-N-p-coumaroyltyramine，具体见表 12-8。

表 12-8　山药中含有的多种含氮化合物

序号	名称	结构式	分子式	分子量
1	尿囊素		$C_4H_6N_4O_3$	158

序号	名称	结构式	分子式	分子量
2	3，4-二羟基苯乙胺		$C_8H_{11}NO_2$	153
3	trans-N-p-coumaroyltyramine		$C_{17}H_{17}NO_3$	283
4	cis-N-p-coumaroyltyramine		$C_{17}H_{17}NO_3$	283

（六）三萜类

从山药中分离到的三萜类化合物有 9，19-cyclolart-25-en-3β，24R-diol，cycloeucalenol 和表木栓醇，具体见表 12-9。

表 12-9　从山药中分离到的三萜类化合物

序号	名称	结构式	分子式	分子量
1	9，19-cyclolart-25-en-3β，24R-diol		$C_{30}H_{50}O_2$	442
2	cycloeucalenol		$C_{30}H_{50}O$	426

续表

序号	名称	结构式	分子式	分子量
3	表木栓醇		$C_{30}H_{52}O$	428

（七）脂肪酸及酯类

有研究从山药块茎中提取到 27 种脂肪酸，具体为：辛酸、壬酸、9- 羧基 – 壬酸、奎酸、月桂酸、壬二酸、豆蔻酸、十五酸、顺 –9- 十六烯酸、棕榈酸、15- 甲基 –11- 十六烯酸、十七酸、亚油酸、油酸、硬脂酸、亚麻酸、十九酸、11，13- 二十烯酸、11- 二十烯酸、花生酸、二十一酸、二十二酸、二十三酸、木蜡酸、二十五酸、二十六酸、二十七酸。此外，山药中还发现 β – 谷甾醇醋酸酯、柠檬酸单甲酯、双甲酯、三甲酯，以及 1- 正棕榈酸甘油酯等酯类成分。

（八）氨基酸类成分

经氨基酸分析仪测定，怀山药含苏氨酸、缬氨酸、蛋氨酸、苯丙氨酸、异亮氨酸、亮氨酸、赖氨酸等 17 种氨基酸，总质量分数 7.256%，其中必需氨基酸占 25.32%。这表明，山药富含蛋白质与多种氨基酸，营养价值高。

（九）多肽和蛋白质

山药中含环（苯丙氨酸 – 酪氨酸）、环（酪氨酸 – 酪氨酸）及 Dioscorin 等多肽和蛋白质。

（十）微量元素

山药富含 Zn、Fe、Mn、Cu、Se 等微量元素和 Ca 等常量元素。经等离子发射光谱法测定，山药中含 29 种元素，以 P 含量居首，同时 Fe、Zn、Cu、Co、Cr 含量亦高。测定结果显示，怀山药中 K 含量最高，且 K、P、Na 含量明显高于土壤。此外，不同产地的山药对无机元素富集能力有差异，怀山药中 Cu、Nb、Ca 含量领先，对 P、Sr、Zn、Cu、K、Na 的富集能力强于非道地产区山药。

（十一）其他类成分

山药中还含有植酸（phytic acid）、胆碱、糖蛋白、5- 羟甲基 – 糠醛和（＋）-β -Eudesmol 等成分。

四、药理作用

（一）抗炎作用

炎症反应是机体受到伤害性刺激时产生的一种自我防护机制。炎症反应尤其是慢性炎症反应严重影响患者的健康与生活，如临床上常见的慢性肾炎、风湿性关节炎、肠炎等。山药作为药食两用的作物，可以有效的缓解炎症反应。李哲等对山药多糖的功能研究显示，关节腔注射山药多糖可明显降低兔膝关节液中的炎性因子白细胞介素 6、白细胞介素 1β 和肿瘤坏死因子的表达，并能有效抑制关节软骨中基质金属蛋白酶 –13 表达，抑制关节软骨胶原的降解，促进转化生长因子 –β1 和 II 型胶原蛋白的合成，有效缓解膝关节骨性关节炎。

（二）提高免疫功能

山药多糖 RDPS– I 可不同程度提高小鼠的 T 淋巴细胞增殖能力，增强 NK 细胞和血清溶血素活性，以及增加血清 IgG 含量，从而提高小鼠的非特异性免疫功能、特异性细胞免疫和体液免疫功能。山药多糖具有增强小鼠淋巴细胞增殖能力、促进小鼠抗体生成、增强小鼠碳廓清能力的作用。因此，山药多糖是山药发挥调节免疫作用的最主要有效成分。

（三）降血糖作用

山药具有降血糖的作用，其机制主要有提高糖代谢关键酶活性、保护和修复胰岛细胞、提高胰岛素敏感性。采用链脲佐菌素腹腔注射的方法复制 2 型糖尿病大鼠模型，用山药多糖干预治疗 4 周，结果显示，山药多糖可显著升高模型大鼠胰岛素水平，显著降低胰高血糖素水平，显著升高模型大鼠肾组织胰岛素受体（InsR）、胰岛素受体底物 –1（IRS–1）、磷脂酰肌醇 3 激酶（PI–3K）的表达水平。认为山药多糖对 2 型糖尿病大鼠的治疗作用机制可能与提高糖尿病大鼠肾组织中 InsR、IRS–1、PI–3K 水平，增加组织对胰岛素的敏感性，改善胰岛素信号传导有关。研究发现，山药可以降低 α– 淀粉酶和 α– 葡萄糖苷酶活性；通过保护和修复胰岛 β 细胞，抑制高糖激活的 AR/p-P38MAPK/p-CREB 信号通路，降低腹膜注射四氧嘧啶小鼠的血糖水平。

（四）降血脂作用

除降血糖外，山药还具有降血脂的功效。饲喂 Balb/c 系小鼠 25% 及 50% 的基隆山药后，小鼠胃绒毛厚度减少，小肠绒毛层亮氨酸氨肽酶活性增加了 30%，而蔗糖酶活性降低了 40%；持续饲喂 50% 山药可影响血浆及肝脏中的胆固醇分布。与正常进食小鼠相比，饲喂山药的小鼠生长率不变，但蛋白吸收率有所降低。饲喂 25% 的山药能降低小鼠血浆中的低密度脂蛋白含量。喂食台农二号山药后，小鼠小肠绒毛层亮氨酸氨肽酶活性上升，蔗糖酶活性下降。饲喂 5% 台农山药可调节小鼠肠道酶活性，但不影响血浆及胆固醇水平。而饲喂 50% 山药可调节小鼠血浆及胆固醇水平，减少脂肪吸收，增加排泄物中的中性甾类和胆汁酸。山药中的淀粉能降低高血脂大鼠血清中的胆固醇、甘油三酯和低密度脂蛋白胆固醇水平。

（五）改善消化功能

山药是补中益气的中药，对消化系统功能有显著调节作用。通过脾虚模型小鼠的胃肠功能实验，对不同极性部位的山药水煎液进行了药效筛选。结果显示，在抑制脾虚小鼠胃排空方面，麸炒山药水提液的二氯甲烷萃取部位较生品更具药理作用；在抑制脾虚小鼠肠推进功能方面，麸炒山药水提液的二氯甲烷及正丁醇萃取部位较生品均表现出更强的药理效果。

（六）抗肿瘤作用

山药的抗肿瘤与抗突变作用研究正成为当前研究的热点。山药多糖能够通过多种方式发挥抗肿瘤作用，包括增强免疫力、抑制肿瘤血管形成及诱导细胞凋亡等。研究显示，150mg/kg 或以上剂量的山药多糖 RDPS-Ⅰ对小鼠 B16 黑色素瘤和 Lewis 肺癌具有显著的抑制作用。另外，Miyazawa 等研究者从日本薯蓣的甲醇提取物中成功分离出（+）-Eudesmol 和 Paeonol 两种物质，实验已证实它们具有抗突变活性。值得注意的是，山药皮对小鼠肿瘤的抑制作用相较于去皮部分更为显著。

（七）抗氧化作用·

研究表明，山药具有抗氧化作用。山药多糖能有效降低由维生素 C-NADPH 及 Fe^{2+}——半胱氨酸诱发的微粒体过氧化脂质的含量，同时能清除黄嘌呤 - 黄嘌呤氧化酶体系产生的超氧自由基（O^{2-}）和 Fenton 反应体系产生的羟自由基（-OH）。此外，山药皂苷能提升机体清除自由基的能力，从而防御自由基对机体组织的损害，具有延缓衰老的抗氧化作用。与去皮部分相比，山药皮展现出更强的抗氧化效果。

（八）保肝作用

现有动物药理实验研究证明山药多糖能协调肝器官而达到一定保护作用，可通过调节血糖水平，对蛋白质、脂肪等发挥协同调节作用。山药多糖能够降低小鼠血清中的 ALT 和 AST 活性，同时减少 MDA 含量、增加 GSH 含量及提升 GSH-Px 活性，这表明山药多糖对 BCG 和 LPS 诱导的小鼠免疫性肝损伤具有保护作用。以 0.4g/kg 的山药水提物灌胃给药，可有效降低 CCl_4 致肝损伤模型小鼠的血清 ALT 和 AST 水平，同时提升肝 SOD 活性并降低 MDA 含量。通过 0.05g/kg、0.1g/kg、0.2g/kg 的山药多糖灌胃给药，

可减轻 CCl_4 导致的肝损伤小鼠的炎性反应，进一步降低肝体指数、血清 ALT 和 AST 活性，并提升肝 GSH 活性，同时降低血清和肝中的 MDA 含量。

（九）神经保护作用

体内外实验均表明，山药的氯仿提取物对小鼠和大鼠因记忆损伤而导致的神经组织退化疾病具有神经保护作用。山药多糖能够显著降低脑缺血再灌注损伤模型的 IL-6、IL-1β 和 TNF-α 的水平，减少炎症因子对神经元的损伤。

五、临床应用

（一）治疗消化系统疾病

山药既能滋阴又能利湿，既能滑润又能收涩，可补肺肾脾胃，在滋补药中成为上品。如四君子汤合四逆散，山药易白术，变甘温为甘平，治疗慢性非特异性溃疡性结肠炎。山药、白扁豆、白芍、砂仁等治疗慢性胃炎属脾阴虚，山药配伍太子参、北沙参、陈皮等治疗慢性萎缩性胃炎属脾胃气阴两虚者。

（二）治疗糖尿病

山药多糖具有降血糖的作用，因此在临床上山药常用于治疗糖尿病。采用怀山药、五倍子等中药与西药治疗糖尿病，经过 2～8 个疗程的治疗，198 例患者中绝大多数血糖均低于 7.6mmol/L；尿糖、尿蛋白、酮体降低或转阴的情况总有效率为 98.9%。山药降糖丸治疗糖尿病，临床观察中大多数患者"三多一少"症状及检测指标有所改善，86 例患者中，显效 80 例，总有效率 93.0%。

（三）治疗慢性肾炎、肾病综合征

临床观察发现无比山药丸加减辅助治疗脾肾阳虚型慢性肾小球肾炎具有确切的疗效，有助于延缓肾小球纤维化、硬化进程。运用黄芪山药粥联合穴位贴敷来治疗慢性肾小球肾炎，结果发现穴位贴敷联合黄芪山药粥内服联合应用治疗 3 个月后，总有效率高于单用穴位贴敷、黄芪山药粥内服组联合组肾功能指标 24 小时尿蛋白定量、血尿素氮、血肌酐均较治疗前降低，效果较其他两对照组明显，说明穴位贴敷联合黄芪山药粥内服可有效延缓慢性肾小球肾炎脾肾气虚证患者的肾功能下降，改善脾肾气虚证临床症状，提高临床疗效。

（四）治疗小儿脾疳

小儿脾疳宜健脾和胃，消疳化积，益气健脾。通过数据挖掘发现治疗小儿疳证配伍意义较强的食物有白扁豆与山药，粳米、白扁豆与山药，茯苓与山药，说明山药在治疗小儿疳证方面发挥着重要作用。

六、展望

山药在日常生活中扮演着重要的角色，是药食同源植物，具有很高的营养及药用价值。山药的成分丰富，药理作用广泛且毒副作用小，目前，山药药理活性主要以山药水煎剂或活性物质的粗提物作为研究材料，其作用机制尚不清楚。因此，可以从优化山药成分的提取条件入手，分离并鉴定山药单体成分的化学结构，并通过现代药理实验，进一步确定其药理作用及其作用靶点，有助于山药的进一步开发应用。

主要参考文献

[1] 国家药典委员会.中华人民共和国药典：2020年版一部［S］.北京：中国医药科技出版社，2020.

[2] 李朋月，景永帅，庞心悦，等.山药的加工及炮制研究进展［J］.亚太传统医药，2022，18（6）：202-206.

[3] 唐晓红.山药炮制的现状及药理作用分析［J］.光明中医，2021，36（16）：2830-2832.

[4] 苏韦，陈鸿鹏.山药多糖对葡聚糖硫酸钠诱导小鼠溃疡性结肠炎的改善作用［J］.食品与机械，2024，40（6）：158-163.

[5] 杨雁，孙羽灵，孙建梅，等.山药活性成分药理作用研究进展［J］.中国野生植物资源，2022，41（12）：55-60.

[6] Li M, Chen L, Chen S, et al. Non-starchpolysaccharide from Chinese yam activated RAW 64.7macrophages throughthe Toll-like receptor 4（TLR4）-NF-κB signaling pathway［J］. J.Funct.Foods, 2017, 37: 491-500.

[7] 李哲，陈斐斐，韩小康，等.山药多糖关节腔注射对兔膝关节骨性关节炎炎症因子及关节软骨代谢的影响［J］.中国实验方剂学杂志，2021，27（23）：88-96.

[8] 龚菲菲.山药活性成分及营养功能研究进展［J］.工业微生物，2024，54（1）：107-109.

[9] 张敏，崔景霞，李华.山药营养成分研究进展［J］.食品安全导刊，2023，（32）：121-123.

[10] 胡乃华.一种新型山药多糖对HFD和STZ诱导的糖尿病C57BL/6小鼠血糖的影响［J］.天然产物研究与开发，2022，34（4）：569.

[11] 李梅兰，滕晓勤，罗艳冬，等.山药和绞股蓝及其配伍降血糖作用的实验研究［J］.微量元素与健康研究，2022，39（3）：1-3.

[12] 赵赛蕾, 丁侃, 胡玉龙, 等. 山药多糖生物活性及构效关系研究进展 [J]. 粮食与油脂, 2023, 36 (5): 29-33, 39.

[13] 刘昕玥, 王凤忠, 郑涵文, 等. 山药多糖对地塞米松诱导 IR-3T3-L1 脂肪细胞的降血糖作用及机制研究 [J]. 中国比较医学杂志, 2024, 34 (4): 73-83.

[14] 朱娇娇, 周安健, 丁怡, 等. 3 种天然植物多糖的抗氧化与降血糖活性研究 [J]. 粮食与油脂, 2018, 31 (8): 96-100.

[15] 高子涵, 李瑞芳, 吕行直, 等. 山药多糖对糖尿病肾病小鼠肾功能和醛糖还原酶通路的影响 [J]. 中药材, 2019, 42 (3): 643-646.

[16] 崔艺钒, 张璐佳, 丰宇, 等. 山药活性成分及营养功能研究进展 [J]. 中国食品学报, 2022, 22 (7): 372-383.

[17] 潘景芝, 孟庆龙, 崔文玉, 等. 山药功能性成分及药理作用研究进展 [J]. 食品工业科技, 2023, 44 (1): 420-428.

[18] 计文龙. 基于药食同源理念的中医药日常保健 [J]. 赤峰学院学报 (自然科学版), 2024, 40 (6): 12-14.

[19] 黄琴, 冀晓龙, 闫溢哲, 等. 不同品种山药淀粉理化特征及消化性能研究 [J]. 食品科技, 2021, 46 (10): 227-233.

[20] 李浩. 吃山药补脾健胃 [J]. 家庭医药 (就医选药), 2022, (2): 81.

[21] 曲天琦, 于永铎, 陈萌, 等. 张锡纯治便秘学术思想探析 [J]. 实用中医内科杂志, 2022, 36 (3): 111-113.

[22] 郑华山, 陈成辉, 蔡亲平, 等. 山药多糖通过 miR-98-5p/TGFβR1 分子轴调控肝癌细胞凋亡的机制研究 [J]. 中华普通外科学文献 (电子版), 2021, 15 (1): 11-17.

[23] 孙浩, 李宏峰, 宋林, 等. 山药提取物联合树突细胞 - 细胞因子诱导的杀伤细胞对荷 MDA-MB-231 乳腺癌干细胞瘤裸鼠的治疗作用研究 [J]. 现代药物与临床, 2020, 35 (12): 2312-2316.

[24] 赵小亮, 龙则宇, 鲁雲, 等. 山药中部分活性物质的功效研究与应用进展 [J]. 浙江农业学报, 2024, 36 (4): 920-931.

[25] 王珺, 徐俊杰. 山药多糖的组成及其药理作用的研究进展 [J]. 吉林医药学院学报, 2018, 39 (4): 304-306.

[26] 马传贵, 张志秀, 沈亮, 等. 山药多糖药理作用及提取技术研究进展 [J]. 蔬菜, 2024, (7): 22-27.

[27] 姜蕾蕾, 冯佳宝, 刘颖, 等. 山药总蛋白对高糖诱导的人脐静脉内皮细胞氧化应激的保护作用及机制研究 [J]. 食品工业科技, 2024, 45 (11): 307-315.

[28] 梁杉, 王琨, 刘佩瑶, 等. 山药多糖结构、生物活性及其机制研究进展 [J]. 食品科学, 2022, 43 (23): 296-304.

[29] 刘文全, 罗怡, 朱守虎, 等. 山药总黄酮的提取及抗氧化活性研究 [J]. 农产品

加工，2021，（12）：9-12，15.

[30] 陈建双，李佳欣，杨洋，等.山药水提物提取工艺优化及抗氧化活性分析［J］.粮食与油脂，2021，34（6）：155-159.

[31] 陈丽叶，常希光，冯晓光，等.山药多糖的体外抗氧化活性［J］.食品科学，2021，42（19）：122-128.

[32] 路晨月，师鑫潮，高建亭，等.山药多糖对犊牛免疫功能、抗氧化能力及肠道菌群的影响［J］.饲料研究，2024，47（4）：1-6.

[33] 钟文婷，董雨荷，谭伟健，等.山药多糖药理作用的研究进展及其应用展望［J］.食品安全导刊，2021，（19）：126-127，129.

[34] 李朋月，景永帅，吴兰芳，等.山药多糖对脑缺血再灌注损伤的保护作用机制［J］.中国药理学与毒理学杂志，2021，35（9）：675-676.

[35] 邱莎，赵林华，谭蓉，等.山药临床应用及其用量［J］.吉林中医药，2019，39（7）：865-869.

[36] 刘伯洋.祁山药［J］.河北农业，2024，（7）：98.

[37] 衣芳亮.无比山药丸加减辅助治疗脾肾阳虚型慢性肾小球肾炎的临床观察［J］.中国医药指南，2021，19（34）：110-112.

[38] 陆雅君，饶容丽，卢冰，等.黄芪山药粥联合穴位贴敷治疗慢性肾小球肾炎脾肾气虚证的疗效观察［J］.中国中医药科技，2023，30（1）：98-100.

[39] 杨相国.治小儿脾疳方［J］.农村百事通，2019，（13）：52.

[40] 朱本浩.小儿厌食食疗法［J］.家庭医学，2023，（10）：53.

[41] 余小瑜.基于关联规则挖掘技术探讨小儿疳证食疗方调治规律［J］.福建中医药，2023，54（10）：37-39.

[42] 汪淑琴，姜永红.药食作引，打开厌食小儿的味蕾［J］.中医健康养生，2024，10（7）：74-76.

第
十
三
章

太子参

太子参，属石竹科植物孩儿参 *Pseudostellaria heterophylla*（Miq.）Pax ex Pax ethoffm. 的干燥块根，广泛分布于全国各地，尤其以福建、江苏、贵州、安徽等地为主产区。此中药有益气健脾、生津润肺之良效。太子参与人参相似，但药性和缓，以清补见称。在中医临床中，常用于治疗脾虚体倦、食欲不振、病后虚弱、气阴亏虚、自汗口渴、肺燥干咳等症状，特别是治疗小儿脾虚食欲不佳的首选药物。太子参含有环肽、皂苷、甾醇、油脂、挥发油、氨基酸、磷脂、脂肪酸及微量元素等多种化学成分。现代药理学研究显示，太子参具有保护心肌、增强免疫、抗应激、调控血糖及止咳等多重功效，并在心绞痛、心力衰竭、淋巴结核、肝炎、继发性再生障碍贫血和白细胞减少症的治疗中表现出良好疗效。太子参因其独特的药用价值和保健功能而广受认可，尤其在非典和甲流疫情期间，被国家中医药管理局列为首选预防药物。此外，太子参不仅在临床上应用广泛，还是复方太子参口服液、复方太子参止咳益气散、健胃消食片等多种中药制剂的重要成分。

一、植物资源

太子参，多年生草本植物，株高介于 10～20cm。其根众多，肉质且形状如纺锤，须根不密集，表面布有细皱纹与凹下的须根痕迹，根头部呈钝圆形，常带有残留的茎痕，而下端则逐渐细化，形似鼠尾。其质地脆弱，易折断，断面显得较为平坦，外围呈现淡黄棕色，中央则为淡黄白色，具有角质般的触感，气味微弱，略带甘味。其叶对生，几乎无叶柄，上部的叶子形态偏长卵形，而下部叶则呈倒披针形。

野生太子参广泛分布于福建、江苏、安徽、湖南、湖北、山东、黑龙江、辽宁、内蒙古、河北、河南、四川和西藏等多地。此外，日本和朝鲜也有其分布。它们多生长在海拔 800～2700 米的高地，偏爱阴冷、潮湿且遮光的枯叶层环境。直到 20 世纪 70 年代，市场上的太子参还主要以野生采集为主，但随后逐渐转变为以人工栽培为主导。现今，福建、江苏、安徽和山东四省是太子参商品的主要产地，其栽培历程已逾百年。随着技术的推广和规范化种植，如贵州施秉等地也已展开了太子参的大规模种植。

二、炮制加工

太子参主要的炮制方法为搞糟发，且不同干燥方式对太子参品质有影响，为制定太子参产地加工规范提供依据。采用阴干、晒干、微波真空干燥、远红外干燥、50℃热风干燥、60℃热风干燥等 13 种方式对太子参新鲜块根进行干燥，测定不同干燥方式太子参的水分、粗多糖、总皂苷、太子参环肽 B 及浸出物含量，并应用层次分析对数据进行综合评价后得出：阴干及热风干燥的粗多糖含量较高，蒸制后干燥、微波处理的总皂苷含量较高，阴干、蒸制后干燥及微波处理的太子参环肽 B 含量较高，蒸制后干燥的浸出物含量较高；微波干燥的效率最高，但品相较差；阴干的质量综合评分最高，但水分最多，干燥速率最低；80℃热风干燥的中药水分最少，但生产成本较高。可见，综合中药生产成本、操作方便性、干燥效率、中药性状及品质，建议采收期降雨量大、空气湿度高的地区，太子参产地干燥以 60℃热风干燥为宜；采收期降雨量小、空气湿度低的地区，太子参产地干燥以晒干为宜。

三、化学成分

对太子参化学成分的系统研究，自 20 世纪 90 年代以来已渐趋全面和系统化。已报道的化学成分涵盖环肽类、挥发油、多糖、皂苷、脂肪酸、磷脂、氨基酸及微量元素等。

（一）环肽类

太子参中的环肽，由不同数量的氨基酸环化而成，是其次生代谢产物中的重要成分。目前从太子参中分离出的 16 种环肽化合物分别为：Heterophyllin A（太子参环肽A）、Heterophyllin B（太子参环肽 B）、Heterophyllin C（太子参环肽 C）、Heterophyllin D（太子参环肽 D）、Heterophyllin E（太子参环肽 E）、Heterophyllin F（太子参环肽 F）、Heterophyllin G（太子参环肽 G）、Heterophyllin H（太子参环肽 H）、Pseudostellarin A、Pseudostellarin B、Pseudostellarin C、Pseudostellarin D、Pseudostellarin E、Pseudostellarin F、Pseudostellarin G、Pseudostellarin H。部分结构式如图 13-1 所示。

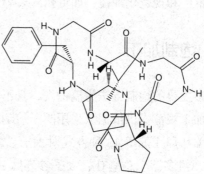

Pseudostellarin A

Pseudostellarin B

Pseudostellarin C

Pseudostellarin D

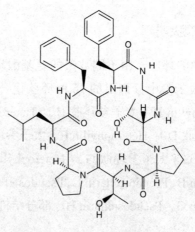

Pseudostellarin E

Pseudostellarin H

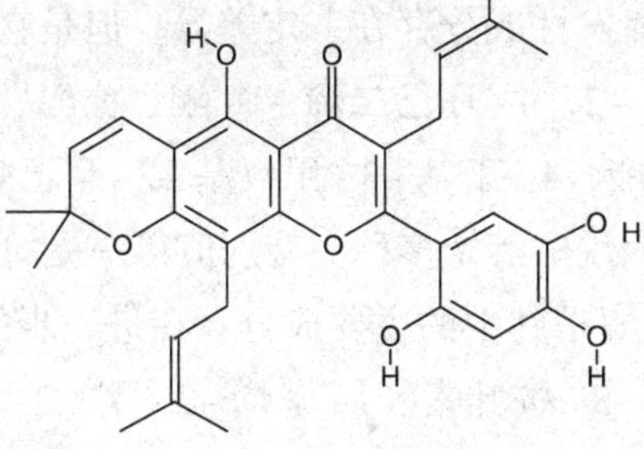

Heterophyllin A

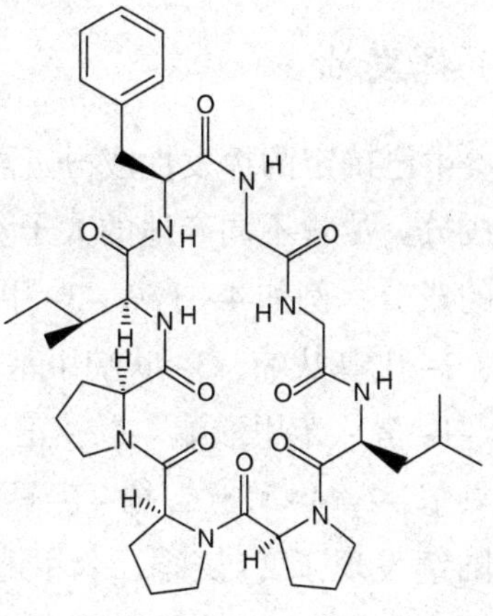

Heterophyllin B

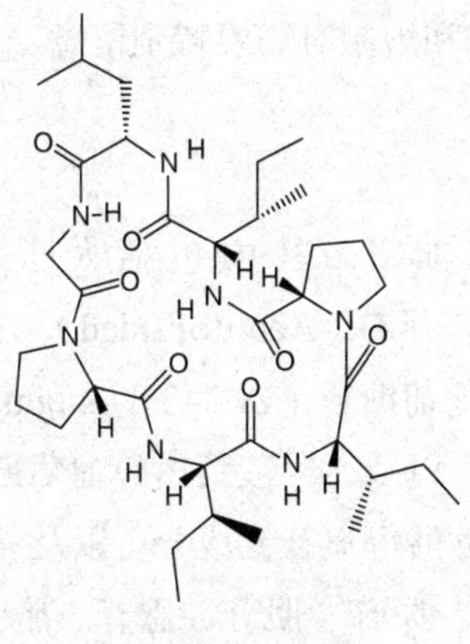

Heterophyllin C

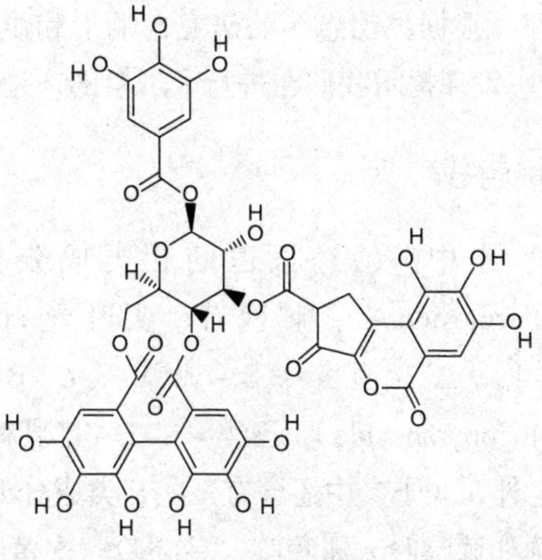

Heterophyllin E

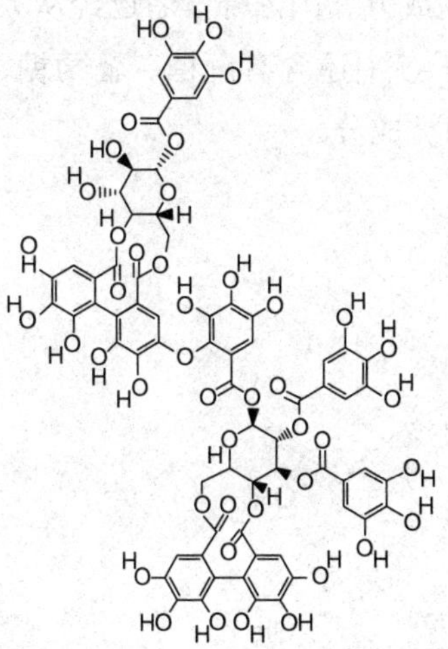

Heterophyllin F

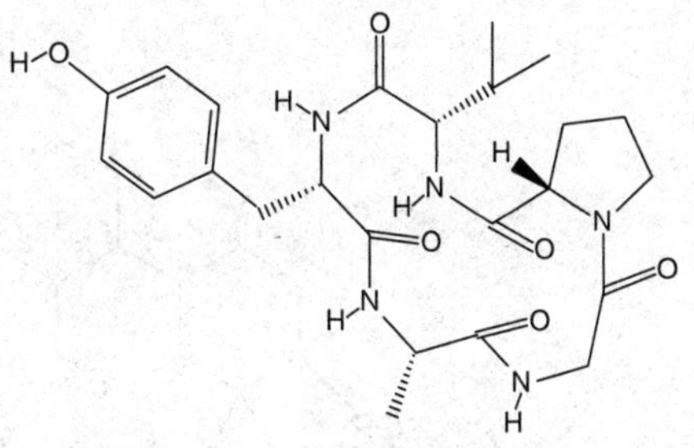

Heterophyllin J

图 13-1　太子参环肽结构图（Pseudostellarin 型和 Heterophyllin 型）

（二）挥发油

太子参中已确定的挥发性成分近八十种，这些化合物均可以作为衡量太子参挥发性的指标成分。尽管不同产地的太子参中挥发性成分存在一定差异，但是它们都含有一些共同的成分，例如 4- 丁基 -3- 甲氧基 -2，4- 环己二烯 -1- 酮、糠醇、吡咯、己醛、糠醛、2- 戊基呋喃、3- 呋喃甲基乙酸酯、4- 丁基 -3- 甲氧基 -2- 环己烯 -1- 酮、2- 环己烯 -1- 醇 - 苯甲酸酯，以及正 - 十六烷酸等十多种。特别值得一提的是，4- 丁基 -3- 甲氧基 -2，4- 环己二烯 -1- 酮和糠醇是其中的主要成分。在进一步的研究中，学者们还陆续发现了 2- 庚酮、苯甲醛、1，8- 桉叶素、1- 辛烯 -2- 酮、2- 壬酮、L- 芳樟醇、松油 -4- 醇、松金娘烯醛、Z- 柠檬醛、E- 柠檬醛、土臭素、丹皮酚、棕榈酸、2- 乙己基异丁烯酸酯、乙酸乙酯，以及 2-（2- 四呋喃）甲基四氢化吡喃等多种挥发性成分。此外，根据吴锦忠等的研究，晒干和烘干的太子参挥发油得率分别为 0.28% 和 0.13%，这一发现提示我们在进行太子参的产地加工和炮制时需要特别留意。

（三）皂苷

在太子参中，已经报道的苷类成分相当丰富，其中包括太子参皂苷 A（Pseudostellarinoside A）、刺槐苷、尖叶丝石竹皂苷 D（Acutifolisided）、胡萝卜苷（Daucosterol）、△ 7- 豆甾 -3 β - 烯醇 -3-O- β -D 葡萄糖苷（△ 7-3 β -stigmastenol-3-O- β -D-glucopyranoside）、乙醇 - α -D- 半乳糖苷，以及 α - 菠菜甾醇葡萄糖苷等化合物。除此之外，太子参中还含有一些苷类成分如乌苏酸等皂苷元成分，以及一系列核苷类成分，例如腺嘌呤、尿嘧啶、鸟嘌呤、次黄嘌呤、尿苷、肌苷、腺苷、胞苷、鸟苷、胸苷、2′ - 脱氧肌苷、2′ - 脱氧鸟苷，以及 2′ - 脱氧胞苷等，这些成分均可在太子参中被检测出。太子参多糖是太子参中的一种重要活性成分，国内外学者已经从太子参中药中成功分离出多糖 PHP-A 和 PHP-B。此外，太子参中还含有蔗糖、葡萄糖、麦芽糖、果糖、淀粉、α - 曲二糖，以及 α - 槐糖等其他糖类成分。

太子参皂苷 A 结构图见图 13-2。

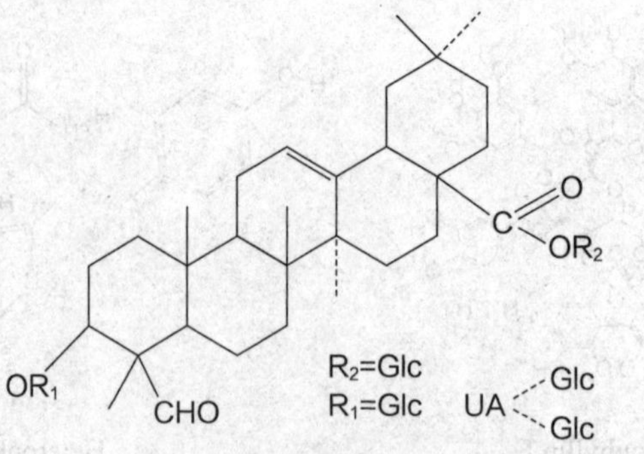

图 13-2　太子参皂苷 A 结构图

（四）脂肪酸

太子参中所含的脂肪酸类成分相当丰富，主要包括棕榈酸、山嵛酸、亚油酸、十八碳酸，以及二十四碳酸等。此外，太子参中还包含了一系列磷脂类成分，如磷脂酰丝氨酸、磷脂酰甘油、磷脂酰乙醇胺等，它们在生物体内发挥着重要的生理功能。另一类重要的油脂类成分也不容忽视，如三棕榈酸甘油酯、棕榈酸三十二醇酯等，这些化合物对太子参的药理作用具有重要影响。

（五）氨基酸

太子参中氨基酸的种类繁多，含量丰富。它包含了人体必需的八种氨基酸，如缬氨酸、亮氨酸等，以及精氨酸、组氨酸等半必需氨基酸。特别值得一提的是，太子参中精氨酸、谷氨酸、天冬氨酸的含量相对较高。这些氨基酸在人体内发挥着至关重要的作用，是构成蛋白质的基本单元，同时也是合成多种生物活性物质的重要原料。韩邦兴、安坤等学者的研究表明，安徽宣城产太子参的氨基酸总含量位居前列，而福建产太子参则紧随其后。

（六）微量元素

太子参中蕴含着众多微量元素，这些元素虽然含量微小，但对人体健康却有着不可忽视的影响。曾艳萍等的研究揭示，太子参中富含 Fe、Cu、Zn、Cr、Mn 等体必需的微量元素，其中 Fe、Cu、Co、Zn、Mn 的含量尤为丰富。这些微量元素在人体内发挥着重要的生理功能，如 Zn、Mn 对于改善乏力、增强免疫功能，以及促进小儿食欲具有显著疗效；Mn 还能促进抗毒素的合成，从而提高机体的抗病能力，这与太子参的滋补强壮功效不谋而合。此外，Fe 和 Co 的补血作用也可能与太子参的补气功能密切相关。林茂等对不同产地太子参中微量元素的研究还发现，贵州施秉产太子参在 Fe、Mn、Mg、Ca、Co 等元素的含量上表现出明显优势，而福建柘荣产太子参则在 Zn 和 Se 含量上领先，浙江磐安产太子参的 Cu 含量最高。这些差异不仅体现了太子参产地的独特性，也为消费者在选择太子参时提供了有益的参考。

四、药理作用

（一）抗应激、抗疲劳作用

高月娟等研究证实，太子参水煎液能显著延长小鼠游泳时间，增强小鼠在缺氧、高温环境下的存活能力，并提高小鼠在低温环境下的存活率。黎明的实验表明，太子参具有出色的抗疲劳、抗应激效用。其水提物、75% 醇提物、皂苷及太子参多糖等均可显著提升小鼠负重游泳的时长，即强化其抗疲劳能力。太子参多糖及总皂苷等成分则能有效提高人体对低温的抵抗力。刘训红等研究也显示太子参多糖对小鼠的抗疲劳、耐缺氧、耐低温等性能有显著影响。秦汝兰通过超声提取获得的太子参粗多糖，经试验证明对小鼠具有显著的抗疲劳效果，且该效果与剂量成正比。

（二）免疫增强作用

刘训红等的研究揭示，太子参多糖能增加小鼠免疫器官的重量，激活小鼠网状内皮系统的吞噬功能，并提高小鼠血清中溶血素的含量，从而显著增强免疫功能。蔡晶等的实验进一步证实，太子参多糖提取物能明显增加小鼠脾脏和胸腺的重量，同时不同程度地提升 CD_3、CD_4、CD_4/CD_8 的比值，降低 CD_8，对抑制性 T 细胞有抑制作用，对辅助性 T 细胞有增强作用，表明太子参多糖对机体免疫功能具有一定的调节作用。夏伦祝等通过给四氧嘧啶造模的小鼠注射太子参多糖，发现小鼠体重下降速度减缓，体内甘油三酯和总胆固醇水平也随之降低，进一步印证了上述理论。

（三）改善心肌梗死所致的慢性心衰

国内外学者已系统研究了太子参在保护心肌功能方面的作用。研究证实，太子参水提液对大鼠急性心肌梗死后的慢性心衰具有显著保护作用。其作用机制可能包括：①抑制基质金属蛋白酶（matrix metalloproteinases，MMP）的表达，有助于改善心肌纤维化，从而增强心功能。②降低白细胞介素和肿瘤坏死因子 α（TNF-α）水平，即影响细胞因子。③改善心肌组织的氧化应激状态，提高抗氧化能力，同时降低丙二醛含量。④抑制 iNOS 的表达与活力。徐立等研究表明，太子参多糖能显著提高 LPS 诱导的心肌细胞损伤后的 MSDH 活力，降低 LDH 外漏率及台盼蓝染色率，提高 cNOS 表达，降低 eNOS 表达与 NO 含量，显示其对心肌细胞具有保护作用，且与 NOS 的分型表达相关。吴灵群等的实验显示，太子参水提物可抗心梗大鼠心肌缺血，减少缺血面积，抑制心脏肥大，并促进缺氧血管内皮细胞增殖、迁移及小管形成，可能与促进 CD31 表达有关。

（四）降血糖和降血脂作用

太子参具有降血糖作用。倪受东等通过四氧嘧啶致糖尿病小鼠模型实验，发现太子参多糖能减缓体重下降，降低空腹血糖指数，增加肝糖原含量及免疫器官指数，对糖尿病小鼠有明显疗效，但机制非直接影响胰岛素水平。此外，夏伦祝等研究还发现太子参多糖能有效降低 TG 和 TC 水平，改善脂质代谢紊乱，降低血脂。曹莉等实验表明，太子参水提物对 STZ 诱导的糖尿病小鼠有明显降血糖作用，显著改善胰岛素敏感性，效果优于绞股蓝和泽泻水提物。

（五）抗氧化作用

有研究证实，太子参醇提物能降低自然衰老大鼠模型血清、肾、肝组织中的丙二醛

（MDA）水平，同时提高超氧化物歧化酶（SOD）及谷胱甘肽过氧化酶（GSH-PX）的活力。这一结果证明了太子参醇提物具有显著的氧自由基清除及抗脂质过氧化作用。通过对比太子参不同提取物的体外抗氧化活性，发现各提取物均能清除 1, 1- 二苯基 -2- 三硝基苯肼（DPPH）羟自由基、超氧阴离子自由基，并展现出总抗氧化活力。此外，它们还具有抑制亚油酸氧化及 H_2O_2 诱导的血细胞溶血活性等抗脂质过氧化活性，其中皂苷粗提物的活性最为突出。张振明等的研究进一步证实了太子参醇提物的抗氧化活性及其机制，它能有效抑制 Fe^{2+}+ 抗坏血酸诱导的大鼠心、肝、肾 MDA 的生成，并能抑制酵母多糖 A 刺激大鼠中性粒细胞生成 O^{2-} 及红细胞氧化溶血，这表明太子参醇提物通过清除 HO、O^{2-} 及 H_2O_2 来发挥其抗氧化作用。另有实验显示，太子参水提物也能在一定程度上对抗肾组织中丙二醛的升高，并抑制超氧化物歧化酶及谷胱甘肽过氧化物酶活力的下降。

（六）改善记忆障碍

太子参多糖被证实对东莨菪碱导致的小鼠记忆获得障碍具有改善作用。李志华等通过跳台实验测定了正常小鼠和记忆获得障碍小鼠的学习和记忆能力。结果显示，高剂量的太子参多糖显著降低了记忆障碍小鼠受电击后的错误反应次数，明显改善了东莨菪碱所致的小鼠记忆障碍。进一步通过分光光度法测定小鼠脑组织中 GSH-PX、SOD 活性和 MDA 含量发现，太子参多糖能显著抑制小鼠脑组织 MDA 的生成，并提高 GS-PX 和 SOD 的酶活力。

此外，太子参还具有延缓肾小球硬化、治疗急慢性肝炎和止咳等多重药理作用。

五、临床应用

通过总结古医籍及现代医家临床应用太子参及其用量经验，得出汤剂中太子参临床用量范围为 6~45g，常用剂量为 10~30g，丸剂用量为 0.9g。根据疾病、证型、症状寻求最佳用量，如养阴生津治疗冠心病、心肌炎、心律失常、糖尿病、甲状腺功能亢进、顽固性失眠时，汤剂为 10~30g，丸剂为 0.9g；益气健脾治疗慢性胃炎、肝硬化、贫血、经期延长、哮喘、干燥综合征时为 6~45g。根据疾病、证型及症状，配伍相应中药，如养阴生津常配伍麦冬、五味子等；益气健脾常配伍茯苓、白术、黄芪。

六、展望

太子参种植与种质资源研究、太子参病虫害及其防治技术、太子参药理功能与组分试验研究，并对各个区域内容进行了探寻和分析。综上所述，当前国内太子参领域研究逐渐趋于成熟，但该领域仍存在短板，需要克服、丰富和拓展，据此笔者结合本研究分析结果针对国内太子参领域未来工作提出六点初步展望或建议：一是大力推广太子参规范化种植与促进实现太子参来源明确的原料及其产品生产加工的标准化；二是建立太子参良种繁育体系，扶植太子参种质植物工厂，积极应对和攻克太子参种质退化、病毒化和品种特性丧失等难题，并培育新品种；三是自主创新开发太子参种植监控系统，进一步实现太子参种植全程的可视化和信息可追溯化，利于实时采集捕获太子参种植全程的信息数据，为未来太子参大数据应用奠定基础；四是积极实现太子参道地绿色种植，进一步保障太子参原料源头质量，创建太子参生态种植模式，肥药减施替代，探索有机肥、缓释肥与微生态菌肥的种植应用；五是加强校企产学研合作及其学术氛围营造，注重太子参及其他附属基质资源的开发与应用，尤其涉及新制剂、国家级新药、新兽药和新饲料添加剂等，进一步延伸太子参产业链条；六是强化太子参在国内及其国外的品牌推广，并深入挖掘太子参领域内知识产权，积极提升太子参的核心竞争力。

主要参考文献

[1] 国家药典委员会. 中华人民共和国药典（二部）[S]. 北京：中国医药科技出版社，2015.

[2] 康传志，周涛，郭兰萍，等. 全国栽培太子参生态适宜性区划分析 [J]. 生态学报，2016，36（10）：2934-2944.

[3] 王奕霖，卢慧蕴，丰心月，等. 太子参化学成分及生物活性研究进展 [J]. 食品安全质量检测学报，2024，15（7）：122-132.

[4] Tan N.H., Zhou J., Chen C.X., et al. Cyclopeptide from the roots of Pseudostellaria hetetophylla [J]. *Phytochemistry*，1993，32（5）：1327-1330.

[5] 刘洋，欧小宏，胡艺镨，等. 硝态氮对太子参生长与环肽B含量的影响 [J]. 北方园艺，2024，（7）：104-111.

[6] Moritah., Kayashita T., Kobatah., et al. Pseudostellarins A-C, new tyrosinase inhibitory cyclic peptides from Pseudostellaria heterophylla [J]. *Tetrahedron*，1994，50（23）：6797-6804.

[7] Moritah., Kayashita T., Kobatah., et al. Pseudostellarinsd F, new tyrosinase inhibitory cyclic peptides from Pseudostellaria heterophylla [J]. *Tetrahedron*，1994，50（33）：9975-9982.

[8] Moritah., Kobatah., Takeya K., et al. Pseudostellarin G., a new tyrosinase inhibitory cyclic octapeptide from Pseudostellaria heterophylla[J]. *Tetrahedron.Lett.*，1994，35（35）：3-4.

[9] Moritah., Kayashita T., Takeya K., et al. Cyclic peptides from higher plants, part 15 Pseudostellarinh, a new cyclic octapeptide from Pseudostellaria heterophylla [J]. *J.Nat. Prod.*，1995，58（94）：3-7.

［10］侯娅，马阳，邹思丽，等.基于超高效液相－串联四级杆飞行时间高分辨质谱技术分析不同种源太子参的化学成分的差异［J］.中国药学杂志，2015，50（13）：1104-1110.

［11］倪建成，范永飞，叶祖云.太子参化学成分、药理作用和应用的研究进展［J］.中草药，2023，54（6）：1963-1977.

［12］宋叶，林东，梅全喜，等.太子参化学成分及药理作用研究进展［J］.中国药师，2019，22（8）：1506-1510.

［13］刘迅红，阚疏铭，王玉玺.太子参多糖的研究［J］.中草药，1993，24（3）：119-121.

［14］Chen J., Pang W., Shi W., et al. Structural elucidation of a novel polysaccharide from Pseudostellaria heterophylla and stimulating glucose uptake in cells and distributing in rats by oral［J］. *Molecules*, 2016, 21（9）: 1233.

［15］Chen J., Pang W., Kan Y., et al. Structure of a pectic polysaccharide from Pseudostellaria heterophylla and stimulating insulin secretion of INS-1 cell and distributing in rats by oral［J］. *Int.J.Biol.Macromol.*, 2018, 1（6）: 456-463.

［16］李仕海，刘训红.江苏地产太子参中氨基酸及微量元素的分析［J］.时珍国医国药，2001，12（3）：199-200.

［17］张春丽，徐国波，刘俊，等.太子参化学成分研究［J］.天然产物研究与开发，2017，29（7）：1132-1135.

［18］李传厚，王瑞.太子参化学成分的研究进展［J］.山东医学高等专科学校学报，2017，39（3）：229-231.

［19］秦民坚，余永邦，黄文哲，等.江苏栽培太子参的化学成分研究［J］.现代中药研究与实践，2005，19（1）：38-40.

［20］孔钰婷，何丹，安风平，等.太子参活性成分及利用研究进展［J］.粮食科技与经济，2019，44（10）：110-113.

［21］杨昌贵，江维克，周涛，等.不同种源太子参中的多糖和氨基酸含量的比较研究［J］.中国现代医药，2016，6（1）：32-37.

［22］褚书豪，汪小彩，冯良.太子参化学成分与其药理作用研究［J］.光明中医，2016，1（7）：1047-1048.

［23］滕力庆，周涛，王晓，等.太子参化学成分及其药理作用研究进展［J］.食品与药品，2021，23（1）：73-79.

［24］林文津，徐榕青，张亚敏.超临界CO_2萃取与水蒸气蒸馏法提取太子参挥发油化学成分气质联用研究［J］.药物分析杂志，2011，31（7）：1300-1303.

［25］杨俊，王德群，姚勇，等.野生太子参生物学特性的观察［J］.中药材，2011，34（9）：1323-1328.

［26］马阳，侯娅，邹立思，等.不同种质太子参的成分分析［J］.中华中医药杂志，

2015, 30（6）: 2149-2152.

[27] Yang Q., Cai X., Huang M., et al. Immunomodulatory effects of Pseudostellaria heterophylla peptide on spleen lymphocytes via aCa^{2+}/CaN/NFATc1/IFN-gamma pathway [J]. *Food Funct.*, 2019, 10: 3466-3476.

[28] 刘训红, 陈彬, 王玉玺. 太子参总皂苷药理作用的初步研究 [J]. 江苏药学与临床研究, 2000,（3）: 6-8.

[29] Hu J., Pang W., Chen J., et al. Hypoglycemiceffect of polysaccharides with different molecular weight of Pseudostellaria heterophylla [J]. *BMC Complementary Medicine and Therapies*, 2013, 13: 267.

[30] Fang Z.H., Duan X.C., Zhao J.D., et al. Novel polysaccharide h-1-2 from Pseudostellaria heterophylla alleviates type 2diabetesmellitus [J]. *Cell.Physiol. Biochem.*, 2018, 49（3）: 996-1006.

[31] 张伟云, 姚芳华, 王青, 等. 太子参环肽类化合物 Pseudostellarin E 对 3T3-L1 前脂肪细胞分化和葡萄糖吸收的作用 [J]. 时珍国医国药, 2018, 29（5）: 1028-1030.

[32] Ng T.B., Liu F., Wangh.X. The antioxidant effects of aqueousand organic extracts of Panax quinquefolium, Panax notoginseng, Codonopsis pilosula, Pseudostellaria heterophylla and Glehnialittoralis [J]. *J.Ethnopharmacol*, 2004, 93: 285-288.

[33] 孔钰婷, 何洪, 安凤平, 等. 太子参提取物抗氧化能力的比较研究 [J]. 食品研究与开发, 2021, 42（19）: 28-35.

[34] 杨馨, 张金娟, 宛蕾, 等. 太子参抗心肌细胞缺氧/复氧损伤的活性部位筛选及作用机制研究 [J]. 中国药房, 2018, 29（14）: 1958-1964.

[35] 肖婷婷, 彭佼, 陶玲, 等. 基于去甲肾上腺素诱发原代培养心肌细胞损伤保护作用的太子参药效部位研究 [J]. 中国实验方剂学杂志, 2012, 18（5）: 125-128.

[36] Wang Z., Liao S.G., He Y., et al. Protective effects of fractions from Pseudostellaria heterophylla against cobalt chloride-induced hypoxic injury inh9c2 cell [J]. *J.Ethnopharmacol*, 2013, 147: 540-545.

[37] 刘湘湘, 阮君山. 太子参多糖对大鼠心肌缺血的保护作用 [J]. 中国民族民间医药, 2017, 26（17）: 18-20.

[38] Yang C., You L., Yin X., et al. Heterophyllin B ameliorates lipopolysaccharide-induced inflammation and oxidative stressin RAW 264. 7 macrophages by suppressing the PI3K/Aktpathways [J]. *Molecules*, 2018, 23（4）: 717.

[39] 庞海月, 黄立森, 吴鱟坦, 等. 太子参萃取物抗应激损伤所致炎症反应机制研究 [J]. 药物分析杂志, 2017, 37（9）: 1675-1679.

[40] Rui G., Wei W., Yuliang W., et al. Protective effects of Radix Pseudostellariae extract against retinal laser injury [J]. *Cell.Physiol.Biochem.*, 2014, 33: 1643-1653.

［41］杨晗，阚永军，曾洁．太子参环肽提取物对 LQIS-COPD 大鼠动物模型的干预作用［J］．中国民族民间医药杂志，2019，（1）：25-27.

［42］Choi Y.Y.，Kim M.H.，Ahn K.S.，et al. Immunomodulatory effects of Pseudostellaria heterophylla（Miquel）Pax on regulation of Th₁/Th₂ levels in mice withatopicdermatitis［J］. *Mol.Med.Rep.*，2017，15（2）：649-656.

［43］Hud.J.，Shakerian F.，Zhao J.，et al. Chemistry，pharmacology andanalysis of Pseudostellaria heterophylla：a mini-review［J］. *Chin.Med.*，2019，14：21.

［44］Pang W.，Lin S.，Dai Q.，et al. Antitussive activity of Pseudostellaria heterophylla（Miq.）Pax extracts and improvement in lungfunction via adjustment of multi-cytokine levels［J］. *Molecules*，2011，16：3360-3370.

［45］林泗定．太子参镇咳药效活性研究［D］．福州：福建中医药大学，2011.

［46］Cai X.，Xie X.，Fu N.，et al. Physico-chemical and antifungal properties of a trypsin inhibitor from the roots of Pseudostellaria heterophylla［J］. *Molecules*，2018，23（9）：2388.

［47］Shen Y.，Han C.，Chen J.，et al. Analysis of cyclic peptides in Pseudostellaria heterophylla（Miq.）Pax byhPLC-APCI-MS［J］. *Chromatographia*，2007，66：319-323.

［48］Zhao W.O.，Pang L.，Dong N.，et al. LC-ESI-MS/MS analysis and pharmacokinetics of heterophyllin B，a cyclic octapeptide from Pseudostellaria heterophylla in rat plasma［J］. *Biomed.Chromatogr.*，2015，29：1693-1699.

［49］Han C.，Chen J.，Liu J.，et al. Isolation and purification of Pseudostellarin B（cyclic peptide）from Pseudostellaria heterophylla（Miq.）Pax byhigh-speed counter-current chromatography［J］. *Talanta*，2007，71（2）：801-805.

［50］Wang J.，Li J.，Lih.，et al. HPLC-ES-MSn analysis，fed-batchcultiva-tion enhances bioactive compound biosynthesis and immune-regulative effect of adventitious roots in Pseudostellaria heterophylla［J］. *Appl.Biochem.Biotechnol.*，2015，177：63-75.

［51］Fu X.S.，Zou L.S.，Liu X.H.，et al. Analysis of cyclic peptides in Pseudostellariae Radix by UPLC-ESI-TOF MS/MS［J］. *J.Chin.Mass Spectrom.Soc.*，2013，34（3）：179-184.

［52］Han C.，Chen J.，Liu J.，Wang X.，et al. Analysis of cyclic peptidesin Pseudostellaria heterophylla（Miq.）Pax by high performance liquid chromatographic/electrospray ionization time of flight massspectrometry［J］. *Chin.J.Anal.Chem.*，2006，34：1719-1722.

［53］许冬瑾，段启，林静．不同产地太子参皂苷类成分含量测定［C］．中华中医药学会中药炮制分会．中华中医药学会四大怀药与地道药材研究论坛暨中药炮制分会第二届第五次学术会与第三届会员代表大会论文集．中华中医药学会中药炮制分会，2007，20（7）：228-229.

［54］杨昌贵，江维克，周涛，等.不同种源太子参中多糖和氨基酸含量的比较研究［J］.中国现代中药，2014，16（1）：32-37.

［55］Hua Y., Wang S., Chai C., et al. Quality evaluation of Pseudostellariae radix based on simultaneous determination of multiple bioactive components combined withgrey relationalanalysis［J］. *Molecules*, 2016, 22（1）：13.

［56］Linh., Chen Q., Zhao J., et al. Determination of free aminoacid content in Radix Pseudostellariae using near infrared（NIR）spectroscopy anddifferent multivariate calibrations［J］. *J.Pharm.Biomed.Anal.*, 2009, 50（5）：803-808.

［57］马阳，侯娅，邹立思，等.闽产太子参核苷类成分积累动态的 QTRAP LC-MS/MS 分析［J］.中国新药杂志，2014，23（19）：2325-2330.

［58］Li J., Zhen W., Longd., et al. De Novo sequencing and assemblyanalysis of the Pseudostellaria heterophylla transcriptome［J］. *PLoS One*, 2016, 11（1）：e0164235.

［59］Qin X., Wuh., Chen J., et al. Transcriptome analysis of Pseudostellaria heterophylla in response to the infection of pathogenic *Fusarium oxysporum*［J］. *BMC Plant Biol.*, 2017, 17（1）：155.

［60］Zheng W., Zhou T., Li J., et al. The biosynthesis of heterophyllin B in Pseudostellaria heterophylla from *prePhHB*-encoded precursor［J］. *Front.Plant Sci.*, 2019, 10：1259.

［61］康传志，周涛，江维克，等.我国太子参栽培资源现状及药材品质的探讨［J］.中国现代中药，2014，16（7）：542-545.

［62］林茂兹，陈巧巧，等.太子参连作障碍及其根际土壤尖孢镰刀菌数量变化［J］.云南农业大学学报，2012，27（5）：716-721.

［63］李平，孙越鹏，甄会贤，等.基于 HPLC 多成分定量分析不同产地太子参药材的质量［J］.中草药，2023，54（17）：5734-5741.

［64］丁春花，林培玲，曾建伟，等.太子参块根和参须中多糖及总皂苷的含量测定［J］.2012，22（3）：40-43.

［65］康传志，周涛，郭兰萍，等.太子参商品规格等级标准研究［J］.中国中药杂志，2014，39（15）：2873-2880.

［66］徐荣，江维克，周涛，等.不同加工干燥方法对太子参药材品质的影响［J］.中药材，2018，41（12）：2802.

［67］朱思宇，于同月，朴春丽.太子参的临床应用及用量探究［J］.吉林中医药，2021，41（9）：1230.

［68］许启棉，涂健，陈阿琴，等.基于共词分析的太子参领域研究热点分析及初步展望［J］.农业科技通讯，2020，（3）：141.

第十四章

西洋参

西洋参，隶属五加科人参属，别名西洋人参、洋参、花旗参、广东人参，拉丁学名 *Panax quinquefolium* L.。此中药首次记载于《本草纲目拾遗》，其味甘而微苦，性凉，入心、肺、肾经。主要功效为补气养阴，清热生津，特别适用于气阴亏虚、虚热烦倦、咳喘痰血、内热消渴、口燥咽干等症状。近年来，学者们对西洋参展开了深入研究。在化学成分上，皂苷与挥发油为其核心活性成分；在药理活性方面，西洋参对心血管系统、神经系统、内分泌代谢系统和免疫系统均有显著影响。为系统探讨西洋参的全方位价值，本章特对其植物资源、化学成分及药理活性进行详尽归纳。

一、植物资源

西洋参，隶属于五加科人参属，原产自北美洲（以美国和加拿大为主要分布区）及法国。我国的西洋参均为人工栽培，始于 1948 年，当时由江西庐山植物园自加拿大引入并培育。直至 1975 年，我国才开始有规划地开展大规模的引种与栽培。至 2000 年，我国已形成东北、华北、华中和康滇四大西洋参气候生态栽培区，这些区域主要分布在吉林的长白山地区、辽宁、北京、山东威海的文登地区和陕西等地。

二、炮制加工

西洋参片是本品的常见炮制形式。以生产实际为基础，对西洋参全程生产工艺进行考察，洗润工序选取洗润时间、喷淋时间、软化时间、喷淋用水量 4 个因素设置 3 水平，以切制片型合格率和总皂苷含量为考察指标，采用综合评分法进行正交实验设计，优选洗润最佳条件。结果显示，最佳工艺为洗润 3 小时，喷水间隔 30 分钟，喷水量为药材质量的 4 倍，额定微波频率 2450MHz 软化 50 秒。从而可以认为，采用优选工艺制备的西洋参片成品率及总皂苷含量高，工艺合理。

三、化学成分

（一）皂苷类成分

至今，已从西洋参的茎叶中成功分离、纯化并鉴定出 67 个三萜皂苷类化合物，其详细结构参见表 14-1。

表 14-1　来源于西洋参的皂苷类成分

序号	名称	结构	分子式	分子量
1	人参皂苷 Rb₁		$C_{54}H_{92}O_{23}$	1109
2	人参皂苷 Rb₂		$C_{53}H_{90}O_{22}$	1079
3	人参皂苷 Rb₃		$C_{53}H_{90}O_{22}$	1079

续表

序号	名称	结构	分子式	分子量
4	人参皂苷 Rc		$C_{53}H_{90}O_{22}$	1079
5	人参皂苷 Rd		$C_{48}H_{82}O_{18}$	947
6	人参皂苷 Re		$C_{48}H_{82}O_{18}$	947
7	人参皂苷 Rf		$C_{42}H_{72}O_{14}$	801

续表

序号	名称	结构	分子式	分子量
8	人参皂苷 Rg$_1$		C$_{42}$H$_{72}$O$_{14}$	801
9	20（R）- 人参皂苷 Rg$_2$		C$_{42}$H$_{72}$O$_{13}$	785
10	20（S）- 人参皂苷 Rg$_2$		C$_{42}$H$_{72}$O$_{13}$	785
11	20（R）人参皂苷 Rg$_3$		C$_{42}$H$_{72}$O$_{14}$	785

续表

序号	名称	结构	分子式	分子量
12	20（S）- 人参皂苷 Rg₃		$C_{42}H_{72}O_{13}$	785
13	人参皂苷 Rg₆		$C_{42}H_{70}O_{12}$	767
14	人参皂苷 Rg₈		$C_{42}H_{70}O_{14}$	799
15	20（R）- 人参皂苷 Rh₁		$C_{32}H_{62}O_9$	639
16	20（S）- 人参皂苷 Rh₁		$C_{32}H_{62}O_9$	639

续表

序号	名称	结构	分子式	分子量
17	20（R）- 人参皂苷 Rh_2		$C_{32}H_{62}O_8$	623
18	20（S）- 人参皂苷 Rh_2		$C_{32}H_{62}O_8$	623
19	人参皂苷 Rh_3		$C_{36}H_{60}O_7$	605
20	人参皂苷 Rh_{10}		$C_{30}H_{50}O_8$	539
21	人参皂苷 Ro		$C_{48}H_{76}O_{19}$	957
22	人参皂苷 RAO		$C_{60}H_{102}O_{28}$	1271

续表

序号	名称	结构	分子式	分子量
23	人参皂苷 F_1		$C_{36}H_{62}O_9$	639
24	人参皂苷 F_2		$C_{42}H_{72}O_{13}$	785
25	人参皂苷 F_3		$C_{41}H_{70}O_{13}$	771
26	丙二酸单酰基人参皂苷 Rb_1		$C_{57}H_{94}O_{26}$	1195
27	二丙二酸单酰基人参皂苷 Rb_1		$C_{60}H_{96}O_{29}$	1281

续表

序号	名称	结构	分子式	分子量
28	拟人参皂苷 R_1		$C_{30}H_{50}O_5$	491
29	24（R）- 拟人参皂苷 Rt_5		$C_{36}H_{62}O_{10}$	655
30	24（S）- 拟人参皂苷 Rt_5		$C_{36}H_{62}O_{10}$	655
31	拟人参皂苷 Rt_6		$C_{36}H_{60}O_{10}$	653
32	24（R）- 拟人参皂苷 F_{11}		$C_{42}H_{72}O_{14}$	801

续表

序号	名称	结构	分子式	分子量
33	24（S）- 拟人参皂苷 F_{11}		$C_{42}H_{72}O_{14}$	801
34	西洋参皂苷 F_1		$C_{42}H_{70}O_{13}$	783
35	西洋参皂苷 L_1		$C_{48}H_{80}O_{18}$	945
36	西洋参皂苷 L_2		$C_{48}H_{82}O_{19}$	963
37	西洋参皂苷 L_3		$C_{47}H_{80}O_{18}$	933

序号	名称	结构	分子式	分子量
38	西洋参皂苷 L_9		$C_{42}H_{74}O_{15}$	819
39	西洋参皂苷 L_{10}		$C_{47}H_{80}O_{17}$	917
40	西洋参皂苷 L_{14}		$C_{47}H_{80}O_{17}$	917
41	西洋参皂苷 L_{16}		$C_{54}H_{94}O_{25}$	1143
42	西洋参皂苷 L_{17}		$C_{47}H_{80}O_{18}$	933

续表

序号	名称	结构	分子式	分子量
43	西洋参皂苷 La		$C_{54}H_{92}O_{23}$	1109
44	西洋参皂苷 Lb		$C_{53}H_{88}O_{22}$	1077
45	西洋参皂苷 Lc		$C_{54}H_{92}O_{23}$	1109
46	西洋参皂苷 Le		$C_{48}H_{80}O_{18}$	945

序号	名称	结构	分子式	分子量
47	西洋参皂苷 Rh₁₈		$C_{48}H_{80}O_{18}$	945
48	绞股蓝皂苷 Ⅸ		$C_{47}H_{80}O_{17}$	917
49	绞股蓝皂苷 LXⅨ		$C_{53}H_{90}O_{23}$	1095
50	绞股蓝皂苷 LXXI		$C_{53}H_{90}O_{23}$	1095
51	绞股蓝皂苷 XⅦ		$C_{48}H_{82}O_{18}$	947

续表

序号	名称	结构	分子式	分子量
52	越南参皂苷 R₃		$C_{48}H_{82}O_{17}$	931
53	越南参皂苷 R₈		$C_{48}H_{82}O_{19}$	963
54	三七皂苷 K		$C_{48}H_{82}O_{18}$	947
55	珠子参苷 F₁		$C_{48}H_{82}O_{19}$	963
56	达玛-23-烯-3β，6α，12-β，20s，25-五羟基-3-O-β-D-吡喃木糖基（1-6）-β-D-吡喃葡萄糖基-6-O-β-D-吡喃葡萄糖基-20-O-β-D-吡喃葡萄糖苷		$C_{53}H_{90}O_{24}$	1111

续表

序号	名称	结构	分子式	分子量
57	（3β，12β，24S）–12，24–二羟基–［20-O-α-L-吡喃阿拉伯糖基（1→6）-β-D-吡喃葡萄糖基］达玛烷–25–烯–3-O-β-D-吡喃葡萄糖基（1→2）β-D-吡喃葡萄糖苷		$C_{53}H_{90}O_{23}$	1095
58	Floralquinquenoside A		$C_{36}H_{62}O_{11}$	671
59	Floralquinquenoside B		$C_{42}H_{72}O_{15}$	817
60	Floralquinquenoside C		$C_{42}H_{72}O_{15}$	817
61	Floralquinquenoside D		$C_{42}H_{72}O_{15}$	817

续表

序号	名称	结构	分子式	分子量
62	Floralquinquenoside E		$C_{53}H_{90}O_{22}$	1079
63	Quinquenoside Ⅰ		$C_{52}H_{86}O_{19}$	1015
64	Quinquenoside Ⅱ		$C_{62}H_{104}O_{24}$	1233
65	Quinquenoside Ⅲ		$C_{50}H_{84}O_{19}$	989

续表

序号	名称	结构	分子式	分子量
66	Quinquenoside IV		$C_{54}H_{90}O_{24}$	1123
67	Quinquenoside V		$C_{60}H_{102}O_{28}$	1271

（二）黄酮类

魏春雁等自西洋参叶中成功分离出三萘酚和人参黄酮苷两种黄酮单体。张晶等后续从西洋参根中也分离出了人参黄酮苷。刘昌达等则从西洋参花蕾中分离得到三萘酚、三叶豆苷、人参黄酮苷和人参黄酮苷 II 。

（三）挥发油

1987 年，张崇禧等已通过气相色谱－质谱－计算机联用技术测定了西洋参的挥发油成分，鉴别出 33 种化合物。次年，刘惠卿等从北京怀柔县（现北京市怀柔区）农田栽培的西洋参茎叶中鉴别出 27 种化合物。至 1991 年，沈宁等从吉林栽培的西洋参中鉴别出 37 种化合物。随后，施丽娜等深入研究了云南丽江产西洋参的挥发油成分，鉴别出 26 种化合物。同时，郑友兰等对黑龙江五常市和穆棱市产的西洋参进行了 GC-MS 定性鉴别，分别确定了 39 种和 42 种化学成分。1997 年，周雨等通过改进提取方法，从西洋参中鉴别出 23 种挥发性成分。孟祥颖等则从西洋参花蕾中分离鉴别了 39 种化合物，其中倍半萜类含量高达 52.78%，特别值得注意的是，β 金合欢烯单一成分就占了总挥发油的 48.67%。佟鹤芳等对比了人参和西洋参中的挥发油成分，发现了 6 个可用于辅助鉴别人参和西洋参挥发油的成分，其结构式详见表 14-2。

表14-2　党参中的挥发油成分

编号	化合物	结构式
1	（E，E）-2，4-癸二烯醛	
2	（Z）-2-庚烯醛	
3	（E）-6-甲基-3-十一烯	
4	（E，E）-2，4-壬二烯醛	
5	（Z）-2-癸烯醛	
6	1-methyl-4-（1-methylthylidene）-2-（1-methylvinyl）-1-vinylcyclohexane	
7	1-（1-环己烯基）-2-丙酮	
8	2-庚烯醛	
9	1-苯基己烷	
10	1-丁烯	
11	1-甲基乙烯基苯	
12	2-苯基-十二烷	
13	2，2-二甲基-苯甲醇	
14	2，6-二叔丁基-4-甲基苯酚	
15	1，3，5-三异丙基苯	

编号	化合物	结构式
16	2-甲基-7-乙基-4-十一酮	
17	2-甲氧基-4-1-（丙烯基）-苯酚	
18	2-癸烯醛	
19	2-壬烯醛	
20	2-辛烯醛	
21	2-乙基环丁醇	
22	3-苯基-十二烷	
23	3-苯基-十一烷	
24	3，7-二甲基-1-辛烯	
25	3-苯基癸烷	
26	3-苯基己烷	
27	3-蒈烯	
28	3-壬烯-2-酮	
29	4-苯基-十二烷	
30	4-苯基-十一烷	

续表

编号	化合物	结构式
31	4-苯基-十三烷	
32	4-丙基-3-庚烯	
33	4-羟基-3-甲氧基苯甲醛	
34	4-乙基-2-甲氧基苯酚	
35	5-苯基-十三烷	
36	5-正丁基己烷	
37	6-苯基-十二烷	
38	6-苯基-十一烷	
39	6，10，14-三甲基-2-十五烷酮	
40	7-甲基-1-辛烯	
41	7-辛烯-4-醇	
42	9，12，15-十八碳三烯酸甲酯	

续表

编号	化合物	结构式
43	9，12，15-十八碳三烯酸乙酯	
44	9-十六碳烯酸乙酯	
45	镰叶芹醇	
46	α-新丁香三环烯	
47	α-蒎烯	
48	α-雪松烯	
49	A-亚乙基苯乙醛	
50	B-倍半水芹烯	
51	β-法呢烯	
52	β-红没药烯	

续表

编号	化合物	结构式
53	β-金合欢烯	
54	β-甜没药烯	
55	巴伦西亚橘烯	
56	正十六烷	
57	苯甲醛	
58	橙花叔醇	
59	二苯基胺	
60	二十炔	
61	庚烷	
62	反式-橙花叔醇	
63	反式-β-金合欢烯	
64	庚醛	
65	庚酸	
66	反丁香烯	
67	黑蚁素	

编号	化合物	结构式
68	己醇	
69	己二烯	
70	己醛	
71	己酸	
72	邻苯二甲酸二丁酯	
73	邻苯二甲酸二异丁酯	
74	邻苯二甲酸二异辛酯	
75	绿花白千层醇	
76	没药烯	
77	壬醛	
78	壬酸	
79	蛇麻烯	
80	十八烷	

续表

编号	化合物	结构式
81	十八烯	
82	十二烷	
83	十九烷酸甲酯	
84	十九烷酸乙酯	
85	十九烷酮	
86	十九烯	
87	十六烷	
88	棕榈酸	
89	棕榈酸甲酯	
90	棕榈酸乙酯	
91	十七烷醇	
92	十三醛	
93	十四烷	
94	十五碳酸	
95	十一烷	
96	石竹烯	
97	水杨酸甲酯	

编号	化合物	结构式
98	松香芹醇	
99	戊醇	
100	香橙烯	
101	辛醇	
102	香树烯	
103	辛醛	
104	辛酸	
105	辛酸甲酯	
106	亚麻酸乙酯	
107	亚油酸	
108	亚油酸甲酯	

续表

编号	化合物	结构式
109	亚油酸乙酯	
110	乙酸	
111	硬脂酸	
112	愈创醇	
113	长叶烯	
114	长叶薄荷酮	
115	百千层醇	
116	正十七烷	
117	棕榈酸	
118	二十烷	

续表

编号	化合物	结构式
119	棕榈酸甲酯	
120	棕榈酸乙酯	

（四）木脂素

王金辉等从加拿大产西洋参茎叶中分离出苯并呋喃类木脂素。刘昌达等自西洋参花蕾中分离得到松脂素及 4，4′，8′ – 三羟基 –3，3′ – 二甲氧基 –9′ – 木脂内酯。

（五）甾醇类

孙平等除从西洋参茎叶中分离得到人参皂苷外，还得到胡萝卜苷。目前，已从西洋参的根和茎中分离出胡萝卜苷，根中还得到 β– 谷甾醇 3–O– 葡萄糖苷、豆甾烯醇和豆甾 –3，5– 二烯 –7– 酮。西洋参果实中含 β– 谷甾醇和胡萝卜苷。

（六）糖类

西洋参的糖包括单糖、低聚糖和多糖。其中，单糖主要为葡萄糖、果糖和山梨糖；低聚糖含人参三糖、麦芽糖和蔗糖；多糖则包括 Hikno Y 分离的 Karusan A、B、C、D 和 E，以及 Chenliyingdeng 分离的酸性杂多糖 panaxans L–1 和中性多糖 panaxans N。

（七）氨基酸

李向高等分析发现，西洋参叶中氨基酸含量最高，主要为精氨酸，占 1%。西洋参果中含色氨酸。郑毅男等从西洋参中分离出特殊氨基酸 – 三七素。张甲生等测定显示，西洋参果汁含 16 种以上氨基酸。丁之恩等从西洋参果实中检出 7 种人体必需游离氨基酸。

（八）聚炔类

Fujimoto Yasuo 等从西洋参根中分离出 8 种新的细胞毒聚乙炔，命名为 PQ1–8。1997 年，M.Satoh 等从西洋参中分离得到（6R，7S）–6，7–epoxyte–Tradeca–1，3–diyne。

（九）其他成分

研究显示，西洋参的根、茎、叶、种子及加工品均含多种脂肪酸。此外，还从中分离出脱氧尿苷、脱氧胸苷和阿糖腺苷。

四、药理作用

西洋参的药理学研究广泛涉及心血管系统、神经系统、内分泌代谢系统、免疫系统和抗肿瘤等多个领域。

（一）对心血管系统的影响

关利新等研究指出，西洋参茎叶皂苷能阻断心肌细胞的电压依赖性钙通道。翟丽杰等观察到西洋参叶中的 $20(S)$-原人参二醇组皂苷（PQDS）可增加小鼠心肌营养性血流量。林艳等利用西洋参粉成功治疗了 13 例病毒性心肌炎患者。Stavro P.M. 等报道称西洋参具有中等强度的降血压效果。Shao Z.H. 等的实验显示，西洋参果提取物在心肌保护方面效果优于根提取物，这可能与其氧自由基清除功能有关。Mehendale S.R. 等的研究表明，西洋参果提取物及其活性多酚类成分如咖啡酸和绿原酸有助于保护心肌细胞。Xie J.T. 等发现，人参皂苷 Re 能抵抗鸡心肌细胞的氧化作用，主要通过清除 H_2O_2 和 OH^- 来实现。郭春雨等的研究揭示，西洋参茎叶总皂苷能通过多种途径保护心肌梗死后受损的心肌组织。鲁美君等的研究显示，茎叶皂苷能改善神经功能缺损症状，对大鼠脑缺血具有保护作用。此外，西洋参茎叶总皂苷还能通过抑制内质网应激相关凋亡来减轻心肌细胞损伤。

（二）对神经系统的影响

刘凯等的研究发现，西洋参叶三醇皂苷对正常大鼠的学习记忆功能并没有改善作用，反而可能产生一定的损伤，这可能与其中含有的人参皂苷 Rg_1 有关。郑友兰等从西洋参根中分离出具有镇静抗惊厥作用的 4- 羟基 -3- 甲氧基苯甲醛。Wu C.F. 等证实，西洋参皂苷 $P-F_{11}$ 能预防由去氧麻黄碱引起的神经障碍。Lian X.Y. 等的研究表明，人参皂苷 Rb 混合物是一种有效的抗惊厥剂，并具有神经保护作用。

（三）对内分泌代谢系统的影响

殷惠军等报道，西洋参总皂苷能显著降低高血糖大鼠的血糖、血清总胆固醇和甘油三酯水平，同时提高血清高密度脂蛋白和胰岛素含量。张颖等研究显示，西洋参茎叶总皂苷（PQS）能促进脂肪细胞对葡萄糖的利用，并抑制 TNF-α 的促脂解作用，从而调节糖脂代谢。Xie J.T. 等证实，从西洋参果中分离出的多糖部分对患有糖尿病的 ob/ob 鼠具有降血糖和治疗肥胖的作用。郑毅男等通过体内外实验表明，西洋参总皂苷及单体皂苷具有抗肥胖作用，其机制可能在于抑制胰脂肪酶活性。

（四）对免疫系统的影响

马氏等研究发现，西洋参多糖的1~4种组分能够调节免疫功能。米氏分离的西洋参多糖1~4种可促进淋巴细胞转化，并诱导脾淋巴细胞合成IL-2。西洋参多糖中的均一组分PPQ5-2含糖醛酸，能刺激淋巴细胞转化及白介素-2的诱生功能。刘氏等研发了西洋参二醇组皂苷注射液，并证实了其免疫活性。许力军等研究表明，西洋参茎叶皂苷能促进T细胞分泌细胞因子IL-2，并增强IFN细胞因子的表达。王春刚等报道，PQS对乳腺癌放疗患者的细胞免疫功能有明显的增强作用。李冀等发现，西洋参可显著提高氢化可的松所致阴虚小鼠的免疫能力，并增强迟发型超敏反应及小鼠单核吞噬细胞的能力。李岩等研究表明，西洋参根粗多糖能显著拮抗环磷酰胺所致的白细胞数及免疫器官重量的减少。Lemmon等利用超滤法分离西洋参多糖，并研究了各相对分子质量段的免疫活性，发现大分子质量的西洋参多糖在免疫调节中起关键作用。陈勤等观察到，西洋参水煎液对丝裂霉素引发的小鼠骨髓细胞染色体损伤具有一定的修复或保护作用。巴图等研究显示，西洋参茎叶总皂苷和人参茎叶总皂苷均具有明显的抗DNA损伤作用。

（五）抗肿瘤的作用

Laura L.Murphy等证实人参皂苷Rg$_3$是关键的抗癌活性成分。人参二醇对绿猴肾癌具有显著杀伤效果；而原人参二醇则对乳腺癌、肺癌、前列腺癌和胰腺癌的肿瘤细胞生长具有强效抑制作用。Rosemary B.Duda等的研究显示，西洋参在胸腺癌的辅助治疗中具有积极效果。马秀俐等证明西洋参多糖能抑制7721肝癌细胞的增殖，并加速其死亡。西洋参根多糖可减缓S180荷瘤鼠的肿瘤发展。朱文静等的体外实验结果显示，西洋参多糖对肝脏肿瘤有显著抑制作用。蔡永以西洋参组方配合肺部病灶放疗治疗非小细胞肺癌，临床获益率高达91.9%，明显高于单纯放疗的对照组。

（六）其他作用

有研究显示，西洋参总黄酮、西洋参多糖和西洋参皂苷都具有抗氧化功能，其提取物对预防呼吸道疾病具有积极作用。

五、临床应用

整理古医籍及现代医家临床经验，总结西洋参临床用量及配伍具有以下特点：①入汤剂临床用量范围为2~30g。②因证配伍，因用施量。如西洋参补气养阴，治疗心肌炎并心律失常、2型糖尿病、崩漏、小儿血小板减少性紫癜等，用量2~30g；西洋参益气（补气）生津，治疗肢节烦痛、不明原因的长期低热等，用量3~7.5g；西洋参发挥益气为主功效，治疗重症肌无力、咳喘类疾病、心绞痛、慢性泌尿系感染等，用量3～12g；西洋参取其性凉养阴清热，治疗血虚生风证、湿温肠道出血证等，用量2～12g。③根据所治疗疾病的不同，西洋参有不同的配伍药物，如补气养阴常配伍丹参、五味子、鳖甲等，益气（补气）生津常配伍红参、生黄芪、地骨皮等，益气为主时配伍黄芪、山药等，养阴清热常配伍阿胶、生鳖甲等。

六、展望

西洋参化学成分复杂，药理作用多样，临床应用历史悠久。卓越的保健功效使西洋参作为药食同源原料的研究在近年来成为一大热点。西洋参有提高免疫力、抗氧化和降血糖等多种作用，并且毒副作用较小，为新型食品及保健食品的开发提供了重要资源。通过对其品种考证，证实了古今用西洋参的功效大致相同，通过对西洋参量效关系及毒副作用进行的总结，可以归纳西洋参的安全用量，为西洋参作为药食同源原料的安全使用提供了参考。

主要参考文献

［1］王铁生.科技为本促进我国西洋参产业持续发展［J］.人参研究，2000，12（1）:2-9.

［2］林莺.中药植物学［M］.北京：中国医药科技出版社，2014.

［3］刘永新.国家药典中药实用手册［M］.北京：中医古籍出版社，2011.

［4］王金辉，李铣.加拿大产西洋参茎叶的化学研究（Ⅰ）：十一种三萜皂苷的分离与鉴定［J］.中国药物化学杂志，1997，7（2）：130-132.

［5］吴首蓉，郭晓宇，屠鹏飞，等.西洋参化学成分、生物活性、品质评价及产品开发研究进展［J］.药学学报，2022，57（6）：1711-1725.

［6］Qiu Y.K., Doud.Q., Cai L.P., et al. Dammarane-type saponins from Panax quinquefolium and their inhibition activity onhuman breast cancer MCF-7 cells［J］. *Fitoterapia*，2009，80（4）：219-222.

［7］Chen S.E., E.J.Staba.American ginseng.I.Large scale isolation of ginsenosides from leaves and stems［J］. *Lloydia*，1978，41（4）：361-366.

［8］王贵德，马兴元，邵春杰，等.国产西洋参叶化学成分的研究——人参皂苷的分离鉴定［J］.中成药，1990，12（4）：33-34.

［9］钟运香，袁娇，刘丰惠，等.西洋参化学成分、药理作用及质量控制研究进展［J］.中国中医药现代远程教育，2020，18（7）：130-133.

［10］马兴元，王广树.西洋参茎叶三萜皂苷的化学研究［J］.中国药学杂志，1993，28（12）：718-720.

［11］孟勤，尹建元，赵俊艳，等.西洋参叶三萜皂苷的分离与鉴定［J］.中国药学杂志，2002，37（3）：175-177.

［12］郝岩，王英平，张志东，等.西洋参不同部位皂苷成分差异性分析［J］.中药材，2023，46（5）：1177-1187.

［13］Chen S.E., Staba E.J., Taniyasu S., et al. Further study on dammarane-saponins of leaves and stems of American ginseng, Panax quinquefolium［J］. *Planta Med.*, 1981, 42（4）：406-409.

［14］杨雨，金银萍，郑培和，等.西洋参茎叶中三萜皂苷成分研究［J］.时珍国医国药，2014，25（9）：2086-2087.

［15］李向高.西洋参有效成分的研究［J］.吉林农业大学学报，1979：50-59.

［16］闫晓军，李阳.西洋参改善睡眠有效成分的研究［J］.世界睡眠医学杂志，2023，10（7）：1673-1676.

［17］李向高，夏玉兰.国产西洋参与原产西洋参的有效成分比较研究［J］.特产科学实验，1980，（2）：29-31.

［18］于晓艳，张宇弛，方粟一，等.西洋参的化学成分和药理作用研究进展［J］.中医药学报，2024，52（4）：99-104.

［19］蔡培列，徐景达，谷月卿，等.国产人参叶化学成分的研究（一）人参皂苷的分离与鉴定［J］.白求恩医科大学学报，1986，（1）：16-20.

［20］邱楠楠，刘金平，艾民，等.西洋参茎叶化学成分及生物利用度的研究［J］.天然产物研究与开发，2012，24（10）：1393-1397.

［21］李平亚，郝秀华，李铣.西洋参果中苷成分的研究［J］.中草药，1999，（8）：563-565.

［22］郭娜，付锐，窦德强.加拿大产西洋参的化学成分研究［J］.中国药物化学杂志，2006，（3）：172-174，187.

［23］孙平，马兴元，徐景达，等.西洋参茎叶的化学成分研究（三）——Daucosterol Ginsenoside-Rh$_1$ 及 -Rh$_2$ 的分离与鉴定［J］.人参研究，1992，4（4）：25-29.

［24］丛登立，宋长春，徐景达，等.西洋参叶中 20（S）-人参皂苷 -Rh$_1$，Rh$_2$ 和人参皂苷 Rh$_3$ 的分离与鉴定［J］.中国药学杂志，2000，35（2）：82-84.

［25］Liu J.P., Lud., Li P.Y., et al. A novel hexanordammarane glycoside from the leaves and stems of Panax quinquefolium L.［J］. *Nat.Prod.Res.*, 2012, 26（8）：744-748.

［26］徐绥绪，陈英杰，蔡忠琴，等.中国辽宁栽培西洋参化学成分的研究［J］.药学学报，1987，10：750-755.

［27］郭娜，付锐，窦德强.加拿大产西洋参的化学成分研究［J］.中国药物化学杂志，2006，（3）：172-174，187.

［28］Nakamura S., Sugimoto S., Matsudah., et al. Medicinal flowers. ⅩⅦ.New dammarane-type triterpene glycosides from flower buds of American ginseng, Panax quinquefolium

L.［J］. *Chemical and Pharmaceutical Bulletin*，2007，55（9）：1342–1348.

［29］周雨，宋凤瑞，刘淑莹，等.西洋参中皂苷成分的研究［J］.中国中药杂志，1998，（9）：40–41，66.

［30］蓝瑞高，梁益军.西洋参茎叶皂苷对力竭运动大鼠心肌损伤的改善作用［J］.家畜生态学报，2024，45（6）：29–36.

［31］王立娟.西洋参中丙二酸单酰基人参皂苷的研究［D］.长春：吉林农业大学，2008.

［32］Liu J.P.，Tian X.，Liuh.Y.，et al. Two novel dammarane–type compounds from the leaves and stems of Panax quinquefolium L.［J］. *J.Asian Nat.Prod.Res.*，2013，15（9）：974–978.

［33］苏健，李海舟，杨崇仁.吉林产西洋参的皂苷成分研究［J］.中国中药杂志，2003，（9）：40–43.

［34］唐纪琳，李静，卫永弟.西洋参花蕾皂苷的分离与鉴定［J］.中草药，2000，（7）：18–20.

［35］李平亚，王金辉，李铣.西洋参果的一个新三萜皂苷［J］.沈阳药科大学学报，2000，（3）：196.

［36］Wang J.H.，Li W.，Sha Y.，et al. Triterpenoid saponins from leaves and stems of Panax quinquefolium L.［J］. *J.Asian Nat.Prod.Res.*，2001，3（2）：123–130.

［37］王金辉，李铣，李文.加拿大产西洋参茎叶中的新三萜皂苷——西洋参皂苷 L_2［J］.中国药物化学杂志，1997，7（4）：275–276.

［38］Wang J.H.，Li W.，Li X.，et al. A new saponin from the leaves and stems of Panax quinquefolium L.collected in Canada［J］. *J.Asian Nat.Prod.Res.*，1998，1（2）：93–97.

［39］Wang J.H.，Sha Y.，Li W.，et al. Quinquenoside L9 from leaves and stems of Panax quinquefolium L.［J］. *J.Asian Nat.Prod.Res.*，2001，3（4）：293–297.

［40］Chen J.，Zhao R.，Zeng Y.M.，et al. Three new triterpenoid saponins from the leaves and stems of Panax quinquefolium［J］. *J.Asian Nat.Prod.Res.*，2009，11（3）：195–201.

［41］Li G.Y.，Zeng Y.M.，Mengh.，et al. A new triterpenoid saponin from the leaves and stems of Panax quinquefolium L.［J］. *Chin.Chem.Lett.*，2009，20（10）：1207–1210.

［42］Jiangh.P.，Qiu Y.K.，Chengd.R.，et al. Structure elucidation and complete NMR spectral assignments of two new dammarane–type tetraglycosides from Panax quinquefolium［J］. *Magnetic Resonance in Chemistry*，2008，46（8）：786–790.

［43］Xiang Z.，Lv J.，Zhou Z.，et al. Two new dammarane–type saponins from leaves of Panax quinquefolium［J］. *J.Nat.Prod.Res.*，2013，27（14）：1271–1276.

［44］Yoshikawa M.，Murakami T.，Yashiro K.，et al. Bioactive saponins and glycosides. ⅩⅠ.Structures of new dammarane–type triterpene oligoglycosides, quinquenosides Ⅰ，Ⅱ，Ⅲ，Ⅳ，and V，from American ginseng, the roots of Panax quinquefolium L.［J］. *Chemical and pharmaceutical bulletin*，1998，46（4）：647–654.

［45］魏春雁，徐崇范，罗维莹，等.国产西洋参叶黄酮成分研究（英文）［J］.吉林农业大学学报，1999，（3）：7-11.

［46］郑朝华，陈建秋.西洋参总黄酮的提取及其对羟基自由基清除的作用［J］.安徽农业科学，2012，40（32）：15903-15904.

［47］张晶，李向高，郑毅男，等.西洋参根中人参黄酮苷的分离鉴定［J］.天然产物研究与开发，2002，（4）：29-30.

［48］Liu C.D., Chen J., Wang J.H.A novel kaempferol triglycoside from flower buds of Panax quinquefolium［J］. *Chemistry of natural compounds*，2009，45（6）：808-810.

［49］刘昌达.西洋参花蕾化学成分的研究［D］.沈阳：沈阳药科大学，2008.

［50］张崇禧，李向高，郑友兰.西洋参挥发油成分的分析［J］.中国药学杂志，1987，（7）：401-402.

［51］刘惠卿，刘国声，刘铁城，等.西洋参茎叶中挥发油成分的研究［J］.中药材，1988，（3）：37-38.

［52］沈宁，王素贤，吴立军，等.中国吉林栽培西洋参挥发油成分的新近研究［J］.沈阳药学院学报，1991，（3）：175-181，210.

［53］施丽娜，詹尔益，张玉珠.云南丽江西洋参挥发油成分的研究［J］.昆明医学院学报，1992，（2）：17-19.

［54］郑友兰，张崇禧，李向高，等.西洋参挥发油的化学分组及结构鉴定［J］.吉林农业大学学报，1992，（3）：33-37，94.

［55］郑友兰，张崇禧，李向高，等.黑龙江栽培的西洋参中挥发油的分离与鉴定［J］.中草药，1993，24（11）：570-571.

［56］周雨，宋凤瑞，刘淑莹，等.西洋参中挥发油化学成分的分析［J］.分析化学，1997，（4）：412-414.

［57］孟祥颖，李向高，张宏，等.国产西洋参花蕾中挥发油的分离与鉴定［J］.分析化学，2001，（5）：542-545.

［58］佟鹤芳，薛健，童燕玲.GC-MS法测定人参和西洋参挥发性成分［J］.中医药学报，2013，（1）：49-54.

［59］王金辉，李铣.加拿大产西洋参茎叶中一种ionol型葡萄糖苷［J］.中国药物化学杂志，1998，（3）：48-49.

［60］张建逵，高睿，康廷国，等.西洋参鲜品与干品蛋白质、维生素C、维生素E、挥发油成分及超氧化物歧化酶活性的比较［J］.中国实验方剂学杂志，2013，19（8）：102-106.

［61］刘昌达，陈靖，王金辉.西洋参花蕾中非皂苷类化学成分［J］.沈阳药科大学学报，2009，（8）：626-628.

［62］徐绥绪，张芳侠.西洋参中三萜皂苷及甾体皂苷的分离与鉴定［J］.西北药学杂

志，1986，（2）：33-37.

［63］张崇禧，郑友兰，李向高.国产西洋参化学成分的研究——人参皂苷的分离鉴定［J］.吉林农业大学学报，1988，（1）：22-28，102.

［64］井玥，赵余庆.西洋参果化学成分的研究［J］.中国现代中药，2007，（6）：7-9.

［65］Hikino Y.，et al.日本公开特许公报，JP0267301［J］.1990.

［66］Chen L.，et al. Pro.of Int.Ginseng Symp［R］.*Changchun，China*，1992：95.

［67］Miao C.，et al. Pro.of Int.Ginseng Symp［R］.*Changchun，China*，1992：97.

［68］李向高，郑友兰.西洋参的氨基酸成分的分析［J］.中药通报，1985，（5）：35-37.

［69］张崇禧，李向高，郭生桢.西洋参中总氨基酸成分的分析［J］.中成药研究，1987，（5）：29-31.

［70］张翠翠，王伟杰，郭瑞齐，等.西洋参中氨基酸含量影响因素研究［J］.山东中医药大学学报，2023，47（5）：647-655.

［71］郑毅男，李向高，帅绯，等.人参属植物止血成分比较分析［J］.吉林农业大学学报，1989，（1）：24-27，102.

［72］张甲生，王起山，郑振福，等.西洋参果汁和花旗酒中氨基酸的测定［J］.白求恩医科大学学报，1990，（4）：355-357.

［73］丁之恩，严平.西洋参果实成分分析及利用价值的研究［J］.中南林学院学报，1999，（4）：48-49，57.

［74］FUJIMOTO Y.，SATOHM.，TAKEUCHI N.，et al. Cytotoxic acetylenes from Panax quinquefolium［J］.*Chemical and pharmaceutical bulletin*，1991，39（2）：521-523.

［75］Fujimoto Y.，Hongcheng W.，Kirisawa M.，et al. Acetylenes from Panax quinquefolium［J］.*Phytochemistry*，1992，31（10）：3499-3501.

［76］Fujimoto Y.，Wangh.，SatohM.，et al. Polyacetylenes from Panax quinquefolium［J］.*Phytochemistry*，1994，35（5）：1255-1257.

［77］Satoh M.，Takeuchi N.，Fujimoto Y.Synthesis and the absolute configuration of PQ-8，a C_{14}-polyacetylene compound isolated from Panax quinquefolium［J］.*Heterocycles*，1997，1（45）：177-180.

［78］郑友兰，张崇禧，李向高，等.国产西洋参化学成分的研究——油脂中脂肪酸的分离鉴定［J］.中成药，1988，（8）：32-33.

［79］Janet E.McElhaneyMD，FACP，CMD，et al. A placebo-Controlled Trial of a Proprietary Extract of North American Ginseng（CVT-E002）to Prevent Acute Respiratory Illness in Institutionalized Older Adults［J］.*Journal of the American Geriatrics Society*，52（1）：13-19.

［80］李静，卫永第，陈玮瑄.野山参叶及西洋参叶脂肪酸成分分析［J］.人参研究，1996，（2）：38.

［81］关利新，衣欣，杨世杰，等. 西洋参茎叶皂苷对大鼠心肌细胞 Ca^{2+} 内流的影响［J］. 中药药理与临床，2004，（6）：8-9.

［82］蓝瑞高，梁益军. 西洋参茎叶皂苷对力竭运动大鼠心肌损伤的改善作用［J］. 家畜生态学报，2024，45（6）：29-36.

［83］邱雨美，李冰涛，欧阳长生，等. 西洋参抗心脏肥大的网络药理学分析和实验验证研究［J］. 中西医结合心脑血管病杂志，2023，21（7）：1224-1232.

［84］翟丽杰，于小凤，曲绍春，等. 西洋参叶 20（S）- 原人参二醇组皂苷对小鼠心肌营养性血流量的影响［J］. 人参研究，2004，（4）：2-4.

［85］林艳，滕青，邢丽君. 西洋参粉治疗病毒性心肌炎 13 例［J］. 护理研究，2004，（4）：296.

［86］Stavro P.M., Woo M., Heim T.F., et al. North American ginseng exerts a neutral effect on blood pressure in individuals with hypertens［J］. *Hypertension*, 2005, 46（2）：406-411.

［87］Shao Z.H., Xie J.T., Vandenhoek T.L., et al. Antioxidant effects of American ginseng berry extract in cardiomyocytes exposed to acute oxi-dant stress［J］. *Biochim. Biophys.Acta.*, 2004, 1670（3）：165-171.

［88］Mehendale S.R., Wang C.Z., Shao Z.H., et al. Chronic pretreatment with American ginseng berry and its polyphenolic constituents attenuate oxidant stress in cardiomyocytes［J］. *Eur.J.Pharmacol.*, 2006, 553（1-3）：209-214.

［89］Xie J.T., Wu J.A., Mehendale S., et al. Anti-hyperglycemic effect of the polysaccharides fraction from American ginseng berry extract in ob/ob mice［J］. *Phytomedicine*, 2004, 11（2-3）：182-187.

［90］Xie J.T., Mehendale S.R., Wang A., et al. American ginseng leaf：gin-senoside analysis and hypoglycemic activity［J］. *Pharmacol.Res.*, 2004, 49（2）：113-117.

［91］郭春雨，刘倩，石颖，等. 西洋参茎叶总皂苷对心肌梗死大鼠非梗死区组织的保护作用［J］. 中华老年心脑血管病杂志，2012，（7）：748-751.

［92］鲁美君，关利新，赵鑫，等. 西洋参茎叶皂苷对局灶性脑缺血大鼠血清中 S-100β 含量的影响［J］. 中医药信息，2011，（5）：21-22.

［93］Hu M., Wang X.R., Wang C., et al. Panax quinquefolium saponin attenuates ventricular remodeling after acute myocardial infarction by Inhibiting CHOP-mediated apoptosis［J］. *Shock*, 2013, 40（4）：339-344.

［94］睢大员，于晓风，徐华丽，等. 西洋参叶 20（S）- 原人参二醇组皂苷对大鼠实验性心室重构的影响［J］. 中国药学杂志，2007，（2）：108-112.

［95］武淑芳，睢大员，于晓风，等. 西洋参叶 20（S）- 原人参二醇组皂苷抗实验性心肌缺血作用及其机制［J］. 中国药学杂志，2002，（2）：20-23.

［96］张志国，赵学忠，曲绍春，等.西洋参叶二醇组皂苷抗大鼠心室重构的作用机制［J］.吉林大学学报（医学版），2008，（1）：112-116.

［97］刘凯，谢湘林，李晔，等.西洋参叶三醇皂苷对正常大鼠学习记忆的影响［J］.中草药，2007，11：1700-1702.

［98］郑友兰，鲍建才，刘刚，等.西洋参根中4-羟基-3-甲氧基-苯甲醛的分离鉴定［J］.中国药学杂志，2006，（7）：497-499.

［99］Wu C.F.，Liu Y.L.，Song M.，et al. Protective effects of pseudoginsenoside-F_{11} on methamphetamine-induced neurotoxicity in mice［J］. *Pharmacology Biochemistry and Behavior*，2003，76（1）：103-109.

［100］Lian X.Y.，Zhang Z.，Stringer J.L.Protective effects of ginseng components in a rodent model of neurodegeneration［J］. *Annals of neurology*，2005，57（5）：642-648.

［101］Lian X.Y.，Zhang Z.，Stringer J.L.Anticonvulsant and neuroprotective effects of ginsenosides in rats［J］. *Epilepsy research*，2006，70（2）：244-256.

［102］殷惠军，张颖，蒋跃绒，等.西洋参叶总皂苷对四氧嘧啶性高血糖大鼠血糖及血清胰岛素水平的影响［J］.天津中医药，2004，（5）：365-367.

［103］张颖，陈可冀，杨领海，等.西洋参茎叶总皂苷对脂肪细胞糖脂代谢及胰岛素抵抗信号转导的影响［J］.中国中西医结合杂志，2010，（7）：748-751.

［104］郑毅男，李慧萍，张晶，等.西洋参皂苷对高脂肪食小鼠脂肪和胰脂肪酶活性的影响［J］.吉林农业大学学报，2005，（5）：51-53，74.

［105］许力军，段秀梅，钱东华，等.西洋参茎叶皂苷对CPHD患者细胞免疫功能的影响［J］.中国药理学通报，2004，（8）：901-903.

［106］王春刚，贾晓晶，董丽华，等.西洋参叶三醇组皂苷对乳腺癌放疗患者外周血免疫球蛋白、补体水平及淋巴细胞CD4、CD8和CD25表达的影响［J］.吉林大学学报（医学版），2005，（2）：287-289.

［107］李冀，柴剑波.西洋参抗疲劳作用及对迟发型超敏反应单核吞噬细胞功能影响的实验研究［J］.中华中医药学刊，2007，10：2002-2004.

［108］李岩，马秀俐，曲绍春，等.西洋参根粗多糖对免疫功能低下小鼠免疫功能的影响［J］.白求恩医科大学学报，1996，（2）：137-139.

［109］Lemmon H.R.，Sha M.J.，Chau L.A.，et al. High molecular weight Polysaccha rides are key immunomodulators in NorthAmerican ginseng extracts：characterization of the ginseng genetic signature in pri-maryhuman immune cells［J］. *Journal of Ethnopharmacology*，2012，142（1）：1-13.

［110］陈勤，张道宏.丝裂霉素致小鼠骨髓淋巴细胞遗传损伤及西洋参的干预作用研究［J］.激光生物学报，2009，（1）：42-45.

［111］巴图，马兴元，梁玉海，等．人参茎叶总皂苷和西洋参茎叶总皂苷抗致突变作用［J］．白求恩医科大学学报，1991，（6）：566-568.

［112］Wang C.Z., Aungh H., Zhang B., et al. Chemopreventive effects of heat-processed Panax quinquefolius root onhuman breast cancer cells［J］. *Anticancer Res.*, 2008, 28（5A）：2545-2551.

［113］张春红，张连学，李向高，等．人参二醇脂肪酸酯抗肿瘤活性的初步研究［J］．中药材，2006，11：1200-1203.

［114］Wang W., Zhao Y.Q., Elizabeth R.R., et al. In vitro anti-cancer activity and structure-activity relationships of natural products isolated from fruits of *Panax ginseng*［J］. *Cancer Chemother.Pharmacol.*, 2007, 59（5）：589-601.

［115］Duda R.B., Zhong Y., Navas V., et al. American ginseng and breast cancer therapeutic agents synergistically inhibit MCF-7 breast cancer cell growth［J］. *J.Surg. Oncol.*, 1999, 72（4）：230-239.

［116］马秀俐，赵德超，孙允秀，等．活性西洋参多糖的研究［J］．人参研究，1996，（3）：37-39.

［117］曲绍春，徐彩云，李岩，等．西洋参根多糖对S180荷瘤鼠的抑制作用［J］．长春中医学院学报，1998，（1）：54.

［118］朱文静，杨秀华，郭存丽，等．西洋参多糖对BABL/C小鼠肝癌肿瘤的抑制效果［J］．实用肿瘤学杂志，2012，26（6）：486.

［119］蔡永．自拟三参合剂结合放疗治疗非小细胞肺癌疗效观察［J］．辽宁中医药大学学报，2008，（6）：100-101.

［120］郑朝华，陈建秋．西洋参总黄酮的提取及其对羟基自由基清除的作用［J］．安徽农业科学，2012，32：15903-15904，15907.

［121］吴华彰，赵云利，费鸿君，等．西洋参皂苷的抗氧化功能及其对小鼠遗传损伤的保护作用［J］．中国生物制品学杂志，2012，（1）：61-64.

［122］陈锐，陈德经，张建新．西洋参多糖肽对糖尿病小鼠降血糖血脂及抗氧化作用研究［J］．西北农业学报，2013，11：195-201.

［123］马春力，吕忠智，姜永冲．西洋参茎叶皂苷在阿霉素诱导大鼠心肌损伤中的抗氧化作用［J］．中国药理学与毒理学杂志，1993，（4）：267-269.

［124］马腾．西洋参对Ⅱ相酶和抗氧化途径的不同诱导作用［J］．现代药物与临床，2009，（5）：315.

［125］张善玉，梁贞爱，金在久，等．复方西洋参口服液抗氧化作用［J］．延边大学医学学报，2000，（4）：254-256.

［126］冯颖童，扈觐玺，刘佳琪，等．西洋参红景天复配方对氧化损伤模型小鼠的抗氧化作用及机制［J］．国际老年医学杂志，2024，45（4）：397-402.

［127］张帅，陈德经.西洋参果浆皂苷抗氧化作用研究［J］.陕西理工大学学报（自然科学版），2023，39（2）：54-61.

［128］许冬瑾，黄云，刘再强，等.西洋参切制工艺优选［J］.中国实验方剂学杂志，2011，17（11）：36-38.

［129］魏秀秀，王青，邱莎，等.西洋参临床应用及其用量［J］.吉林中医药，2019，39（7）：869-872.

［130］林钰镓，于海英，胡文岳，等.西洋参作为药食同源原料的历史考证与现代功效综述［J］.特产研究，2023，45（1）：152-155.